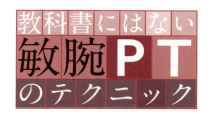

臨床実践

体幹の理学療法

監修 **松尾善美**
武庫川女子大学教授

編集 **橋本雅至**
奈良学園大学教授

文光堂

●執筆者一覧（執筆順）

稲葉　考洋	緑かねこ整形外科リハビリテーション科
中尾　英俊	大阪河﨑リハビリテーション大学リハビリテーション学部
生島　直樹	介護老人保健施設みずほ倶楽部リハビリテーション課
橋本　雅至	奈良学園大学保健医療学部リハビリテーション学科
田頭　悟志	野崎徳洲会病院リハビリテーション科
木下　和昭	四條畷学園大学リハビリテーション学部
西守　　隆	関西医療学園専門学校理学療法学科
成田　崇矢	桐蔭横浜大学スポーツ健康政策学部スポーツテクノロジー学科
山﨑　良二	大阪警察病院整形外科・脊椎脊髄センター・スポーツ医学センター
仲見　　仁	大阪警察病院リハビリテーション科
濱田　太朗	牧整形外科病院リハビリテーション科
森藤　　武	城西国際大学福祉総合学部理学療法学科
伊佐地弘基	i-soul works
杉本　拓也	ダイナミックスポーツ医学研究所
大久保　衞	ダイナミックスポーツ医学研究所

「教科書にはない敏腕 PT のテクニック」シリーズ
序　文

　近年，世界で，そしてわが国でも科学的根拠に根ざした理学療法 (evidence-based physical therapy：EBPT) の実践が叫ばれて久しくなります．EBPT は適切な質の高い臨床研究，患者の意向，理学療法士 (PT) の技量を通じて実践することがその基本です．臨床家として目を通しておかなければならない "Minds 医療情報サービス" などに掲載されている質の高い診療ガイドラインでは，標準的治療指針についての記載がなされており，一定期間ごとに改定され，利用されています．診療ガイドラインで示された知見は，あらかじめ決定された測定指標を利用し，標準治療プロトコールとその効果，再入院回避率，生存率なども一定規模のデータに対する解析を通じて，客観的な事実として提示されていることは周知の事実ですが，一方で EBPT の実践の基本である理学療法士の技量を左右するクリニカルスキルについては残念ながら診療ガイドラインには書かれておらず，スキルの向上に関しては書籍や各種講習会に出席するなど，個人の努力に依存せざるをえないのが実情です．

　監修者として，この「教科書にはない敏腕 PT のテクニック」シリーズでは，質の高い理学療法を実践されている方々に執筆をお願いし，理学療法士のクリニカルスキルの向上に資する書籍になることを主目的に企画しました．したがいまして，臨床経験の浅い方から生涯学習を継続されている経験豊かな方まで幅広く熟読していただける内容を網羅していると考えています．

　本シリーズを通じて，厳しくなりつつある医療環境において，読者が EBPT を実践され，理学療法の介入効果をさらに向上させ，対象者の満足度が高くなることを期待いたします．

武庫川女子大学　松尾　善美

［臨床実践　体幹の理学療法］　序文

　本書は，「教科書にはない敏腕 PT のテクニック」シリーズの第 4 弾として，実際に臨床現場で行われ，結果を出している体幹に対する理学療法テクニックを解説するという編集方針にて企画しました．臨床上よく経験する腰痛に対する理学療法を例示するほか，臨床上工夫された体幹機能の評価方法や運動療法に限らず，姿勢調整や運動連鎖の観点から体幹の機能をとらえ，アプローチする方法を多く掲載しました．

　本書の前半は，評価において理学療法士が知っておくべき体幹の触察方法を具体的に紹介し，触診からとらえる機能解剖のポイントを説明しています．また，腰痛をはじめとする腰部障害を体幹の機能障害としてとらえ，体幹機能障害の特徴を理解することは大切です．このように，機能障害としてとらえるための理学療法評価方法について臨床からスポーツ現場での創意工夫を例示し，体幹機能をとらえる客観的評価に挑む実践例を紹介し，下肢機能との関連性にも展開し，その重要性を述べています．

　後半の各論では，最初に身体動作と腰痛発生のメカニズムをバイオメカニクスの観点から日常の動作を例にあげて説明しています．次に，治療の実践では腰痛などの体幹の障害に対する徒手的アプローチとその効果を具体的に説明し，さらに最新知見を含めた手術方法の解説とその後の理学療法の工夫と観点を紹介しています．また，腰痛発生の特徴として成長期のスポーツ選手の観点を取り上げ，腰痛発生予防やトレーニング，コンディショニング方法について具体的に掲載しています．さらに，非特異的腰痛に的を絞り，運動療法による改善の実践を紹介し，加えて運動連鎖の観点から体幹と下肢機能をとらえ，運動療法との併用に有効なテープやインソール療法について具体的に紹介しています．また，腰痛発生について職業・労働状況の観点からとらえ，腰痛予防に貢献している産業医学の立場から，個人に必要なアプローチと職場へのかかわりの実践例を交えて掲載しています．

　理論的背景を優先した理学療法実践に加えて，本書で執筆いただいた先生方は臨床で患者に向き合い，日頃の発想や感性を大事にし，現場で創意工夫しておられます．したがって，成果を上げる理学療法評価や治療のテクニックが大変重要であるという考えを読者と共有したいとの思いがあります．これまで紹介されていない敏腕 PT ならではの技術のコツも要所に盛り込まれています．本書が体幹に対する理学療法へ積極的に挑戦し，対象者の満足を得るための結果にこだわった理学療法の臨床実践に貢献し得ることを心より願っています．

令和元年 8 月
奈良学園大学　橋本　雅至

目 次

解剖・病態・評価・治療方針の理解

触診により体幹の機能解剖を理解する
稲葉考洋・中尾英俊　**2**

I 体幹を構成する構造と機能 ··· 2
- **1** 体幹の基本骨格　2
- **2** 体幹の関節・靱帯（静的安定機構）　2
- **3** 体幹の筋・筋膜（動的安定機構）　4

II 体幹の骨指標と圧痛点 ··· 5
- **1** 体幹の骨指標　5
- **2** 体表からみる圧痛点　6

III 背部・胸部・腹部・骨盤周囲の主要な筋の触察 ································· 6
- **1** 背部の筋　6
- **2** 胸部の筋　9
- **3** 腹部の筋　9
- **4** 骨盤周囲の筋　12

疾患の特徴から腰部の運動機能障害を理解する
生島直樹・橋本雅至　**17**

I 器質的疾患によるアライメント異常 ·· 17
- **1** 腰椎椎間板ヘルニア　17
- **2** 腰部脊柱管狭窄症　19
- **3** 腰椎圧迫骨折　20

II 非特異的腰痛の原因 ··· 22
- **1** バイオメカニクス　22
- **2** 運動のバイオメカニクスと理学療法　24
- **3** 問題点の把握　25

III 再発予防 ··· 26

CT ＝クリニカル・テクニック

コアスタビリティを評価し結果を介入に活かす　田頭悟志・橋本雅至　28

I 体幹機能とコアスタビリティ　28

1 腰痛とコアスタビリティの関係　28
2 コアスタビリティの評価は重要　29

II コアスタビリティの評価方法　29

1 体幹筋力の評価は必要か？　30
2 体幹筋持久力を評価することは有用なのか？　30

III 体幹の筋持久力を評価する有用な方法　31

1 core stability test　31
2 実際の測定例　37

運動連鎖の観点から体幹と下肢の機能の関連を評価する　木下和昭・橋本雅至　39

I 体幹機能の評価について　39

II 直立二足移動に必要な体幹機能　40

1 四足動物と二足動物との違い　40
2 二足動物に求められる体幹機能　42

III "動的安定性" と "荷重支持" の評価方法　42

1 体幹機能における "動的安定性" の評価　42
2 体幹機能における "荷重支持" の評価　48
CT TRT におけるいくつかの興味深い知見　51

実践と結果に基づく理学療法手技

動作分析から腰痛発生のメカニズムを理解し介入する　西守　隆　58

I 脊柱ニュートラルゾーンの安定化　58

1 ローカルマッスルによる脊柱の安定　58

目 次

2 腰椎構造体の脆弱から生じる腰痛のメカニズム　　59

CT 立位保持における姿勢制御戦略　　59

Ⅱ 腰痛患者への介入は，腰部のみ行うものか？
─腰椎部以外の要因から生じる腰痛の出現メカニズム─ ……………… 60

1 逸脱した立位姿勢で引き起こされる腰痛の要因　　61

2 逸脱した歩行動作で引き起こされる腰痛の要因　　62

3 日常生活の諸動作で生じる腰痛の要因　　64

CT 腰椎骨盤リズム　　66

Ⅲ 理学療法プログラムの実際 ……………………………………………………… 68

1 立位時のニュートラルゾーンの調整　　68

徒手療法を評価に用いて腰痛に挑む　　　　　　　　成田崇矢　**71**

Ⅰ 腰痛に徒手療法を用いる際のクリニカルリーズニング …………… 71

1 問診，脊柱所見，動作時痛時の仮説について　　72

2 疼痛除去テスト　　72

Ⅱ 椎間板性腰痛に対する徒手療法 …………………………………………… 72

1 椎間板性腰痛の病態　　72

2 椎間板性腰痛に対する徒手療法の実際　　72

CT ホームエクササイズへの導入　　74

Ⅲ 椎間関節性腰痛に対する徒手療法 ……………………………………… 75

1 椎間関節性腰痛の病態　　75

2 椎間関節性腰痛に対する徒手療法の実際　　75

Ⅳ 仙腸関節性腰痛に対する徒手療法 ……………………………………… 76

1 仙腸関節性腰痛の病態　　76

2 仙腸関節障害に対する徒手療法の実際　　77

CT 組織間の滑走性　　79

CT ＝クリニカル・テクニック

腰痛の外科的治療を理解し術後理学療法に挑む　山﨑良二・仲見　仁　**81**

Ⅰ 腰椎疾患に対する手術療法の適応と術式 ……………………………… 81

- **1** 手術適応　81
- **2** 腰椎後方除圧術　82
- **3** 腰椎後方除圧固定術　82
- **4** 術後の理学療法　83

Ⅱ 理学療法プログラムの実際 …………………………………………… 83

- **1** 術前評価と術翌日の理学療法　83
- **2** 離　床　84
- **3** ストレッチ　85
- CT 術後特有の症状を見極めよう！　85
- **4** ドローイン・エクササイズ　87
- **5** ブリッジ・エクササイズ　87
- **6** 筋力強化トレーニング　88
- **7** ADL トレーニング　89
- **8** 術後理学療法のまとめ　89

Ⅲ 腰椎手術の経過 …………………………………………………………… 90

- **1** 症例提示と術前計画　90
- **2** 手術と術後経過　91
- **3** 術後の理学療法　91

成長期スポーツ選手の腰痛の特徴を踏まえ介入する　中尾英俊・濱田太朗　**95**

Ⅰ スポーツ現場で起きやすい腰痛症に対する運動機能の評価方法 …… 95

- **1** スポーツ選手に多い腰痛症の特徴　95
- **2** スポーツ選手の腰痛評価　96
- CT 回旋運動の評価とアプローチ　101

Ⅱ 理学療法プログラムの実際 …………………………………………… 103

- **1** 股関節の可動域に対するアプローチ　103
- **2** 腰背部筋の柔軟性改善　106

3 筋機能の改善　107
4 パフォーマンスエクササイズ　109
5 腰痛症に対するテーピング　110
6 スポーツ復帰　112

非特異的腰痛の特徴を踏まえ介入する　森藤　武・橋本雅至　**113**

Ⅰ 非特異的腰痛と運動療法　113

Ⅱ 腰痛を引き起こすマルアライメントと 脊柱−骨盤アライメント制御に働くアウターマッスル　114

CT 脊柱−骨盤アライメントの制御機能の評価　115

Ⅲ インナーユニットの賦活化と脊柱−骨盤アライメントの安定化　116

Ⅳ 下部腰椎の局所的な運動とメカニカルストレスの関係　117

Ⅴ 股関節の柔軟性低下と動作や歩行時のメカニカルストレスの関係　118

Ⅵ 理学療法プログラムの実際　118

1 ストレッチの考え方　118
2 腰部の局所的なメカニカルストレス軽減を目指した脊柱全体の可動性改善へのアプローチ　119
3 腰部のメカニカルストレス軽減を目指した股関節筋群の柔軟性改善へのアプローチ　120
4 腰痛患者の筋力トレーニングの考え方　124
5 インナーユニットとアウターマッスルの筋機能改善による脊柱−骨盤アライメント制御の適正化　124

身体アライメントと隣接関節の運動連鎖を理解し腰痛に介入する　伊佐地弘基　**130**

Ⅰ 姿勢と運動連鎖　130

1 姿勢と腰部障害　130
CT 脚長差と動的姿勢制御の関連　138
2 上行性および下行性運動連鎖と腰部　138

Ⅱ 理学療法プログラムの実際　144

1 足部からの上行性運動連鎖を考慮したアライメント調整　144

2 呼吸機能・胸郭アライメント調整による下行性運動連鎖アプローチ　148

CT 下部体幹のアライメント調整　151

3 骨盤アライメント調整および股関節機能による上行性運動連鎖アプローチ　152

産業医学の立場から腰痛対策を実践する　　　　杉本拓也・大久保衞　**157**

Ⅰ ダイナミック運動療法のさまざまな評価やエクササイズの根拠となる成績 … 157
1 ダイナミック運動療法とは？　157

2 KW テストとは？　157

3 ダイナミック運動療法の臨床成績　158

4 産業医学的成果：労災件数の推移と経済効果　160

Ⅱ 当科の外来での取り組み　161
1 腰痛評価　161

2 KW テストによる体幹筋力の評価　162

3 ダイナミック運動療法のランク設定　164

4 重労働復帰やスポーツ復帰の判定　165

5 症　例　165

CT 患者教育としての作業姿勢指導　166

Ⅲ 理学療法プログラムの実際　169
1 腰痛体操　169

2 体幹筋力トレーニング　170

3 サーキット・トレーニング　173

4 職場体操　173

索　引　176

解剖・病態・評価・治療方針の理解

触診により体幹の機能解剖を理解する

稲葉 考洋，中尾 英俊

体幹の機能解剖を理解するための着眼点

▶ 体幹を構成する基本構造と機能を理解する．
▶ 具体的な触察方法と臨床で活用できるポイントを理解する．

　体幹機能は，四肢の動きを円滑にするための土台として姿勢保持の役割があり，支持基盤の脊柱は安定性と可動性の相反する機能が求められる．腰痛症に代表される脊椎の諸問題に対して，骨，関節による静的安定機構と筋，腱の動的安定機構の構造的役割を知る必要がある．本稿では体幹の基本的な骨指標や筋の触察技術について解説する．

Ⅰ 体幹を構成する構造と機能

1 体幹の基本骨格（図1）

1）脊柱（spinal column）

　脊柱の骨格を前方，および後方からみると全体にまっすぐであるが，側方からみると4つの彎曲が確認できる．頸部では前方へ軽い前彎がみられ，胸部では後方へ後彎している．腰部は前彎し，仙骨部は後彎している．脊柱は7個の椎骨からなる頸椎，12個の椎骨からなる胸椎，5個の椎骨からなる腰椎，5個の椎骨が癒合して塊椎となった仙椎，および尾椎からなる[1]．

2）胸郭（thoracic cage）

　胸部の外郭を形成している骨格を胸郭といい，心臓や肺などを保護している．胸郭は12個の胸椎に12対の肋骨が関節を作り，前方では胸骨と肋軟骨によって連結して構成されている．

3）骨盤（pelvis）

　体幹の基底を構成し，脊柱と下肢を連結する．対称にある1対の腸骨と仙骨からなり，仙骨と腸骨が作る仙腸関節と軟骨性の恥骨結合が存在する．後方の仙骨から両側の腸骨をめぐり前方の恥骨結合まで骨盤輪を形成し，安定した輪を作る．

2 体幹の関節・靱帯（静的安定機構）（図2）

1）椎間関節（facet joint）

　椎間関節は，上位椎骨の下関節突起と下位椎骨の上関節突起で形成される滑膜関節で左右1対ずつある．頸部，胸部，腰部で椎間関節の関節面の向きが異なっており，脊柱間の関節可動域も異なる．腰椎椎間関節の関節包は背側で厚く，最終域で運動を制限し，安定性に関与している．腰椎

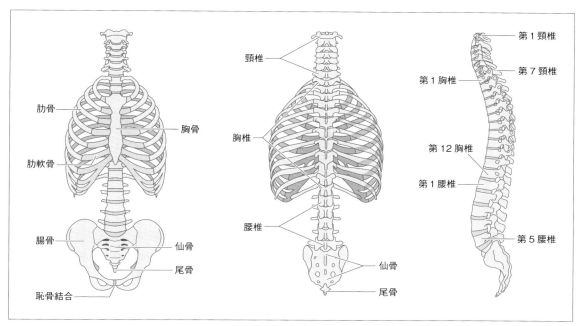

図1　体幹の基本骨格

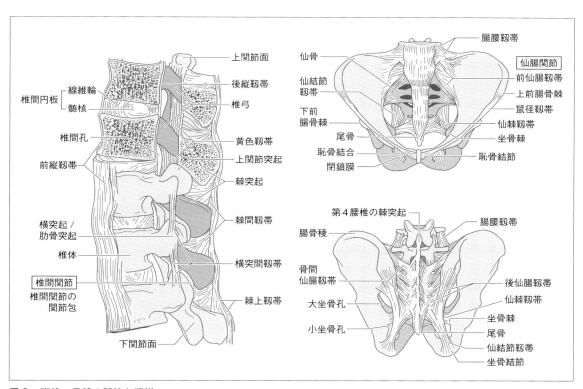

図2　脊柱・骨盤の関節と靱帯

触診により体幹の機能解剖を理解する

椎間関節は前方変位や回旋の可動性に影響を与えている.

2）脊柱の靱帯（ligaments of the spinal column）

2つの椎骨を連結する短い靱帯である黄色靱帯，横突間靱帯，棘間靱帯と，3つ以上の椎骨を連結する長い靱帯，項靱帯，前縦靱帯，後縦靱帯，棘上靱帯が存在する．短い靱帯は分節レベルでの運動を制限し，長い靱帯は脊柱全体の運動を制限している．黄色靱帯は椎間孔の背側と内側の境界を作り，静止時でも緊張している．前縦靱帯と後縦靱帯は脊柱の強度を高め，前方と後方へ傾斜するときの安定性に関与している．また，前縦靱帯は椎体と強固に結合し，後縦靱帯は椎間板と強固な結合をしており[2)]，椎間板を保護する役割もある．

3）椎間板（intervertebral disc）

上下の椎骨の椎体間に位置する椎間板は，コラーゲン線維束が円周状に層状構造を作って，圧力に耐えられるよう線維輪を形成する．中心部には軟らかい膠様の核，髄核が存在する．椎間板の厚さは頭方から尾方へ向かって増加する[2)]．椎間板は圧を弾力的に受け止めるクッションとして機能し，安定性に関与している．

4）仙腸関節（sacroiliac joint）

仙腸関節は，仙骨の関節面と腸骨の関節面で形成される滑膜関節であり，比較的強固な関節である．両関節面は線維軟骨で被われており，非常に強靱な関節包が関節を包んでいる．仙骨の横断面は，上位仙椎で前方より後方が広く，下位仙椎は後方より前方が広い構造となっている．前後方向の負荷に耐えられる構造であり，仙腸関節の安定性に関与している．

5）骨盤の靱帯（ligaments of the pelvis）

仙腸関節に関与している靱帯に前仙腸靱帯（anterior sacroiliac ligaments），骨間仙腸靱帯（interosseous sacroiliac ligaments），後仙腸靱帯（posterior sacroiliac ligaments），仙結節靱帯（sacrotuberous ligament），仙棘靱帯（sacrospinous ligament）がある．前仙腸靱帯，骨間仙腸靱帯，後仙腸靱帯は仙腸関節を直接的に補強しており，仙結節靱帯と仙棘靱帯は間接的に安定性に関与している．仙骨が腸骨に対して前方に回旋する動きに対し，骨間仙腸靱帯，仙結節靱帯，仙棘靱帯が制限し，仙骨が腸骨に対して後方に回旋する動きに対しては，後仙腸靱帯の長後仙腸靱帯（long posterior sacroiliac ligament）が制限する[3)]．また，第4および第5腰椎の横突起から腸骨稜，腸骨粗面へ付着する腸腰靱帯（iliolumbar ligament）は下位腰椎とその下の腸骨，仙骨とを強力に結び，腰仙部の安定性に関与している．

3 体幹の筋・筋膜（動的安定機構）

1）グローバル筋とローカル筋（global muscle and local muscle）

体幹の表層に位置する大きな筋はグローバル筋とも呼び，大きな力を発生させ，運動の出力や制御に関与している．主な筋に腹直筋，外腹斜筋，内腹斜筋，脊柱起立筋群があり，体幹の安定性に関与している．体幹の深層に位置する小さな筋はローカル筋とも呼び，椎間の制御や固有受容器として機能する．主な筋に多裂筋，腹横筋，内腹斜筋（胸腰筋膜付着線維），棘間筋，横突間筋があり，脊柱の安定化に重要な影響を及ぼす腹腔内圧（intra-abdominal pressure：IAP）を上昇させるために重要である．

2）胸腰筋膜（thoracolumbar fascia）（図3）

腰背部にある強靱な筋膜で，浅葉と深葉に区別されるが，これらは脊柱起立筋の外側縁で癒合する．浅葉は腸骨稜，仙骨後面，椎骨の棘突起，棘上靱帯，正中仙骨稜，肋骨角に付着し，深葉は脊柱起立筋の前面に位置し，第12肋骨，第1〜5腰椎横突起，腸骨稜に付着する．外側縁では広背筋，内腹斜筋，腹横筋と連結しており，体幹の安定性および体幹と下肢の力の伝達に非常に重要な構造となっている．

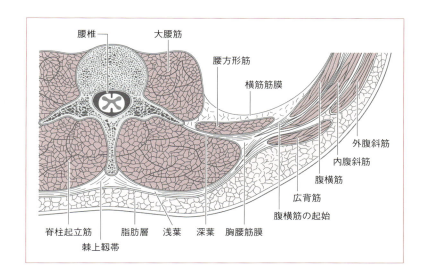

図3 胸腰筋膜

II 体幹の骨指標と圧痛点

1 体幹の骨指標（図4）

体幹後面は腹臥位が観察，触察に適している．腰椎と骨盤の位置関係を触察するため，まず左右の腸骨稜上縁を確認する．左右の腸骨稜上縁を結ぶ線をJacoby線と呼び，その線上に第4腰椎棘突起（L4）が確認できる．また腸骨稜から内尾方に進むと上後腸骨棘（posterior superior iliac spine：PSIS）が確認でき，左右のPSISを結ぶ線上に第2正中仙骨稜（S2）が確認できる．腸骨稜から頭方では肩甲骨下角が確認でき，左右の肩甲骨下角を結ぶ線上に第7胸椎棘突起（T7）が確認できる．さらに頭方で肩甲棘を確認する．左右の肩甲棘を結ぶ線上に第3胸椎棘突起（T3）が確認できる．また，T7の高さとL4の高さの中央の高さに第12胸椎棘突起（T12）が位置する[4]．

体幹前面は背臥位にて観察，触察する．左右の肋骨弓を確認し，肋骨弓から頭方では胸骨の胸骨体と剣状突起が確認できる．剣状突起の両側を頂点に左右の肋骨弓が約70°の角度で広がっており[5]，これを胸骨下角と呼ぶ．胸骨下角は第10胸椎の高さに存在する．臍は第3腰椎と第4腰

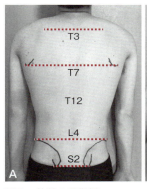 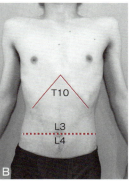

図4 体幹の骨指標

A：第3胸椎棘突起（T3）：左右の肩甲棘内側端を結ぶ線上に位置する．
第7胸椎棘突起（T7）：左右の肩甲骨下角を結ぶ線上に位置する．
第12胸椎棘突起（T12）：第12肋骨の付着部分よりもやや下に位置し，T7とL4の中央に位置する．
第4腰椎棘突起（L4）：左右の腸骨稜上縁を結ぶ線上に位置する．
第2正中仙骨稜（S2）：左右のPSISを結ぶ線上に位置する．
B：胸骨下角：第10胸椎の高さに存在する．
臍：第3腰椎と第4腰椎間に位置する．

触診により体幹の機能解剖を理解する

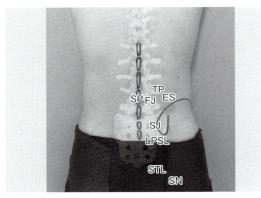

図5 腰椎・骨盤周囲の圧痛部位
SP：棘突起，FJ：椎間関節，TP：横突起，ES：脊柱起立筋，
SJ：仙腸関節，LPSL：長後仙腸靱帯，STL：仙結節靱帯，
SN：坐骨神経

2 体表からみる圧痛点（図5）

　背面から殿部への触察は，棘突起，横突起，椎間関節，仙腸関節，坐骨神経などの圧痛点をみる．椎間関節は棘突起の1横指外側の同レベル，横突起は棘突起から2横指外側の棘突起間で触察できる[7]．棘突起の圧痛や叩打痛は，腰椎分離症や腰椎疲労骨折が疑われ，特に第5腰椎の発症が多いことから注意を要する．横突起の圧痛や叩打痛では，横突起骨折が疑われる．椎間関節の圧痛は椎間関節の炎症が疑われ，腰背部筋群の圧痛や異常な筋緊張は筋筋膜性腰痛が疑われる．仙腸関節の圧痛は仙腸関節由来の腰痛が疑われ，長後仙腸靱帯や仙結節靱帯の圧痛も同時に確認できることが多い．長時間座位ができない場合，仙結節靱帯の痛みが出やすく，立ち上がり動作で痛む場合は長後仙腸靱帯の痛みが出やすい．坐骨神経の圧痛は坐骨神経痛が疑われ，下肢の坐骨神経領域に痛みが放散する場合がある．

椎間に位置し，この高さで大動脈が分枝して総腸骨動脈となる[6]．

III 背部・胸部・腹部・骨盤周囲の主要な筋の触察

1 背部の筋

1）脊柱起立筋群（erector spinae muscles）（図6）

　脊柱起立筋群は腸肋筋，最長筋，棘筋からなる．

① 腸肋筋（iliocostalis）（図6-A）
【起始・停止】
　腸肋筋は腰腸肋筋，胸腸肋筋，頸腸肋筋からなり，腰腸肋筋は，腸骨稜，胸腰筋膜，仙骨の後面を起始とし，第4～12肋骨に停止する．胸腸肋筋は，第7～12肋骨を起始とし，第1～6肋骨と第7頸椎に停止する．頸腸肋筋は，第3～6肋骨を起始とし，第4～6頸椎に停止する．

【支配神経】
　脊髄神経の後枝の外側枝（C8～L1）

② 最長筋（longissimus）（図6-B）
【起始・停止】
　最長筋は胸最長筋，頸最長筋，頭最長筋からなり，胸最長筋は，第2～5腰椎の棘突起，腸骨の腸骨稜，仙骨後面を起始とし，全胸椎の横突起，第1～5腰椎の肋骨突起と副突起，第3～12肋骨に停止する．頸最長筋は，第1～6胸椎の横突起を起始とし，第2～6頸椎の横突起の後結節に停止する．頭最長筋は，第4～7頸椎の関節突起，第1～6胸椎の横突起を起始とし，側頭骨の乳様突起に停止する．

【支配神経】
　脊髄神経の後枝の外側枝（C1～L5）

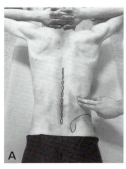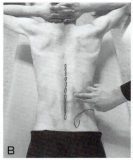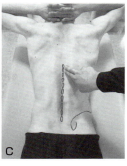

図6　脊柱起立筋群の触察
A：腸肋筋．腹臥位にて触察する．腰部の腸肋筋は上位腰椎の高さで触察しやすい．各肋骨の肋骨角と腸骨稜の上縁を結んだ線上で第12肋骨の下縁と腸骨稜の間で外側縁が触察できる．外側縁から内側へ筋腹を横断すると内側縁が確認できる．自動体幹伸展してもらうとわかりやすい．
B：最長筋．腹臥位にて触察する．腰部の最長筋は第2腰椎棘突起からPSISを結ぶ線上に内側縁が確認でき，筋腹を外側に触察すると外側縁が確認できる．自動体幹伸展してもらうとわかりやすい．
C：棘筋．腹臥位にて触察する．最長筋と胸椎，腰椎棘突起の間に指を置き，前方へ圧迫しながら確認する．下位胸椎で触察しやすく，自動体幹伸展してもらうと収縮が確認できる．

③ 棘筋（spinalis）（図6-C）
【起始・停止】
　胸棘筋，頸棘筋，頭棘筋に分けられるが，境界は不明瞭である．胸棘筋は第10胸椎〜第3腰椎の棘突起を起始とし，第2〜8胸椎に停止する．頸棘筋は第6頸椎〜第2胸椎棘突起を起始とし，第2〜4頸椎棘突起に停止する．頭棘筋は下部頸椎，上位胸椎棘突起を起始とし，頭半棘筋の内側縁に停止する．
【支配神経】
　脊髄神経の後枝の内側枝（C2〜T10）
【筋機能】
　胸最長筋の腰椎部や腰腸肋筋は多裂筋と協働して腹筋による屈曲モーメントに抗して脊柱を正中化させる機能を有し，腰椎の安定性に重要な働きを果たす．胸最長筋，胸腸肋筋は腰椎前彎の増強と，側屈作用がある．また胸腸肋筋は反対側への回旋を抑える作用がある．
【触察活用ポイント】
- 側彎を呈する症例では，凹側に一側性の過活動を認めることが多い．
- 筋筋膜性腰痛の症例では，脊柱起立筋の圧痛を認める症例が多い．
- 生理的な腰椎前彎が消失し，持続的な脊柱起立筋の収縮が強要された場合，持続的な収縮で椎間板内圧が上昇し，腰痛を引き起こす可能性がある[8]．

2）多裂筋（multifidus）（図7）
【起始・停止】
　多裂筋は腰多裂筋，胸多裂筋，頸多裂筋に分けられる．
　筋は仙骨から第2頸椎まで達しており，腰多裂筋が最も発達している．第4〜7頸椎の関節突起，全胸椎の横突起，全腰椎の乳頭突起，仙骨の後面を起始とし，第2頸椎〜第5腰椎の棘突起に停止する．
【支配神経】
　脊髄神経の後枝の内側枝（C3〜S4）
【筋機能】
　両側性に作用すれば脊柱を伸展，片側性に作用すれば脊柱の側屈，回旋機能を有する．腹筋による屈曲モーメントに抗して正中化させる機能を有し，腰椎の安定性に作用する．腰椎前彎を増強させる．

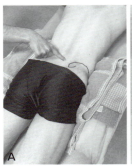
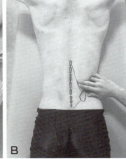
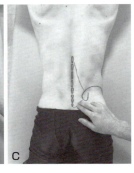

図7　腰部多裂筋の触察

A：腰部多裂筋．腹臥位にて触察する．腰部の多裂筋は棘突起と肋骨突起の間に位置し，下位腰椎の高さで触察しやすい．腰椎棘突起を触察し，すぐ外側に指を置き，圧迫して触察する．腹部にクッションなどを敷き，腰椎の過前彎を減らすと触察しやすい．

B：腰部多裂筋（L1棘突起とPSIS周辺をつなぐ筋群）．L1からPSISへ走行する．第3腰椎からPSISまでの高さは多裂筋の筋腹が厚くて幅広いため，触察しやすい．

C：腰部多裂筋（L5棘突起と正中仙骨稜の両側をつなぐ筋群）．第3正中仙骨稜まで存在する．同側下肢を自動伸展挙上にて触察することができるが，筋腹が薄いところであり触察は難しい．

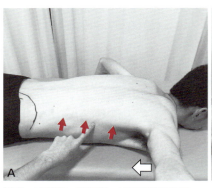
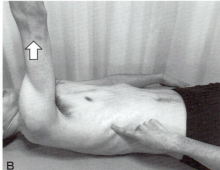
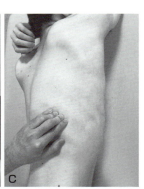

図8　広背筋・前鋸筋・外肋間筋の触察

A：広背筋．腹臥位で触察する．抵抗に対し，肩関節の自動内転（⇨）にて胸部に位置する広背筋の前縁が確認できる．

B：前鋸筋．背臥位にて触察する．上肢を前方へ突き出させる肩甲骨の自動外転（⇨）にて第5～9肋骨から始まる前鋸筋の前下縁が確認できる．

C：外肋間筋．側臥位にて触察する．肋骨の間に指を合わせ，呼吸に合わせてゆっくり指を沈める．指先で収縮を確認することができる．

【触察活用ポイント】
- 片側の腰痛を初発とする症例は，同側の多裂筋の萎縮を認める．
- 椎間関節由来の腰痛では，脊髄神経後枝内側枝を介した反射により，同レベルの多裂筋に攣縮が生じる[6]．

3）広背筋（latissimus dorsi）（図8-A）

【起始・停止】

第7～12胸椎の棘突起，胸腰筋膜と腸骨稜の後ろ1/3，第10～12肋骨，肩甲骨の下角を起始とする4つの部分から構成され，小結節稜に停止する．

【支配神経】

胸背神経（C6～C8）

【筋機能】

脊柱の伸展方向の力を生み出す．また骨盤の前傾を引き起こす．

図9 腹直筋の触察
A：腹直筋の腱画．背臥位にて触察する．体幹の自動屈曲にて確認できる．
B：腹直筋の外側縁．腹直筋は恥骨結合より第5～7肋骨の肋軟骨に付着しており，収縮時には体表から筋腹が確認しやすい．
C：肋骨下縁の腹直筋．背臥位にて触察する．肋骨下縁に母指を合わせてゆっくり沈めていくと，腹直筋を触察することができる．

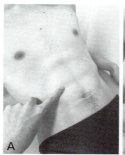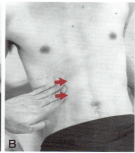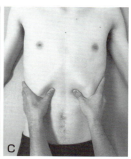

【触察活用ポイント】
- 腰椎後彎変性の症例では胸腰筋膜を介して広背筋が短縮しやすい．
- 腰椎伸展時に腰痛を訴える場合，頭部以上の高さで手を伸ばすと腰痛が出現するのは広背筋の短縮が原因としている[9]．

2 胸部の筋

1）前鋸筋（serratus anterior）（図8-B）
【起始・停止】
　第1～9肋骨の外面，第1・2肋骨間の腱弓を起始とし，肩甲骨の上角，内側縁および下角に停止する．
【支配神経】
　長胸神経（C5～C8）
【筋機能】
　肩甲骨の外転に作用する．肩甲骨を固定すると肋骨を外側上方に引く．
【触察活用ポイント】
- 前鋸筋は外腹斜筋と筋連結しており，外腹斜筋の働きが弱ければ前鋸筋の働きも低下することがある．
- 胸椎後彎姿勢を呈する症例では肩甲骨が外転位となり，前鋸筋の短縮を認めることがある．

2）外肋間筋（external intercostal muscle）（図8-C）
【起始・停止】
　上位肋骨の下縁を起始とし，下位肋骨の上縁に停止する．
【支配神経】
　肋間神経（T1～T11）
【筋機能】
　肋骨を挙上させ，吸気時に働く呼吸筋である．
【触察活用ポイント】
- 体幹の側屈や回旋動作で腰椎の代償が大きいアスリートでは，胸郭の柔軟性低下を認める症例が多く，外肋間筋の短縮が生じやすい．

3 腹部の筋

1）腹直筋（rectus abdominis）（図9）
【起始・停止】
　恥骨結節，恥骨結合の前面を起始とし，第5～7肋軟骨，胸骨の剣状突起に停止する．
【支配神経】
　肋間神経（T5～T12）
【筋機能】
　臍より上部では脊柱を屈曲させ，臍より下部では骨盤を後傾させる．ほかの腹筋群の付着部である腱膜の鞘に包まれているため，ほかの腹筋群が働くと腹直筋も同時に働く．

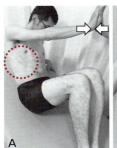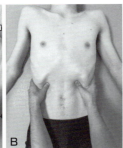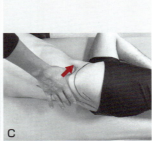

図10 外腹斜筋の触察
A：外腹斜筋．背臥位にて触察する．体幹の自動屈曲，対側回旋にて体表から確認できる．上肢を前方に突き出し，肩甲骨を外転させ（⇨），抵抗（⇦）すると前鋸筋との境が確認しやすい．
B：外腹斜筋上縁．背臥位にて触察する．腹直筋の外側に位置し，肋骨下縁に合わせて母指を沈めていくと触察できる．
C：外腹斜筋後縁．側臥位にて触察する．一側下肢を伸展位，同側上肢を挙上位とし，外腹斜筋後縁を伸張位とすると触察しやすい．第12肋骨と腸骨稜の間で触察する．

【触察活用ポイント】
- 腹直筋の過活動によって腹斜筋群の働きより優位になると，体幹回旋の制動が困難となり腰痛が生じる場合がある．
- 胸椎の後彎を生じている症例では腹直筋の短縮を認めることが多い．

2）外腹斜筋（obliquus externus abdominis）（図10）

【起始・停止】
　第5〜12肋骨の外面を起始とし，腸骨の腸骨稜の外唇の前方1/2の領域，鼠径靱帯，腹直筋鞘を介して白線に停止する．第5〜9肋骨の間では前鋸筋の筋尖，第10〜12肋骨の間では広背筋の筋尖とかみ合っている．

【支配神経】
　肋間神経（T5〜T12）

【筋機能】
　両側性に作用すれば腰椎を屈曲させ，骨盤を後傾させる．特に体幹伸展位からの屈曲時に大きな活動がみられる．対側の内腹斜筋とともに，体幹を回旋させる．一側性に作用すれば体幹を側方へ屈曲させる．外側線維は骨盤の側方傾斜に作用する．

【触察活用ポイント】
- 外腹斜筋が短縮すると骨盤後傾や腰椎屈曲を生じ，胸骨下角が狭くなる．
- 弱化例では胸骨下角が広がりやすく，両側の胸骨下角のなす角度が90°以上となる（図6-B）．また，下前方を締め付けるコルセットの役割を果たせず，骨盤が前傾位となり，腹部を突き出した姿勢となりやすい．

3）内腹斜筋（obliquus internus abdominis）（図11-A）

【起始・停止】
　鼠径靱帯，腸骨の腸骨稜の中間線，胸腰筋膜の深葉および上前腸骨棘から起始し，第10〜12肋骨の下縁，腹直筋鞘を介して白線に停止する．

【支配神経】
　肋間神経（T10〜T12），腸骨下腹神経（L1）

【筋機能】
　骨盤を前傾させ，胸郭を骨盤の方向へ引き下げるようにする．対側の外腹斜筋とともに体幹を回旋させる．同側の外腹斜筋が作用すると体幹を側屈させる．体幹の伸展位からの屈曲に大きな活動がみられ，上半身の屈曲に作用する．

【触察活用ポイント】
- 両胸骨下角のなす角度が大きい場合，内腹斜筋の短縮の結果である場合がある[9]．
- 弱化例では下後方を締め付けるコルセットの役割を果たせず，腰椎の不安定性が生じる．

4）腹横筋（transversus abdominis）（図11-B）

【起始・停止】
　第7〜12肋軟骨の内面，腸骨稜の内唇，鼠径靱帯の外側部，胸腰筋膜の深葉，上前腸骨棘から

図11 内腹斜筋・腹横筋の触察

A：内腹斜筋．背臥位にて触察する．体幹の自動屈曲，同側回旋にて腸骨稜の前方にて確認できる．
息を吐きながら行うと触察しやすい．できるだけ屈曲をわずかにとどめるように注意しないと同側の外腹斜筋の収縮が入り，触察しにくい．

B：腹横筋．背臥位にて触察する．上前腸骨棘（anterior superior iliac spine：ASIS）から約2 cm下，かつ約2 cm内側で確認する．外腹斜筋，内腹斜筋および腹横筋を合わせた筋腹の厚さは1.5〜2.0 cmであり[4]，ゆっくりと指を沈めていく．腹部引き込み運動で腹横筋を緊張させると触察しやすい．

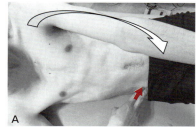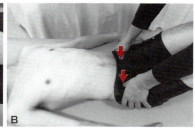

図12 腸腰筋の触察

A：大腰筋．背臥位にて触察する．腹直筋の外側から斜め下に脊椎に向かって指をゆっくり沈めていく．
ゆっくり息を吐きながらリラックスしてもらうと指が入りやすい．指を押し入れた状態で股関節を自動屈曲してもらうと指先で大腰筋を触察することができる．

B：腸骨筋．背臥位にて触察する．ASISを確認し，ASIS内側の腸骨窩に指を押し入れて後外側尾方へ圧迫する．股関節を自動屈曲してもらうと腸骨筋が触察できる．

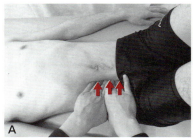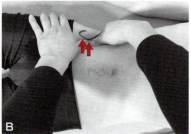

起始し，腹直筋鞘を介して白線に停止する．
【支配神経】
　肋間神経T7〜T12，腸骨下腹神経（L1）
【筋機能】
　腹壁を平坦にすることや腹部内臓を圧迫することに働き，IAPの上昇に作用する．胸腰筋膜を介して腰椎の安定化に働く．左右の腹直筋，内腹斜筋，外腹斜筋の不均衡な活動を補う．呼吸運動における強制呼気で作用する．
【触察活用ポイント】
- 弱化例では立位で上下肢を動かす際に姿勢保持として働かず，腰椎前彎姿勢もしくは骨盤前傾位のアライメント不良がみられる．
- 一側性に収縮が低下することが多く，左右対称性を確認する．

5）腸腰筋（iliopsoas）（図12）

　腸骨筋と大腰筋を合わせて腸腰筋と呼ぶ．
① 腸骨筋（iliacus）
【起始・停止】
　腸骨の上縁と腸骨窩を起始とし，大腰筋の前内側面，大腿骨の小転子を停止とする．
【支配神経】
　腰神経叢と大腿神経の筋枝（T12〜L4）
② 大腰筋（psoas major）
【起始・停止】
　浅頭と深頭とからなり，浅頭は第12胸椎〜第4腰椎の椎体と第1〜4腰椎の肋骨突起，深頭は全腰椎の肋骨突起を起始とし，大腿骨の小転子に停止する．
【支配神経】
　腰神経叢と大腿神経の筋枝（T12〜L4）

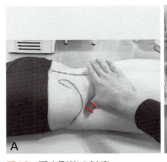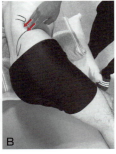

図13 腰方形筋の触察
A：腰方形筋前外側上縁。腹臥位で触察する。腸骨稜と第12肋骨をランドマークとし、腹側よりやや深層へ圧迫し触察する。PSISの後縁とASISの前縁との中点の部位と第12肋骨の結ぶ線上で触察できる。
B：腰方形筋。側臥位にて触察する。腰部にクッションを入れ、両下肢をベッドから降ろすと伸張位となり、触察しやすく、ストレッチ肢位としても利用しやすい。

【筋機能】
　股関節の屈曲に作用し、腰椎前彎を強める。腰椎の前方への剪断力と圧迫力を発揮する役割を持ち、体幹の側屈する側へ脊柱を側屈させ、側屈と反対方向へ脊柱を回旋させる。

【触察活用ポイント】
- 短縮例では、体幹伸展時に股関節の伸展運動が制限され、腰椎の過剰な伸展運動を起こし、腰痛の一要因となる。
- 弱化例では、腰椎後彎や骨盤後傾の不良姿勢をとりやすい。

6）腰方形筋（quadratus lumborum）（図13）

【起始・停止】
　腸骨稜の内唇を起始とし、第12肋骨、第1〜4腰椎の肋骨突起に停止する。不完全に分離する2層構造となり、前層が第12肋骨へ停止し、後層が肋骨突起に停止する。

【支配神経】
　腰神経叢の筋枝（T12〜L3）

【筋機能】
　一側の腰方形筋が収縮すると同側に体幹を側屈させる。両側性に収縮すれば、腰部の伸展に作用する。腰椎骨盤の運動時における脊柱の安定化機能を持つ。

【触察活用ポイント】
- 片側の腰痛を有する症例は、一側性の過活動を認め、圧痛を認めることが多い。
- 同側の股関節外転筋が低下した際の代償機能として働き、片側の骨盤挙上運動がみられる。

4 骨盤周囲の筋

1）大殿筋（gluteus maximus）（図14-A, B）

【起始・停止】
　腸骨の腸骨翼の外面、後殿筋線の後方、仙骨の外側縁、尾骨の外側縁、胸腰筋膜、仙結節靱帯を起始とし、腸脛靱帯、大腿骨の殿筋粗面に停止する。

【支配神経】
　下殿神経（L4〜S2）

【筋機能】
　股関節を伸展および外旋させる。大殿筋上部は股関節外転作用を有し、大殿筋下部は内転作用を有する。胸腰筋膜を介して広背筋と連結しており、片脚立位時における同側の大殿筋収縮時に対側の広背筋へ力を伝達させる。

【触察活用ポイント】
- 弱化例では立位姿勢にてスウェイバック姿勢を呈し、特に大殿筋下部線維の働きが弱い。
- 短縮例ではスクワット姿勢にて股関節の屈曲角度の減少を認め、骨盤前傾が不足し重心が後方化しやすい。

2）大腿二頭筋（biceps femoris）（図14-C）

【起始・停止】
　長頭は坐骨結節の後面より起始し、短頭は大腿骨粗線の外側唇および外側大腿筋間中隔より起始し、腓骨頭、下腿筋膜に停止する。

【支配神経】
　長頭：脛骨神経（L5〜S2）、短頭：総腓骨神経（L4〜S2）

【筋機能】
　大腿二頭筋長頭は股関節伸展、膝関節屈曲に作

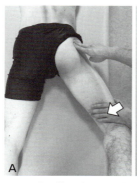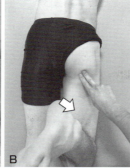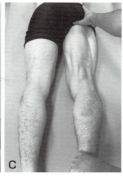

図14 大殿筋・大腿二頭筋長頭の触察

A：大殿筋上部線維．腹臥位にて触察する．股関節を自動伸展してもらうと触察できる．大殿筋上部線維は股関節外転作用を有しており，股関節外転位での伸展運動にて抵抗（⇦）すると上部線維の収縮を触察しやすい．

B：大殿筋下部線維．腹臥位にて触察する．股関節を自動伸展してもらうと確認できるが，膝関節屈曲位での伸展運動でハムストリングスの緊張を減弱させると触察できる．大殿筋下部線維は股関節内転作用を有しており，股関節内転位での伸展運動にて抵抗（⇦）すると下部線維の収縮を触察しやすい．

C：大腿二頭筋長頭．腹臥位にて触察する．坐骨結節を確認し，膝関節を約45°屈曲した状態から自動屈曲してもらうと確認できる．

用する．下肢を固定した場合は，骨盤を後傾させる．大腿二頭筋短頭は膝関節を屈曲する．長頭とともに下腿を外旋させる．

【触察活用ポイント】
- 短縮例では，SLR（straight leg raising）やFFD（finger floor distance）の制限因子となる．
- 立位でのスウェイバック姿勢を呈する症例では，大腿二頭筋の過活動が認められる．

3）中殿筋（gluteus medius）（図15）

【起始・停止】
　腸骨の腸骨翼の外面，前殿筋線と後殿筋線の間，腸骨稜の外唇，殿筋膜を起始とし，大腿骨の大転子上面，前面，外側面に停止する．

【支配神経】
　上殿神経（L4〜S1）

【筋機能】
　中殿筋後部線維は股関節を伸展，外転，外旋の作用がある．
　中殿筋前部線維は股関節外転と内旋，股関節屈曲の補助の作用がある．

【触察活用ポイント】
- 体幹伸展時に腰痛を訴える症例では，中殿筋前

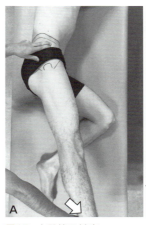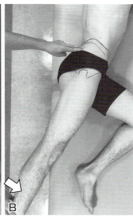

図15 中殿筋の触察

A：中殿筋前部線維．側臥位にて触察する．ASISから大転子を結ぶ線で中殿筋の前縁を想定し，ASISの遠位後部を触知し，股関節屈曲位で自動外転に抵抗（⇦）すると触察できる．

B：中殿筋後部線維．側臥位にて触察する．PSISから大転子を結ぶ線で中殿筋の後縁を想定する．PSIS後端より2横指外側頭方の部位[4]を触知し，股関節伸展位での自動外転に抵抗（⇦）すると触察できる．

部線維の短縮を認めることが多く，体幹屈曲時に腰痛を訴える症例では，中殿筋後部線維の短縮を認めることが多い．

- 弱化例ではTrendelenburg歩行やDuchenne歩

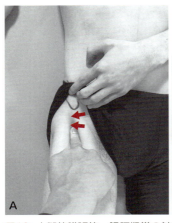 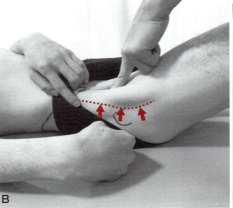 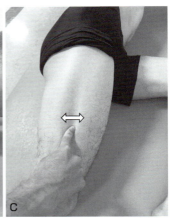

図16 大腿筋膜張筋・腸脛靱帯の触察
A：大腿筋膜張筋前縁．背臥位にて触察する．ASIS の約 2 cm 遠位外側を触知すると大腿筋膜張筋前縁を確認することができる．股関節屈曲，内旋させると触察しやすい．
B：大腿筋膜張筋後縁．側臥位にて触察する．大腿筋膜張筋の後縁は大転子の前方を通過するため，ASIS と大転子前遠位端を確認し，触察する．
C：腸脛靱帯．側臥位にて触察する．外側方から大腿中央部を触知し，靱帯を横断するように指を移動させると触察しやすい．

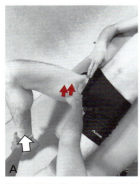 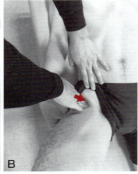

図17 縫工筋・大腿直筋の触察
A：縫工筋．背臥位にて触察する．膝関節屈曲位で股関節を自動屈曲，外転，外旋に抵抗（⇔）すると確認できる．
B：大腿直筋．背臥位にて触察する．ASIS の前下端からやや遠位内側を触知し，指を押し込むと縫工筋の筋腹が確認できる．そのくぼみから外側を触知すると大腿筋膜張筋が確認でき，縫工筋と大腿筋膜張筋でできたくぼみより大腿直筋が確認できる．少し股関節を自動屈曲させると触察しやすい．

行が観察され，スポーツ動作時の並進運動では体幹側屈の代償を認める．

4）大腿筋膜張筋（tensor fasciae latae）（図16）

【起始・停止】
　上前腸骨棘を起始とし，腸脛靱帯を介して脛骨の外側顆に停止する．

【支配神経】
　上殿神経（L4，L5）

【筋機能】
　股関節屈曲，内旋，外転作用を有する．腸脛靱帯を介して膝関節伸展時に膝関節を安定させる．膝関節が安定していない場合，脛骨の外旋に関与する．

【触察活用ポイント】
- 体幹の伸展運動で腰痛が出現する症例で短縮がみられることが多い．
- 腸腰筋または中殿筋後部線維に弱化が認められるとき，大腿筋膜張筋は短縮している場合が多い．

5）縫工筋（sartorius）（図17-A）

【起始・停止】
　上前腸骨棘を起始とし，脛骨粗面の内側部に停止する．

【支配神経】
　大腿神経（L2，L3）

【筋機能】
　股関節の屈曲，外旋，外転に作用する．膝関節の屈曲，内旋にも作用する．

図18 梨状筋の触察
A：梨状筋の走行．仙骨前面より大転子の尖端後縁に走行する．
B：梨状筋の触察方法1．腹臥位にて触察する．股関節を外転，外旋位にすると大殿筋の緊張が和らぎ，深部の梨状筋が確認しやすい．
C：梨状筋の触察方法2．腹臥位にて触察する．梨状筋の位置を確認しながら股関節を自動外旋してもらうと収縮が確認できる．

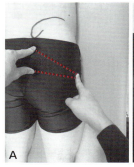 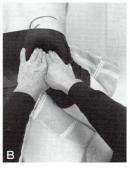 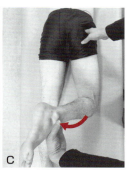

図19 大腿方形筋の触察
A：大腿方形筋の走行．坐骨結節の外面から大転子後面下部の転子間稜に走行する．
B：大腿方形筋の触察方法1．腹臥位にて触察する．股関節を外転，外旋位にすると大殿筋の緊張が和らぎ，深部の大腿方形筋が確認しやすい．
C：大腿方形筋の触察方法2．腹臥位にて触察する．大腿方形筋の位置を確認しながら，股関節を軽度外転位より自動外旋してもらうと収縮を確認できる．

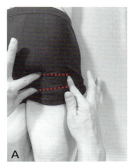 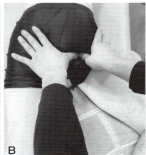 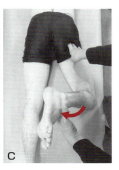

【触察活用ポイント】
- 体幹の伸展運動で腰痛が出現する症例で短縮している場合がある．
- 胡座姿勢をすることが多い症例では，短縮しやすい．

6）大腿直筋（rectus femoris）（図17-B）
【起始・停止】
　下前腸骨棘と寛骨臼の上縁を起始とし，膝蓋骨の膝蓋骨底，脛骨粗面に停止する．
【支配神経】
　大腿神経（L2〜L4）
【筋機能】
　股関節の屈曲と膝関節の伸展に作用する．下肢が固定されれば骨盤を前傾させる．
【触察活用ポイント】
- 立位姿勢で骨盤前傾位の症例では，短縮していることが多い．
- 体幹伸展時に腰痛を認める症例は，短縮している場合がある．

7）梨状筋（piriformis）（図18）
【起始・停止】
　仙骨の前面，上位3つの前仙骨孔の周辺を起始とし，大腿骨の大転子の後近位端に停止する．
【支配神経】
　仙骨神経叢（S1〜S3）
【筋機能】
　股関節の外旋と伸展，股関節が屈曲位にあるときに外転作用を有する．
【触察活用ポイント】
- 坐骨神経痛を有する梨状筋症候群は梨状筋に圧痛を認める場合が多い．
- 短縮例では股関節外旋位の立位姿勢でスウェイバック姿勢となりやすく，大転子を後方に引っ張り大腿骨頭を前方に押し出す力が働く[10]．

8）大腿方形筋（quadratus femoris）（図19）
【起始・停止】
　坐骨結節の外面を起始とし，大転子の遠位部と転子間稜に停止する．

【支配神経】

　仙骨神経叢（L4～S2）

【筋機能】

　股関節の外旋と内転に作用する．

【触察活用ポイント】

- 体幹回旋動作時の腰痛を訴えるスポーツ選手で大腿方形筋が弱化している場合がある．

- 胡座姿勢をよくする腰痛症例では，股関節の内旋可動域が制限されやすく，短縮している場合が多い．

- 短縮例では股関節深屈曲時の股関節後方すべりに対して抵抗を生じ，鼠径部痛の一因になる場合がある．

文献

1）伊藤達雄：頚椎．標準整形外科学，第8版，鳥巣岳彦ほか（編），石井清一ほか（監），医学書院，東京，391-395，2002

2）Kahle W et al：運動器の系統解剖学．解剖学アトラス，第3版，越智淳三（訳），文光堂，東京，29-31，1990

3）Kapandji AI：骨盤と仙腸関節．カパンディ関節の生理学，Ⅲ 体幹・脊柱，萩島秀男（監訳），医歯薬出版，東京，56-61，1986

4）河上敬介ほか（編）：骨格筋の形と触察法，改訂第2版，大峰閣，熊本，41-75，128-151，276-338，416-424，2013

5）林　典雄：運動療法のための機能解剖学的触診技術―下肢・体幹―，改訂第2版，青木隆明（監），メジカルビュー社，東京，2-17，140-171，271-311，2011

6）Hoppenfeld S：腰椎．図解 四肢と脊椎の診かた，野島元雄ほか（監訳），医歯薬出版，東京，230-235，2001

7）大久保　雄ほか：体幹の診断的評価．腰痛のリハビリテーションとリコンディショニング―リスクマネジメントに基づいたアプローチ―，片寄正樹（編），福林徹ほか（監），文光堂，東京，34-40，2011

8）林　典雄ほか：脊柱・体幹．関節機能解剖学に基づく整形外科運動療法ナビゲーション―上肢・体幹―，改訂第2版，整形外科リハビリテーション学会（編），メジカルビュー社，東京，272-303，2017

9）Sahrmann SA：腰椎の運動機能障害症候群．運動機能障害症候群のマネジメント―理学療法評価・MSBアプローチ・ADL指導―，竹井　仁ほか（監訳），医歯薬出版，東京，64-73，2012

10）Lee D：腰椎骨盤股関節複合体の機能障害．骨盤帯 臨床の専門的技能とリサーチの統合，原著第4版，石井美和子（監訳），今村安秀（監），医歯薬出版，東京，87-123，2013

疾患の特徴から腰部の運動機能障害を理解する

生島 直樹，橋本 雅至

腰部における運動機能障害を理解するための着眼点

- 器質的疾患によるアライメント異常を見抜く．
- 非特異的腰痛は結果であり，原因は腰部以外にあると考える．

　運動器疾患のなかでも，腰部障害や腰痛など，理学療法の対象となりうる症例は非常に多い．器質的変化からくる脊柱の可動域制限や筋力低下，痛みなどを伴う機能障害に対して施される理学療法は，慢性期において動作効率の向上や疼痛緩和に有用である[1]が，難治性のものも多く，思うような成果が出ないこともしばしば見受けられる．器質的変化からくるもの以外にも，腰部以外の他部位の障害がもたらす腰部へのメカニカルストレスをしっかりと把握し，取り組んでいく必要があると考えている．

　本稿では，腰痛を中心とした運動機能障害に対し，いかに正確に効果の出せるアプローチを行っていくかについて述べる．

I 器質的疾患によるアライメント異常

1 腰椎椎間板ヘルニア

　各椎体の間には衝撃緩和の役割や，椎体間の運動によって起こりうる椎体の変位を補正する役割を果たす椎間板が存在しており，身体の重みを支えている．その支えは重心移動に伴いさまざまなメカニカルストレスを受け，また加齢とともに線維化が進行し変性や亀裂を起こしてしまうことも多い．そうなると中心部分に存在する髄核が突出し，周辺の神経を刺激してしまい，強い痛みや神経根症状が出現する．特に前屈姿勢により症状が誘発されやすい．

1）原　因

　日常生活のさまざまな動作でも椎間板へのメカニカルストレスは発生しやすいが，特に前屈姿勢や中腰姿勢での作業や重量物を持ち上げる動作など，椎間板に圧縮ストレスが加わった状態で椎体間の屈曲を反復することによって発症するリスクは高まる[2]．椎間板の線維輪は腹側より背側で走行が粗であることも含め，脊柱伸展よりも屈曲動作において椎骨の動きを制動する働きが弱い．

2）症　状

　部位によって症状は異なるが，通常は腰部の強い痛みと体動制限，坐骨神経痛を含む殿部や下肢への放散痛が主な症状となってくる．片側性に認

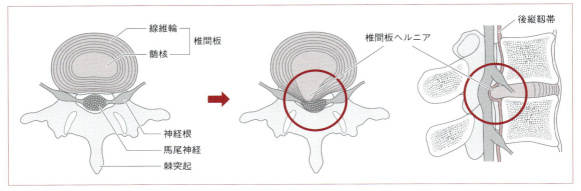

図1　椎間板の変性
髄核の変位に伴い椎間板が後方に突出してしまい，後縦靱帯が伸張される．
伸張された後縦靱帯は機能が低下し，上下の椎体における固定性が低下し異常可動性や不安定性を呈する．

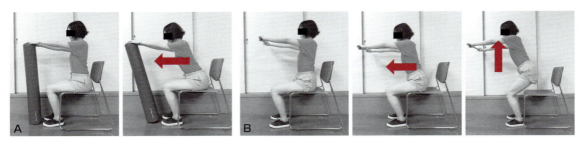

図2　多裂筋・腸腰筋へのアプローチ
A：脊柱伸展および骨盤前後傾中間位で座位姿勢をとり，腰椎前彎を意識した体幹前傾（骨盤前傾）運動を行う．図のように上肢を前方リーチ位で手部支点とすることで脊柱後彎を制動しやすい．
B：体幹前傾運動が可能になってくると，手部支点を外し立ち上がり運動を促す．棒を持ち上肢水平位を意識することで，動作遂行しやすい．

める場合が多く，慢性化すると疼痛を回避する姿勢から，疼痛性側彎姿勢となることもある．

3）機能障害

腰部椎間板ヘルニアの好発部位は，L4/5，L5/S1とされている．髄核の変位に伴い後縦靱帯が伸張される，もしくは損傷すると周囲の椎体と椎間板の安定性が崩れてしまう（図1）．腰椎においては屈曲伸展運動優位に異常可動性や不安定性を招くことになる．

腰椎の伸展運動は困難なケースが多く，屈曲位での姿勢での積み重ねが髄核の後方変位を招きやすい．腰椎の屈曲運動や同一姿勢の保持で髄核がさらに後方移動することで疼痛や神経根症状が出現しやすい．

4）運動療法

急性期は安静や疼痛回避肢位の指導，リラクゼーションなどが中心となってくる．症状緩和してくると積極的に介入していく必要がある．具体的には腰椎後彎，骨盤後傾位での姿勢で過ごしていることが多い疾患であり，腰椎の伸展可動性が乏しいことから，ストレッチや筋力強化運動は適応である．特に多裂筋や大腰筋などの筋群は筋力低下を呈していることが多いため，積極的なトレーニングが必要となってくる（図2, 3）．

腰痛の増悪因子と軽快因子を知ることが重要である．座位姿勢において骨盤後傾・腰椎屈曲位が著明な症例では，日常的に椎間板における髄核の後方化へのメカニカルストレスが生じているとと

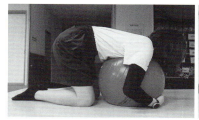
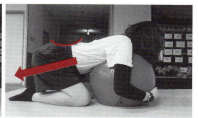

図3　腰椎・骨盤運動
上体を預けた姿勢から腰椎前彎と股関節屈曲を意識しながら徐々に殿部を下方に降ろしていく．
ボールの丸みや転がりを活用すると行いやすい．

もに，腰背部における筋・筋膜へのメカニカルストレスも大きくなるため，椎間板性，神経根性，筋・筋膜性腰痛の原因となる．この姿勢の要因となるのは股関節屈曲可動域制限や腰椎伸展可動域制限である．

股関節屈曲可動域制限である場合は，殿筋群の伸張性によるものか鼠径部の詰まり感なのかは分けて考える必要がある（図4）．

2 腰部脊柱管狭窄症

腰椎脊柱管に何らかの原因で狭小化が生じ，馬尾や神経根が絞扼されて症状を呈してしまう（図5）．腰痛自体が日常生活に支障をきたすというよりは，狭窄した脊柱管により神経が圧迫される，または血流不全を起こすことにより，動作制限が発生する．主に体幹の過伸展動作により症状が誘発されやすく，前屈姿勢により疼痛の緩和・回避が図りやすい．

1）原　因

先天的な場合を除き，加齢を伴う変性が基盤となりやすい．骨棘が形成される，もしくは椎間板の変性など，脊柱管が狭窄することに起因する．

2）症　状

腰痛自体は急性期に認めることがあるが，以降は比較的鈍痛である．立位保持や歩行など労作時に馬尾や神経根が絞扼され，さらに時間経過や動的負荷の増加に従って血行障害が伴い，殿部や下肢に痛みやしびれ感，脱力感を感じ歩けなくなる症状が最も特徴的であるといえる．休息を挟むこ

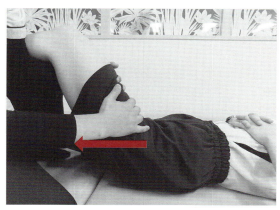

図4　股関節のモビライゼーション
股関節屈曲にて鼠径部痛を認める場合，大腿骨を尾側方向に牽引をかけ，股関節屈曲の関節包内運動を誘導する．その後同様に牽引をかけながら股関節の自動運動を行うと，鼠径部の詰まり感なく運動が可能．

とで症状は緩和され，再び歩けることも特徴の1つである．

3）機能障害

腰部脊柱管狭窄症の好発部位は，L3/4，L4/5とされている[3]．不良立位姿勢として，「骨盤後傾・腰椎前彎減少・胸椎後彎増強によるスウェイバック姿勢」や「骨盤前傾・腰椎前彎増強・胸椎後彎増強による前彎後彎姿勢」が多くみられ，共通点として「上半身重心の後方化と骨盤の前方化」が特徴といえる（図6）．上半身重心の後方化と骨盤の前方化の姿勢では，多裂筋を中心に腰部深層筋群の活動性は乏しくなり，脊柱起立筋群などの表層筋が活発的に働くこととなる．そのため，各椎体の安定性は不十分であり，文節的な安定性は得られない．スウェイバック姿勢では腰背部組織が平坦化になり，椎間関節面は矢状面に対しさ

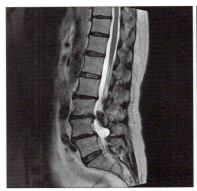
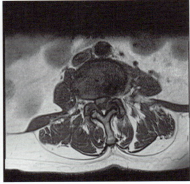

図5　腰部脊柱管狭窄症

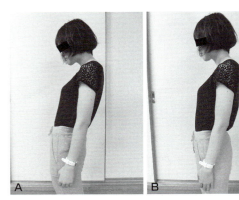

図6　上半身重心の後方化と骨盤の前方化
A：骨盤後傾・腰椎前彎減少・胸椎後彎増強によるスウェイバック姿勢
B：骨盤前傾・腰椎前彎増強・胸椎後彎増強による前彎後彎姿勢

らに垂直化してしまうため，椎体における前後方向の剪断力に対するメカニカルストレスはさらに大きくなる．また前彎後彎姿勢では，椎間関節はやや水平化することとなり，垂直方向の圧縮力に対するメカニカルストレスは大きくなり椎間関節痛を併発しやすい．

また馬尾型症例では神経根型症例に比べて，骨盤後傾，体幹前傾が著明であり脊柱の矢状面アライメントはより不良であるとされている[4]．

30°以上下肢伸展挙上（straight leg raising：SLR）を行うとL4/5，L5/S1神経根への圧迫が急激に増加するといわれており，SLRに内転あるいは内旋，足関節背屈を加えるとさらに圧迫が増大するとされている．また，SLR時に外転あるいは外旋を加えると圧迫が減少するとされている[5]．つまり立位時の前屈姿勢などで神経根症状が出る際は，症状側の股関節を外転や外旋させることで症状緩和が図れる可能性があることを示唆している．

4）運動療法

日常生活においては，馬尾や神経根への圧縮ストレスを避けるため，腰椎前彎を増加させないようにすることが重要といえる．時には腰部伸展位を抑制するために，屈曲位での動作指導も必要となる．

体幹の安定性を図ることが重要となり，体幹中間位付近での姿勢保持能力が求められる．上半身重心の後方化と骨盤の前方化姿勢では，胸椎の伸展や肩甲骨の内転，胸郭（下位肋骨）の下制などのアプローチ（図7，8）や，腸腰筋や大腿直筋，大腿筋膜張筋やハムストリングスのストレッチなどにて腰椎の前彎後彎中間位を目指すとよい．また同時に多裂筋などの内在筋は積極的な強化が必要である（図9）．多裂筋などの機能不全による腰椎の不安定性の代償として働いている脊柱起立筋群への直接的なリラクゼーションは，あまり効果的ではないと筆者は考える．

3　腰椎圧迫骨折

受傷後の経過では椎体の圧潰の進行などはまれ

図7　胸椎・胸郭へのアプローチ
A：胸椎伸展のモビライゼーション．力を抜くように指示し肩甲帯後退，胸椎伸展方向に対し数回実施．多少施術方向を変えることで，筋の硬さや関節の硬さの違いを判別するとよい．
B：下位胸郭の下制に対するモビライゼーション．同様に力を抜き呼吸に合わせて行うと効果的．

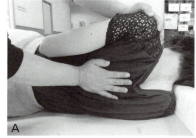
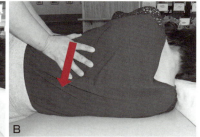

図8　肩甲骨へのアプローチ
肩甲骨内外側縁を把持し，内転や下制方向に実施．

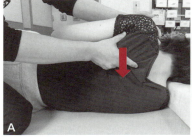
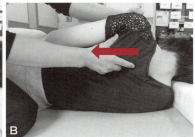

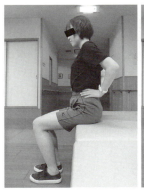
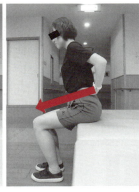

図9　多裂筋へのアプローチ
両母指で多裂筋の収縮を確認し，腰椎の前彎を保ったまま股関節屈曲運動を行う．

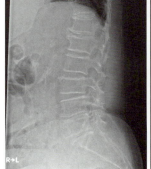
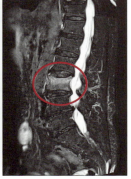

図10　腰椎圧迫骨折
X線でわかりにくい骨折でも，T2強調FAT-SATで確認すると発見できることが多い．

であり，比較的疼痛が緩和すると日常上大きな問題となることは多くない．しかし，骨粗鬆症を併発している症例においては，一度骨折が生じると，その後の経過においても順次椎体の圧潰は進行することがあるため，早期から介入し圧潰による変形を最小限にとどめたい（図10）．

1）原因

骨粗鬆症を合併していない腰椎圧迫骨折ではしりもち転倒など，脊柱の長軸方向に対する強い圧縮ストレスが加わった際に受傷しやすく，骨粗鬆症を併発している症例では，咳嗽や長時間の前屈姿勢などでも発生することがあり，やはり脊柱の長軸方向に圧縮ストレスが加わった際に多い．骨粗鬆症は骨に含まれるミネラル量が減少することによって骨密度が低下している状態である．加齢や喫煙，過度な飲酒，運動不足，摂食障害，また女性は閉経後によるホルモンバランスの変化によって骨粗鬆症になるリスクが高まる．

2）症　状

安静時は発生部位周辺の軽度の痛みや違和感程度のことが多いが，その後の労作などにより骨膜が刺激され激痛へと変化する．上位腰椎や胸椎に発生すると，胸部への放散痛や呼吸苦を伴うことがあり，下位腰椎では骨盤付近や下肢への放散痛やしびれを伴うことがある．わずかな体動でも疼痛が増悪することは少なくないが，急性期を脱すると痛みは緩和しやすい．

3）機能障害

椎体圧迫骨折の好発部位は胸腰椎移行部であるT11，T12，L1といわれている．椎体の圧潰や脊椎変形の進行に伴い，脊柱アライメントの不整（一般的には後彎変形）による，身体重心の変化が全身の筋機能の低下や柔軟性の低下，四肢やほかの関節痛の出現につながりやすい．また粉砕骨折などにより椎体後壁が脊柱管内に侵入してしまうと時に脊髄性の麻痺を呈することがある．

椎体の圧潰により脊柱は後彎傾向となり，腰背部の筋群には伸張ストレスが加わることとなる．

腰背部筋群の出力低下や筋緊張の低下，または筋力低下を助長してしまうこととなり，さらなる姿勢悪化の進行が起こりうる．矢状面における脊柱アライメント異常はさまざまであり，特徴的な変形パターンは図11[6]に示す．体幹が前傾してくると，腹腔内圧における前壁後壁バランスが乱れ，垂直方向の圧力に抗する活動が非常に乏しくなる．

4）運動療法

急性期を脱し骨癒合が得られてくると今後の進行しうる圧潰変形の抑制が重要となる．頭頸部屈曲，胸椎屈曲姿勢が不良姿勢を招き，上半身重心を前方化させてしまうため改善が必要となる．頭頸部伸展や前胸部の拡大のために，大小後頭直筋や僧帽筋上部線維，脊柱起立筋強化運動（図12），大胸筋や前鋸筋，外腹斜筋のストレッチなどが有用である（図13）．また，脊柱起立筋群の強化により脊柱後彎増強の抑制につながり，腸腰筋強化は腰椎の生理的前彎の維持獲得，立位時の股関節の安定化に関与しているため，積極的に強化を行うことが重要と考える．

Ⅱ 非特異的腰痛の原因

非特異的腰痛とは画像や血液検査では原因が特定できないものであり，腰痛を伴う腰部疾患の8割以上を占めるといわれている．いわゆる「腰痛症」と呼ばれているものである．画像による形態学的な異常を認めたからといって，それが腰痛の原因となっているとは限らない．むしろ形態学的異常を伴わない腰痛は，度重なる剪断力や圧縮・伸張力などにより，椎間板や椎間関節，靱帯や腰背部の筋群などの腰椎周辺組織にメカニカルストレスを与え続け，疼痛を誘発しているのである．そのメカニカルストレス発生要因となる姿勢・動作を解明し，特定できなかった原因を特定していく必要がある．

1 バイオメカニクス

1）椎間関節

基本的に椎間関節は構造上，圧迫力を受け止めることはむずかしく，主には椎間板がその役割を担っている．その圧迫力に腰椎伸展角度が大きくなるような剪断力が追加されていると，椎間板は前方へずれるためそのメカニカルストレスは椎間関節にかかってくることになる．腰椎屈曲では棘上靱帯や棘間靱帯，黄色靱帯などがメカニカルストレスを負担するが，インナーマッスルが効いていない状態ではそれら靱帯や椎間関節関節包が損傷を受ける．

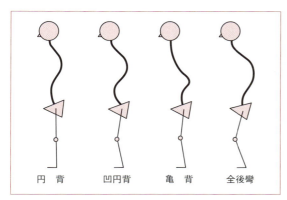

図11 腰椎圧迫骨折　　　　　　（文献6）より引用改変）

円背　　凹円背　　亀背　　全後彎

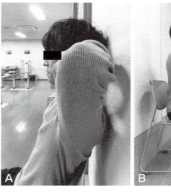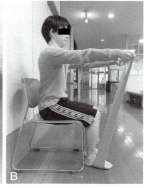

図12 頭頸部伸展へのアプローチ
A：大小後頭直筋や僧帽筋上部線維強化運動．頭部後方に手をまわし，伸展運動を行う．
B：背もたれを外し上肢挙上運動を軽負荷で行うことで，固定筋として脊柱起立筋の強化が図れる．

図13 前胸部の拡大アプローチ
A：大胸筋や前鋸筋に対し，肩関節屈曲・外転・外旋位，肩甲骨内転位にて前胸部のストレッチを行う．
B：外腹斜筋に対し，肋骨部を固定し，骨盤の下制・前傾方向にストレッチを行う．

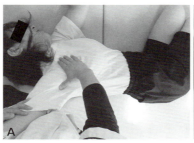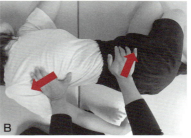

2）仙腸関節

　仙腸関節は両寛骨に支えられながら，体幹の重みを受け止めている．荷重位ではさらに下肢からの反力も相まって，非常に強い剪断力が発生している（図14）．この剪断力に応じるためには水平方向からの圧縮力が非常に重要となると筆者は考えている．つまり，仙腸関節において，内腹斜筋横行下部線維や大殿筋の筋活動がそれに該当する．

　脊柱の屈曲に伴い仙骨は前傾，立位においても前屈動作ではハムストリングスの緊張により寛骨が後傾方向に牽引されるため，相対的に仙骨が前傾する．両側の股関節屈曲運動では，腰仙椎と腰椎の動きが股関節の動きに連動して動くが仙腸関節は動かない．一側股関節屈曲運動を行う場合，骨盤が後傾するとともに屈曲側の仙骨が前傾するといわれている[2]．

　仙骨傾斜は上記のようにさまざまな運動で変更されるが，直上のL5との連携は無視できなく，腰椎前彎後彎にも直接関与するのである．

3）胸　郭

　胸椎は胸郭の構成要素であるため，胸郭の機能を把握しておくことは非常に重要である．胸椎後彎や頭頸部前方位などにより円背姿勢になると，横隔膜前方が下方変位し下位胸郭の拡張が制限され，呼吸機能にも悪影響を与える．胸郭の可動性は低下し胸郭を引き下げる腹横筋は短縮位となり機能低下を起こすことにもなる．また上部腹筋群の過緊張により下位胸郭の拡張が制限されるチェストグリッピングは，胸郭の各関節に圧縮力を生み，体幹の伸展・回旋を制限すると指摘されており腰痛の要因となっている[7]．これにより胸郭の自由度を低下させ，胸椎運動の制限，腰椎運動へ

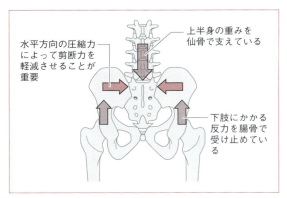

図14 仙腸関節への剪断力

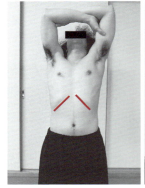 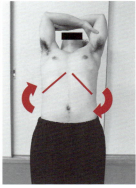

図15 後屈動作のアライメント評価
右下位胸郭の拡張制限があるために，体幹伸展時に右回旋左側屈を伴っている．
胸郭アライメントの左右差は，腰椎への複合ストレスを与える原因となる．

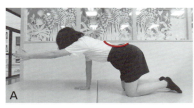 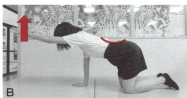

図16 下後鋸筋へのアプローチ
A：四つ這い位にて，腰椎前彎，骨盤前傾位を指示する．
B：体幹の回旋が起きないようその肢位を保持したまま上肢水平挙上からさらに挙上運動を行う．

のメカニカルストレスの増大をもたらし，下位胸郭の拡張制限は，特に後屈運動における胸椎伸展可動域に支障をきたすといえる．代償的に腰椎の可動性が要求され疼痛が発生してしまうことも少なくない．

胸郭の拡張が左右非対称であると，体幹後屈動作において胸腰椎中間位での後屈が不可能になり，腰椎回旋位での後屈の運動となってしまう（図15）．すると運動バランスが崩れ，局所的なメカニカルストレス増加を引き起こしてしまうことになる．

チェストグリッピングに拮抗する作用を持つと考えられる筋として下後鋸筋があげられる．解剖学的特徴から下後鋸筋は収縮により下位肋骨を後下方に引き下げることで呼吸補助筋として働くとされており，下位胸郭の拡張にも貢献すると考えられる（図16）．

2 運動のバイオメカニクスと理学療法

本来立位体前屈では，上位腰椎から順々に下位腰椎へ下行性に運動が伝わり運動が起こる．またしゃがみ込み動作など，下肢屈曲に伴い腰椎が屈曲していく場面では，股関節屈曲，骨盤後傾へと続き下位腰椎から順々に上位腰椎へと上行性に運動が伝わる．この上行性・下行性運動において隣接する関節はスムーズに伝播していくが，椎間関節の運動に支障があればそのバランスは崩れる．運動が不足している椎間関節の運動は，ほかの椎間関節が代償性に動くこととなり，疼痛誘発の原因となることがある．運動の起こり始める部位や分節的な運動の可否などの観察についてはしっかりと評価が必要である（図17）．

1）体幹前屈運動

体幹前屈開始時から腰椎・股関節ともに運動

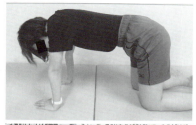
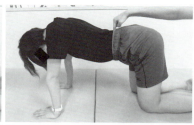
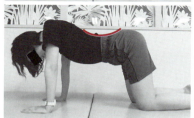
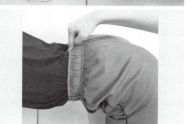

図17 分節的な運動の可否
胸腰椎伸展運動を指示し，その後腰椎1椎ずつの可動性を確認する．指1本で部位を指すと理解が得られやすい．指示に応じられなければ可動域制限を示唆する．

し，70〜90°以降で腰椎の屈曲運動は減少し，股関節は前屈最終域まで運動する[8]．また前屈動作が増すとともに骨盤は後方へ並進するとされている[2]．

前屈で腰痛が発生する場合は，腰椎骨盤リズムにおける骨盤前傾運動の減少[9]や，骨盤前傾運動の制限に伴う代償的な腰椎屈曲運動の増大[10]が報告されている．適切な骨盤前傾運動を伴った体幹前屈運動と，それに必要な機能的要因の獲得が重要となる．体幹前屈運動における骨盤前傾運動は，股関節屈曲運動を伴っているため，股関節伸展筋である大殿筋やハムストリングスなどの筋の伸張性低下は，骨盤前傾運動を制限する要因となりうる．

胸椎後彎や頭頸部前方位などによる円背傾向にある場合，前屈時に胸椎屈曲可動域が減少しているため腰椎屈曲に依存しやすく，腰椎後彎傾向のある場合は骨盤前傾運動に依存することになる．立位姿勢の評価を含めた胸腰椎の可動域を含めて解釈していくことが重要である．また，股関節伸展制限や膝関節伸展制限，足関節背屈制限などがあると立位姿勢において，骨盤が後方並進位である場合もある．前屈動作においてはすでに後方位であるため，胸腰椎の屈曲運動は制限される．

2）体幹後屈運動

十分な骨盤の後屈運動が必要とされるが，胸腰椎伸展と骨盤後傾運動との協調運動が求められる．また後屈動作が増すとともに骨盤は前方へ並進するとされ，動作完了直前に肩甲骨内転下制と胸椎伸展を認める．また後屈動作における腰痛の発生は，初動時に出現することが多い．

伸展は股関節の伸展から起こり，大殿筋とハムストリングスの作用で股関節が伸展することで体幹が伸展してくる．殿筋群の活動が不十分であると，脊柱からの伸展活動が先行してしまい，腰痛は高頻度で出現してくることとなる．

3 問題点の把握

1）関節の不安定性

体幹の屈伸で特に症状を訴えないことも少なくない．関節の柔軟性が関与していることもあり，関節包や靱帯が正常より緩いもしくは脆弱であることが原因であるといえる．加齢とともに椎間板高が低下すると靱帯の弛緩性はさらに高まり，筋機能による固定性が求められる．それにより多くの筋緊張が高まり疼痛を引き起こす．また筋機能

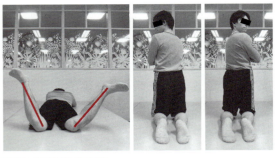

図18 股関節の左右差
体幹の回旋可動域制限に左右差がある場合，原因は体幹とは限らず股関節にあることも多い．本症例では座位における体幹回旋可動域に左右差を認めないが，左股関節内旋に関節可動域制限があるため，膝立て位では体幹左回旋可動域に左右差が生じている．

による固定性が不十分な場合は，椎間関節性の疼痛が出現する．

2）姿勢性の判断

特定の動作で疼痛が出現する場合なのか，同一姿勢を長時間続けることによって出現する場合なのかの判断は必要となってくる．その際アライメントを想定したうえで，座位や膝立ち，立位などの評価肢位を変更すると原因追究できることがある．臨床では座位の持続で症状が悪化する場合は股関節の屈曲可動域が制限され，立位の持続で症状が悪化する場合は股関節の伸展可動域が制限されている印象を受ける．

3）左右の運動

腰部の可動性や筋機能に左右差がなくても，下肢機能に左右差があれば腰部には矢状面・前額面・水平面の3次元的にメカニカルストレスが発生してしまう．特に股関節機能の評価は重要となる（図18）．

III 再発予防

直接的な腰部へのアプローチは局所的な緩和ケアや筋力強化，可動域運動などは重要と考えられる（図19，20）．しかし疼痛誘発の原因は腰部以外にあることが非常に多いと筆者は考えている．メカニカルストレスの原因を追究するために運動学的視点にもとづく必要がある．また，腰痛が出現していない，「将来の腰痛群」もまた，運動学的に腰部以外がもたらす要因を解明しておくことが理想である．生理的な「脊柱のS字ライン」の獲得がカギとなるであろう．

日常生活や諸動作においては，個人の癖や習慣，性格や精神的ストレスなども動作に反映されるものである．キャラクターを含めたさまざまな情報収集から問題解決に至ることも少なくなく，広い視野で取り組んでいく必要があるが，本稿においては割愛させていただく．

おわりに

本稿では運動器における腰痛について，体幹の視点を中心にアライメント異常やバイオメカニクスにおける疼痛誘発要因について述べてきた．その他四肢末梢において疼痛や筋力低下，矢状面や前額面，水平面における関節可動域制限などを呈している際も同様に，腰部にかかるメカニカルストレスが疼痛を誘発させることは多く，全身に視野を広げ原因追究していくことが問題解決に至るといえる．

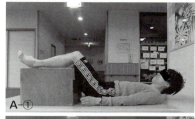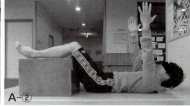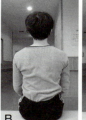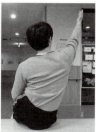
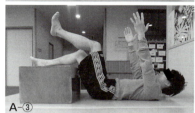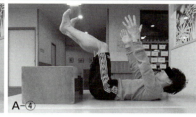

図19 インナーマッスル強化
A：膝立て背臥位にて腹式呼吸を継続しながら，四肢の空間位保持を段階的に増やし（②→③→④），体幹の固定性トレーニングを行う．
B：腹式呼吸の呼気のタイミングで左右の坐骨荷重を意識し体重移動を行い，体幹の立ち直りを促通する．

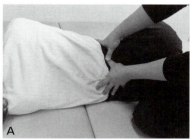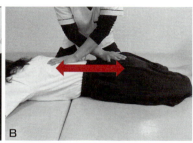

図20 腰部へのストレッチ，リリース
A：腰方形筋や脊柱起立筋群，多裂筋へのダイレクトストレッチにて，緊張筋の直接的な伸張を図る．
B：筋膜を長軸方向にリリースし，異常筋緊張の抑制や軟部組織固有感覚の再構成を図る．

文献

1) Chou R et al：Diagnosis and treatment of low back pain：A joint clinical guideline from the American and College of Physicians and the American Pain Society. Ann Intern Med 147：478-491, 2007
2) 鈴木貞興：腰痛発生のバイオメカニクス的理解と理学療法．理学療法 34：779-790, 2017
3) 原 信二ほか：腰部脊柱管狭窄症の理学療法プログラム．理学療法 25：91-94, 2008
4) 鈴木秀和ほか：腰部脊柱管狭窄症の病型と脊柱矢状面アライメントの関連．日腰痛会誌 14：23-27, 2008
5) 吉田 徹ほか：SLRテストとその関連脊髄神経根伸展テスト．骨・関節・靱帯 16：835-843, 2003
6) 佐藤光三ほか：骨粗鬆症に伴う姿勢異常．骨・関節・靱帯 2：1451-1462, 1989
7) Lee D et al：The pelvic girdle, 4th ed, Elsevier, New York, 192, 2011
8) Farfan HF：Muscular mechanism of the lumbar spine and the position of power and Efficiency. Orthop Clin North Am 6：135-144, 1975
9) 佐藤正裕：アスリートに発生しやすい腰痛に対する理学療法．理学療法 34：823-833, 2017
10) Kim MH et al：Comparison of Lumbopelvic Rhythm and Flexion-Relaxation Response Between 2 Different Low Back Pain Subtypes. Spine 38：1260-1267, 2013

コアスタビリティを評価し結果を介入に活かす

田頭 悟志，橋本 雅至

体幹筋機能評価のための着眼点

➤ 体幹機能とコアスタビリティの違いを理解する.
➤ コアスタビリティの評価を行う.

体幹筋機能によるコアスタビリティを評価することは重要である. 評価にもとづいた治療, トレーニングを行うことができれば, コアスタビリティを ADL やスポーツ活動に対して効率的に活用することが可能となる.

I 体幹機能とコアスタビリティ

体幹は, 頸椎, 胸椎, 腰椎, 仙骨からなる脊柱と胸椎と肋骨からなる胸郭, 骨盤によって構成されている. 脊柱は, 多くの椎体が連なった多関節であり, 非常に不安定である. 特に腰椎は, 前方に臓器があるのみであり腰椎の支持性には, 骨性と靱帯性, 筋性が関与している. 骨性と靱帯性に頼る支持性は, 傷害発生リスクが高いため筋性支持が重要になる. この筋性支持による腰椎の機能的安定性をコアスタビリティという. コアスタビリティには, 脊柱の後方を通る脊柱起立筋群と脊柱の前方に位置する腹圧が関与する. 腹圧には呼吸機能も関与するため, 体幹機能には呼吸機能が含まれる. 本稿では体幹の筋性支持, つまり体幹筋機能に着目したコアスタビリティについて述べる.

1 腰痛とコアスタビリティの関係

コアスタビリティは, 分節的な脊柱の安定性ともいえる. 脊柱のなかでも腰椎が主であり, 各腰椎に器質的な変化がなく, 荷重や外乱などの力学的ストレスに対して固定が適切になされている状態が分節的な脊柱の安定である. この安定性に必要不可欠なのが体幹筋群であり, グローバルマッスルとインナーマッスルに分けて考えられることが多い（表1）. グローバルマッスルは腹直筋と内外腹斜筋, インナーマッスルは腹横筋, 腰部多裂筋, 骨盤底筋群などであり, この両者の良好なバランスで活動することがコアスタビリティにとって重要とされている.

コアスタビリティが低下すると腰椎が分節的に不安定となり, 腰椎に非生理的な力学的ストレスが発生する. このストレスによって腰痛を引き起

表1 ローカルマッスルとグローバルマッスルの分類

ローカルマッスル	グローバルマッスル
腹横筋 内腹斜筋 腰方形筋 多裂筋 腰方形筋の内側線維 胸最長筋の腰部 腰腸肋筋の腰部 横突間筋 棘間筋	腹直筋 外腹斜筋 内腹斜筋 腰方形筋の外側線維 胸最長筋の胸部 腰腸肋筋の胸部

表2 コアスタビリティの評価指標

体幹の筋形態	超音波画像診断装置，MRI，CT
体幹の筋活動	筋電図，MRIを用いたMR拡散強調画像
体幹の筋力	徒手筋力計，等速性筋力測定装置，MMT
体幹の筋持久力	Biering-Sørensen test，side bridge test，Kraus-Weber test変法大阪市大方式
腰部安定性などの運動連鎖	straight-leg-lowering test，active SLR test

こすことが考えられるが，力学的ストレスを軽減するために腰痛を安定させるための代償作用が働き，腰背筋群の過緊張から筋筋膜性腰痛を発症する．このストレスが長期に及び蓄積されると椎体変形や椎間板変性，脊柱管狭窄など器質的変化をきたすことになる．

2 コアスタビリティの評価は重要

近年，体幹筋機能の重要性への理解が広まり，コアスタビリティトレーニングの普及は加速している．コアスタビリティトレーニングの適応は，腰痛患者への治療だけでなく，変形性関節症などの下肢疾患を有する患者や転倒予防，スポーツ選手のパフォーマンス向上など幅が広い．よって，コアスタビリティトレーニングは画一された方法はなく，指導する者の経験などから，アプローチ方法が決定されていると思われる．よって，コアスタビリティトレーニングの適切な提供や，その効果の判定を困難にしていると考えられる．

コアスタビリティトレーニングは，脊柱の分節的な安定性を向上させて，適切な四肢・体幹の運動連鎖を獲得することによって，腰部へのストレスを減らすことが目的である．この脊柱の分節的な安定性，つまり体幹の安定性を評価することは重要である．しかし，この体幹の安定性を評価する妥当な指標が少ないことが問題視されている．コアスタビリティトレーニングは腰痛や機能低下を改善するという報告[1]がある反面，長期的にはほかのエクササイズと変わらないことや体幹機能の改善には効果があるもののパフォーマンスは向上しないという報告[2]もあり，その有効性については十分なエビデンスがあるとはいえないのが現状である．その要因として，コアスタビリティトレーニングが多種多様であることからさまざまな対象に対して適切に選択されていたかということがあげられている[3]．

今後，コアスタビリティトレーニングの有効性のエビデンスを高めるためには，体幹の安定性および四肢と体幹の運動連鎖を定量的に評価できる指標によって，その有効性を評価することが重要であると考えられる．

Ⅱ コアスタビリティの評価方法

対象や適応が広いコアスタビリティトレーニングを実施する際には，評価方法も多種にわたる．評価の指標を分類すると**表2**のようになる．その分類は，体幹の筋形態（超音波画像診断装置，

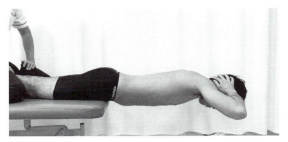

図1 Biering-Sørensen test
ベッドの端から上半身を外に出す（上前腸骨棘がベッドに乗らないように注意する）．上肢は頭部の後方で組むか，胸の前で交差させる．体幹部が水平位から低下するまでの時間を測定する．

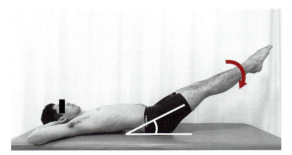

図2 straight-leg-lowering test
両股関節90°屈曲位の状態からゆっくりと下肢を下げていき，腰部が床から離れた時点の股関節屈曲角度を測定する．

MRI，CT），体幹の筋活動（筋電図，MRIを用いたMR拡散強調画像），体幹の筋力（徒手筋力計，等速性筋力測定装置），体幹の筋持久力〔Biering-Sørensen test（図1），Side Bridge test，Kraus-Weber test変法大阪市大方式〕，腰部安定性などの運動連鎖の評価〔straight-leg-lowering test（図2），active SLR test〕である．

ここでは，臨床場面で理学療法士やトレーナーが実施可能である体幹の筋力，筋持久力について述べる．

1 体幹筋力の評価は必要か？

筋力評価は，最も一般的なMMTがあげられるが，順序尺度であることや再現性も低いことから体幹筋力を測定することには不向きである．最近では，徒手筋力計（hand held dynamometer：HHD）を用いた座位での等尺性収縮（屈曲，伸展）の参考値が公開されている（表3）[4]．しかし，日常生活やスポーツ活動において，最大筋力を発揮する場面は少ないことから最大筋力よりもある一定の基準値以上を保つことのほうが重要なのかもしれない．最近では，筋力が強い者ほど腰痛を繰り返していることや筋力低下と腰痛との関連性は低いとの報告[5]がされていることから，筋力評価については最大筋力だけでなく，屈筋と伸筋の比など多角的な視点が必要である．

2 体幹筋持久力を評価することは有用なのか？

Sørensen[6]は体幹伸筋の筋持久力低下と腰痛との関連を報告している．また，McGill[7]らは，体幹の屈筋群と伸筋群，側腹筋群の持久力のバランスが腰痛患者を識別するのに有用であることも報告し，この3筋群すべてを測定することを推奨している．

腰痛の発生メカニズムの1つとして，姿勢の崩れがあげられる．姿勢を保持する際には脊柱の安定性を保つための筋力が必要であり，不安定な姿勢が繰り返された場合，筋持久力が要求される．筋持久力が不足しているとき，脊柱を安定させるための姿勢は崩れ，腰痛発生の原因となる可能性がある．よって，筋持久力を評価することは有用である．

表3 日本人の体幹筋力値

男　性

体幹屈曲	10 歳代	20 歳代	30 歳代	40 歳代	50 歳代	60 歳代	70 歳代	80 歳以上
平均±標準偏差	0.54 ± 0.18	0.47 ± 0.20	0.41 ± 0.16	0.30 ± 0.09	0.29 ± 0.08	0.27 ± 0.06	0.30 ± 0.08	0.25 ± 0.02
n	204	361	138	94	39	52	27	8
体幹伸展	10 歳代	20 歳代	30 歳代	40 歳代	50 歳代	60 歳代	70 歳代	80 歳以上
平均±標準偏差	0.54 ± 0.18	0.47 ± 0.20	0.41 ± 0.16	0.30 ± 0.09	0.29 ± 0.08	0.27 ± 0.06	0.30 ± 0.08	0.25 ± 0.02
n	201	340	137	93	40	55	28	11

女　性

体幹屈曲	10 歳代	20 歳代	30 歳代	40 歳代	50 歳代	60 歳代	70 歳代	80 歳以上
平均±標準偏差	0.41 ± 0.11	0.37 ± 0.15	0.33 ± 0.15	0.26 ± 0.10	0.26 ± 0.10	0.26 ± 0.07	0.26 ± 0.08	0.22 ± 0.05
n	128	165	66	61	73	130	100	37
体幹伸展	10 歳代	20 歳代	30 歳代	40 歳代	50 歳代	60 歳代	70 歳代	80 歳以上
平均±標準偏差	0.41 ± 0.16	0.42 ± 0.13	0.43 ± 0.15	0.44 ± 0.12	0.36 ± 0.12	0.36 ± 0.11	0.36 ± 0.12	0.29 ± 0.12
n	129	152	65	62	73	130	105	39

測定姿勢は座位であり等尺性収縮時の筋力を体重で除している（体重比）.　　　　　　　　（文献4）より引用）

Ⅲ　体幹の筋持久力を評価する有用な方法

ここでは core stability test を紹介する．臨床現場やスポーツ現場では，限られた機器，限られた時間のなかで評価を遂行することを求められる．よって，簡易性に優れていることや再現性が高いこと，つまり，検者間信頼性が高いことなどが求められる．特にスポーツ現場では集団を対象とすることが多いため複数人数を同時測定可能な方法が理想的である．この core stability test は，ストップウォッチと重錘さえあれば実施可能であり，複数人数も同時測定可能であることから既述の条件をほぼ満たしている．また，測定姿勢は臥位であり安全性が高く，測定姿勢をそのままトレーニングに応用できることからホームエクササイズとしても取り入れやすい．そして，段階づけをしていることから各個人にあった目標設定をすることが可能である．

1　core stability test

Side Bridge（**図3**）と Front Bridge（**図4**）の2種目からなる体幹筋持久力を評価する方法である．2種目とも4つのランクに分かれており，さまざまな対象に対して適応させることが可能である．core stability test は，Side Bridge と Front Bridge ともに bridge 活動を利用している．よって，支持している下側の筋活動が必要であり，多くの筋が動員されることになる．また，体幹だけでなく四肢と運動連鎖をさせる姿勢を保持することからコアスタビリティにかかわるインナーマッスルとグローバルマッスルの共同的な活動を評価している．

1）測定方法

Side Bridge と Front Bridge の2種目を測定する．4つのランクから適応となるランクの姿勢を

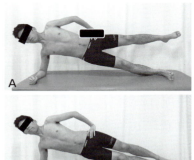
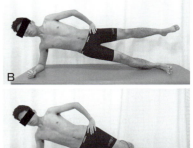

図3　Side Bridge
Aランク：Bランクの姿勢に体重の10%の重錘負荷を骨盤上に行う．
Bランク：Cランクの姿勢から上側下肢を床面と水平となるように挙上する．
Cランク：前腕部と足部にて支持を行う．下腿部が床面に接触しない．
Dランク：膝関節90°屈曲位として前腕部と下腿部にて支持を行う．

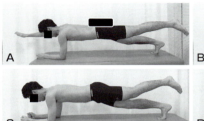
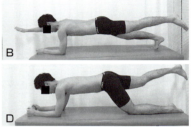

図4　Front Bridge
Aランク：Bランクの姿勢に体重の10%の重錘負荷を骨盤上に行う．
Bランク：Cランクの姿勢に上肢挙上を追加する．片側前腕部と片側足趾による支持となる．
Cランク：両前腕部と支持側足趾にて支持する．その他はDランクと同様である．
Dランク：両前腕部と支持側下腿部にて支持する．挙上下肢は床面と水平になるようにし，股関節外内転しないように注意する．

選択し，それぞれの姿勢を片側最大120秒を目標に両側の測定を実施する．測定間の休息は最低120秒以上とする．点数は1秒1点として換算し，1種目240点満点とする．2種目とも骨盤と脊柱が中間位となる姿勢を保持し続けることが困難となった時点が終了となる．終了基準は開始姿勢が保持できなくなった時点と2回の口頭修正にて姿勢修正不可になった時点とする．また，疼痛が出現した場合は直ちに中止し，疼痛部位の記録をする．疲労部位は個人差があるため測定終了時には，疲労部位を肩甲帯や体幹部，股関節周囲などに分けて記録することで今後のトレーニングプランの参考となる．測定中の姿勢変化は緩徐に出現するため，検者間の誤差を少なくするためにも検者同士で練習をしておくことを推奨する．測定時の服装は，できるだけ軽装となり，シャツをズボンに入れること，できるだけ裸足になることが望ましい．靴を履いている状態では実施しないようにする．

① Side Bridgeの測定方法

　測定肢位は側臥位であり，肩関節の外転角度は，上腕が床面に対して垂直になるようにする．上側上肢は腰部把持とする．頸部は側屈することなく中間位を保持し，目線は前方とする．

　Dランクは，膝関節90°屈曲位として前腕部と下腿部にて支持を行う．Cランクは，前腕部と足部にて支持を行う．下腿部が床面に接触していないことに注意する．Bランクは，Cランクの姿勢から上側下肢を床面と水平となるように挙上する．Aランクは，Bランクの姿勢に体重の10%の重錘負荷を骨盤上に行う．重錘は上肢にて把持するか，検者が落下しないように側面よりサポートすることを考慮しておく．

- 準備姿勢：側臥位となり，体幹および股関節は中間位とする．検者が必ず姿勢を確認すること．この際に，支持側の肩外転角度を決定し，姿勢保持を開始してから変更することがないようにする．矢状面からみて，肩峰，骨盤，足関節が直線になるように骨盤の位置を指導する．姿勢

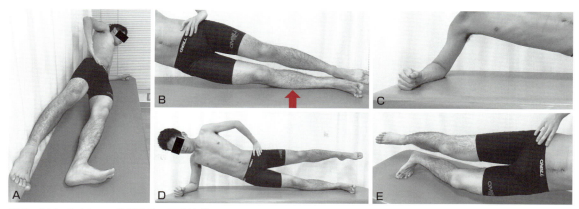

図6　Side Bridge の代償動作・不良姿勢
A：体幹，骨盤の回旋，B：下腿の床面接触，C：肩関節外転，D：骨盤低下（体幹側屈），E：股，膝関節屈曲（挙上下肢も同様）＋足趾支持

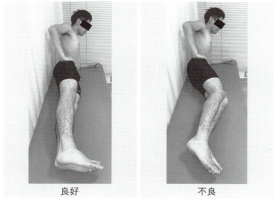

良好　　　　　　不良

図5　Side Bridge の準備姿勢
準備姿勢の段階から股関節，膝関節伸展の状態を意識する．不良姿勢から姿勢保持を開始すると股関節屈曲位での姿勢保持となることが多い．

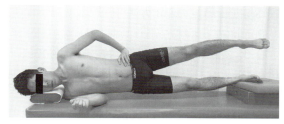

図7　Side Bridge 変法
頭部と上半身（胸郭）は固定し，下部体幹と骨盤，下肢により姿勢保持となる．足部支持面は，外果より遠位とする．写真はBランクを実施しているが，支持面を膝関節に移動することによりDランクも実施可能となる．

保持開始時に股関節屈曲位になることが多いため，準備姿勢は開始姿勢に与える影響が大きいことを理解しておくこと（図5）．

- 保持姿勢：開始の合図とともに前腕部と下肢の支持にて腰部を離床し，脊柱と骨盤が中間位となるように姿勢保持を行う．検者は，疲労とともに緩徐に姿勢変化が発生するため注意深く観察すること．姿勢修正は口頭指示のみで行う．徒手的な姿勢修正は外乱を加えることになるため行わないようにする．さまざまな代償動作が現れるため，頻度が高い代償動作を図6にまとめた．

② Side Bridge 変法（図7）

Side Bridge の姿勢は，体重の約2/3が上肢にかかるため肩甲帯の固定力が重要となる．肩関節疾患を有する場合や肩甲帯の固定力が脆弱な場合はコアスタビリティを正確に評価することが困難となる．よって，上肢の影響を除去した方法が必要となる．

この変法は，頭部と肩甲帯が床面に接地することにより，体幹筋群と下肢との運動連鎖がより詳細に評価可能である．下肢支持をしている台の高さによって，かかる負荷が変化するため注意が必要であるが，上肢への負荷が除去されることで体

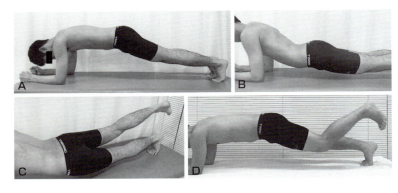

図8 Front Bridge の代償動作・不良姿勢
A：頸部屈曲＋骨盤挙上（股関節屈曲），B：腰椎前彎，C：骨盤回旋，D：膝関節屈曲（支持側も同様）

幹部や股関節周囲への疲労感が得られやすく，体幹と下肢の運動連鎖を高めるトレーニングとしても有用であると考えられる．

③ Front Bridge の測定方法

測定肢位は腹臥位であり，両上肢間の幅は肩幅として，股関節は内外転中間位とする．頸部は屈曲することなく中間位を保持し，目線は両手部の中央あたりとする．

Dランクは，両前腕部と支持側下腿部にて支持する．挙上下肢は床面と水平になるようにし，股関節外内転しないように注意する．Cランクは，両前腕部と支持側足趾にて支持する．その他はDランクと同様である．Bランクは，支持側前腕部と支持側足趾にて支持する．例えば右前腕にて支持する場合は，左足趾支持となる．この際，支持上肢の肩関節が水平屈曲位にならないことと両下肢の膝関節が屈曲位とならないように注意する．Aランクは，Bランクの姿勢に体重の10％の重錘負荷を骨盤上に行う．骨盤回旋の代償動作が多いため，重錘落下のリスクが高い．そのため重錘を身体に固定するか検者がサポートすることを考慮しておく必要がある．

- 準備姿勢：腹臥位となる．検者が必ず姿勢を確認すること．この際に，支持側上肢や下肢の位置を決定し，姿勢保持を開始してから変更することがないようにする．骨盤を挙上しすぎて股関節屈曲位となることが多いため矢状面からみて，肩峰，骨盤，足関節が直線になるように骨盤の位置を指導する．
- 保持姿勢：開始の合図とともに前腕部と下肢の支持にて腰部を離床し，脊柱と骨盤が中間位となるように姿勢保持を行う．検者は，疲労とともに緩徐に姿勢変化が発生するため注意深く観察すること．姿勢修正は口頭指示のみで行うこと．徒手的な姿勢修正は外乱を加えることになるため行わないこと．さまざまな代償動作が現れるため，頻度が高い代償動作を 図8 にまとめた．

2）core stability test の適応

core stability test はランク別に構成されていることから適応幅は広い．アスリートではBランクから開始する．一般健常者はCランク，高齢者や有疾患者はDランクから開始することを推奨する．Aランク以外では測定に必要な機器がなく，簡易性は非常に優れており，臥位であることから測定中の安全性も高い．

3）core stability test の注意点

① 腰椎前彎について（図9）

発生しやすい代償動作には，姿勢保持中の腰椎前彎がある．腰椎前彎にて姿勢保持を行う場合，体幹筋による支持ではなく腰椎の骨性支持やほかの軟部組織による支持に依存している可能性が高い．よって，Side Bridge や Front Bridge をトレーニングとして導入しても効果が得られにくい状態である．実際に，分離症や腰椎椎間板ヘルニアを有する者で腰椎前彎による姿勢保持を確認したときには，若年者ではあったがトレーニングを継続しても姿勢保持時間は改善しなかった．この腰椎前彎を確認したときには，随意的に腹筋群を収縮させることができるかなどを評価し，インナーマッ

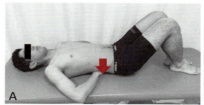
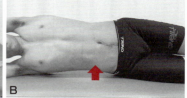

図10 drow-in
A：supine. 腰背部に手を入れておき，腹部を引き込むときに手に圧迫感を感じるようにすると意識しやすい．
B：side-lying. 側臥位にて腹部を持ち上げることを意識する．

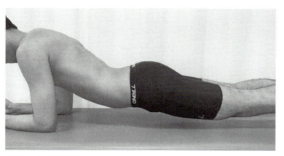

図9 腰椎前彎
筋による支持が困難であり，体幹部の疲労感を感じないことが多い．このような姿勢を継続してもトレーニング効果は得られにくい．

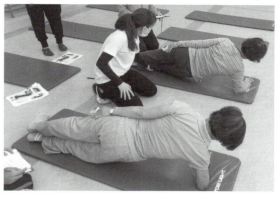

図11 高齢者の測定風景
測定前後に血圧測定を行う．写真の Side Bridge では，上側上肢にパルスオキシメーターを着用し，脈拍数をモニタリングしている．検者1名に対して，実施者2名が安全に実施可能な測定人数である．

スルへのアプローチとして推奨されている drow-in（図10）などのトレーニングから導入していくべきである．

② 高齢者について（図11）

高齢者に core stability test を実施する際には，循環動態への影響を注意する必要がある．等尺性収縮による姿勢保持を行うため，バルサルバ効果により血圧上昇が懸念される．実際に高齢者に実施したときには，高血圧を有していても内服管理をされていることで安全に実施可能であった．むしろ高血圧の管理がされていない高齢者は血圧上昇が著明であったため，今後実施する際には血圧測定が必須である．また，実施中の脈拍数をモニターしておくこともリスク管理をするうえで重要と考えられる．

4）core stability test の参考姿勢保持時間

core stability test の一般健常男性のデータを図12に示す[8]．Side Bridge, Front Bridge ともに同一者が，すべてのランクの姿勢を保持した結果である．B，C，Dランクにおいてはランクごとに姿勢保持時間が変化しているが，A，Bランクではタイム差が認められなかった．これは，対象が一般健常男性であり，Bランク以上を実施する必要性がないことを意味している．例えば，対象がアスリートになると，逆にC，Dランクでは軽負荷となり，頭打ちの結果となることからすべてのランクを実施する必要性がないことがわかる．それぞれの対象に適切なランクを実施することが重要となる．

5）core stability test 結果の解釈

測定によって得られるデータは，実施ランクと姿勢保持時間である．この結果を実施者へフィードバックし，今後どのようにしてトレーニングへと活かしていくかが重要である．実施者は，core stability test の姿勢保持時間を延長していくことが目的ではなく，ほかの主目的がありこの評価に

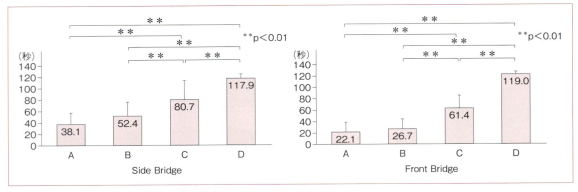

図12 core stability test の参考姿勢保持時間
一般健常男性21名がすべてのランクを実施した結果．両姿勢ともにAランクからDランクに向かって保持時間が長くなった．しかし，Side Bridgeでは，A，Bランク間では有意差が認められなかった．Front Bridgeでは，A，Bランク間は特に差がなく，B，Cランク間の差が大きかった．

（文献8）より引用）

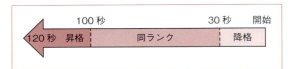

図13 core stability test のランク変更基準
昇格：左右ともに100秒以上姿勢保持可能．かつ左右差20秒以内
降格：左右どちらかが30秒未満

取り組んでいるはずである．

　core stability test は，Side Bridge と Front Bridge ともに bridge 活動を利用している．よって，支持している下側の筋活動が必要であり，多くの筋が動員される．DランクからAランクに従って強度は強くなるため，まずこのランクによる違いを解説する．

　各ランクの強度の違いは，筋活動と重心動揺の観点から検討している．筋活動においては，Side Bridge では内外腹斜筋と多裂筋，中殿筋，Front Bridge では内腹斜筋，多裂筋，大腿直筋がランクごとに上昇していた．重心動揺は，DランクとCランクでは大きな変化はなく，C→B→Aランクの順に不安定となっていた．よって，DランクからCランクへは，支持面が下腿部から足部へと変化し支持面同士の距離が延長され，筋活動は上昇するが不安定性は変わらない．Cランクから

Bランクへは，Side Bridge は上側下肢が挙上となり，Front Bridge は片側上肢が挙上となり，両姿勢ともに骨盤回旋トルクが発生し中間位保持がより困難となる．この変化によって，筋活動と不安定性も上昇する．BランクからAランクへは両姿勢ともに重錘負荷が追加される．姿勢保持中に最も不安定となる骨盤上に重錘負荷を追加することによって，筋活動と不安定性が上昇する．

　ここで疑問として「Bランク20秒保持できる者とCランク100秒保持できる者はどちらがコアスタビリティは高いのか」があげられる．この答えとしては「後者のBランクを測定しなければ不明である」となる．よって，ランクの昇格と降格をどのような基準で行うかが重要となる．core stability test は筋持久力の評価として紹介しているが，上述したように，ランクが上昇すると筋活動が上昇することから最低限の筋力が必要となる．厳密には筋力と筋持久力の評価をしていることになりうる．筆者は，ランクの上昇を100秒以上かつ左右差が20秒以内，降格を片側が30秒以下としている（図13）．経験上にはなるがランクの上昇については，100秒以上姿勢保持が可能な者は開始姿勢が明らかに安定していることが多い．左右差については，20秒以上あるとコアスタビリティとランニング能力の関係が消失したこ

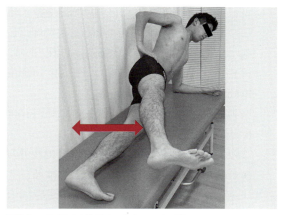

図14　コアスタビリティトレーニング
四肢を動かしながら姿勢保持を行う．代償動作が出ないことが重要．代償動作を認めた場合は，写真であれば，足部支持を下腿支持に変更する．

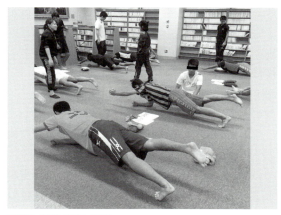

図15　実際の測定風景
できるだけ同一方向を向き実施する．ペア同士で姿勢のチェックを行うことも今後のセルフトレーニングに活かすことができる．しかし，ペア同士でふざけあう場合があるので注意する．

とを確認したため，左右差がパフォーマンスへ影響していることからこの基準を採用している．ランクの降格については，30秒保持できない者は，姿勢保持を開始した時点で不安定である場合が多いためである．しかし，core stability testを実施する対象は，各個人によって目的が異なるため，その目的に合わせてランクは検討する必要がある．長距離走のような持久力を必要としている選手やADLのような同じ動作を1日のなかで繰り返すのであれば，ランクのなかで満点を目指すことが優先され，短距離やラケット競技のような瞬発力を必要とする選手であれば，ランクのなかで満点よりも90秒以上姿勢保持が可能であればランクを昇格させるなどの対応が必要になると考えられる．

　core stability testの有効性としては，若年アスリートでは姿勢保持の時間延長が腰痛者を減少させること[9]やランニング能力などのパフォーマンスとの関係があること[10]，また，高齢者では姿勢保持時間が長ければshort physical performance battery（SPPB）が高得点であることを報告した．まだまだ有効性は確立しておらず，データを蓄積していくことが必要である．

6）コアスタビリティトレーニングへの応用

　コアスタビリティトレーニングへの応用としては，Side Bridgeなどの姿勢保持が不良であれば姿勢保持をさせる静的トレーニングも必要になるが，四肢を動かして動的トレーニング（図14）を採用していることが多い．動的トレーニングを実施するときの姿勢をどのように選択するかを考える際に，core stability testの結果を用いることができる．アスリートがCランク満点を取れないにもかかわらず，動的トレーニングを導入すると，四肢を動かすという外乱をコントロールできず代償動作が出現し，骨盤の回旋や低下などの本来の目的となる姿勢ではない可能性が高い．つまり，トレーニング効果は得られにくいということになる．動的トレーニングを実施するときは，1ランク降格させた姿勢を採用し，四肢の動きに合わせて骨盤が動揺していないか観察する必要がある．

2　実際の測定例

　core stability testを実施するときには，対象者数からどのくらい時間が必要かを予測しなければならない．ここでは，実際に行った例を紹介している（図15）．しかし，紹介している測定時間は，検者の中にcore stability test経験者を含んでい

る時間である．検者，対象者ともに初めて実施する場合は，説明時間などを追加する必要がある．

測定対象：高校生男子サッカー部 50 名

検者：6 名

測定時間：60 分

測定手順

①測定開始前に姿勢の確認と終了基準などを検者同士で打ち合わせをしておく．

②50 名に測定項目と注意点を説明し，体重が同等である条件で 2 名 1 組とする．検者のうち 1 名はタイムキーパーとして 1 秒ごとにタイムを読む．このときに，1 分 20 秒と読まずに 80 秒として読むようにする．

③初回測定の場合は，全員 B ランクを実施する．

④まずは 25 組を 5 組ずつに分けて，検者 1 名につき 5 組とする．5 組を同時に姿勢確認しなければならないため事前練習は必須である．

⑤検者Ⅰ：Side Bridge 右支持，検者Ⅱ：Front Bridge 右下肢支持

検者Ⅲ：Side Bridge 左支持，検者Ⅳ：Front Bridge 左下肢支持

このようにランダムにしておくことで疲労の持ち越しが結果に影響しないようにする．

⑥1 人目が 1 姿勢目を終了すると休息時間の間に 2 人目の測定を開始する．交互に実施していくことになる．結果は実施者同士で記録する．

⑦Side Bridge が終了すると Front Bridge の測定へ移行する．

文献

1）Smith BE et al：An update of stabilisation exercises for low back pain：a systematic review with meta-analysis. BMC Musculoskelet Disord 15：416, 2014

2）Prieske O et al：The role of trunk muscle strength for physical fitness and athletic performance in trained individuals：a systematic review and meta-analysis. Sports Med 46：401-419, 2016

3）Reed CA et al：The effects of isolated and integrated 'core stability' training on athletic performance measures：a systematic review. Sports Med 42：697-706, 2012

4）伊藤俊一ほか：徒手筋力計（Hand Held Dynamometer；HHD）による日本人筋力評価値の集積．千歳リハ科学 1：37-42，2015

5）McGill S：Low Back Disorders 3rd Edition With Web Resource：Evidence-based prevention and re-habilitation. Human Kinetics：217-245, 2016

6）Biering-Sørensen F：Physical measurements as risk indicators for low-back trouble over a one-year period. Spine 9：106-119, 1984

7）Castanharo R et al：Corrective sitting strategies：An examination of muscle activity and spine loading. J Electromyogr Kinesiol 24：114-119, 2014

8）高嶋厚史ほか：体幹筋・股関節周囲筋の機能評価を目的とした難易度別の core stability test の保持時間について．関西臨スポーツ医研会誌 27：27-30，2017

9）河野詩織ほか：高校男子サッカー選手における体幹筋機能と運動時腰痛発生の経時的変化．日臨スポーツ医会誌 19：551-557，2011

10）新谷　健ほか：高校男子サッカー選手における体幹筋機能と競技パフォーマンスとの関係性．日臨スポーツ医会誌 27：20-26，2019

運動連鎖の観点から体幹と下肢の機能の関連を評価する

木下 和昭，橋本 雅至

体幹と下肢の機能の関連を評価するための着眼点

➤ "動的安定性" と "荷重支持" の両面から機能評価を行う．
➤ 可能な限りの小単位の評価を行い，問題点を明確化する．

　ヒトに対する体幹の機能評価は，何を目的に実施するのかを明確化しておく必要がある．単なる関節可動域の評価なのか？　あるいは筋力の評価なのか？　筋機能の評価なのか？　動作のための評価なのか？　その目的により機能評価の方法が選択される．本稿では直立二足移動（歩行や走行，跳躍動作など）に必要な体幹機能について下肢機能との関連に着目しながら解説し，その機能評価の方法を紹介する．

I 体幹機能の評価について

　体幹の役割は単に内臓系を保護するのみではなく，運動時においては四肢の土台となる．体幹機能が不良であれば四肢のパフォーマンスも低下している現象は臨床的にもよく経験する（図1）．その機能が向上することにより，下肢の外傷・障害の減少やパフォーマンスの向上などが報告されている．身体活動中に必要な体幹機能は身体内外の変化に柔軟に対応することができる動的安定性であり[1]，単椎間もしくは多椎間を動かせる能力（mobility）と安定させる能力（stability）が重要である．動的安定性は他動組織（骨や靱帯，関節），自動組織（筋），制御組織（神経系）の3つの相互作用によって保たれている[1]．例えば，椎体間は椎間板や各靱帯で連結させており，そのなかで筋が椎体間を機能的に動かし，神経系が他動・自動組織から得た情報によってコントロールを行う．

　自動組織である筋の役割は，表在に位置して運動に関与するグローバル筋群と深部に位置して各椎体間の安定に関与するローカル筋群に分けられる．これらの体幹機能評価の方法には日本整形外科学会と日本リハビリテーション医学会が定めている関節可動域測定法やDanielsらによって開発された徒手筋力検査法，等速性筋力測定機器を用いた測定，腹筋群と背筋群の瞬発性と持久性を総合的に点数化したKraus-Weber test変法大阪市大方式，ブリッジ姿勢での保持時間を点数化したSide Bridge testやFront Bridge test，端座位で体幹の側方移動を反復するのに要した時間を評価したSeated side tapping testなど数多く存在する．これら体幹機能の評価方法の選択は，その機能評価の目的に合わせて実施されることが重要であり，どの機能が逸脱していても良好な体幹機能とはな

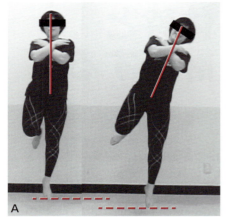 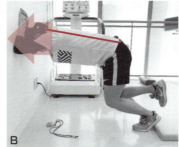 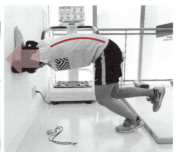

図1　下肢と体幹の不十分な連結でパフォーマンス発揮
A：片脚での垂直ジャンプ，B：スクラム姿勢
A，Bの右図はいずれも体幹機能が不良であり，パフォーマンス発揮が低下している．

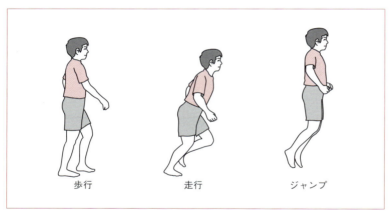

図2　直立二足移動の例

らない．また日常生活動作やスポーツ場面において求められる体幹機能は，ほとんどが瞬発的な筋力よりも長時間の動的安定性（持久力）である．そのため，体幹機能評価には瞬発的な要素と持久的な要素の両観点を考慮する必要がある．

II 直立二足移動に必要な体幹機能

1 四足動物と二足動物との違い

いうまでもなくヒトは生活において常に移動を必要とする動物であり，その移動手段は四足動物と異なり，主に直立二足移動（図2）である．四足動物と二足動物の移動では，異なる点が多く存在する．

四足動物の歩行では側対歩（右手と右足，左手と左足の同側を同時に動かす）や斜対歩（右手と

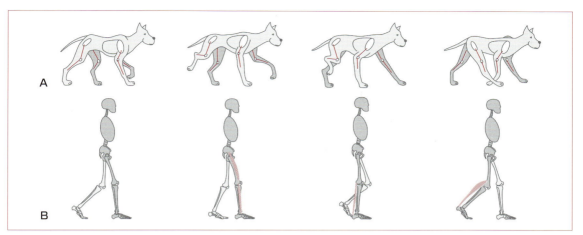

図3　四足動物と二足動物の歩行中の支持基底面の違い
A：四足動物，B：二足動物
四足動物の歩行は常に複数肢で支持されている．しかし，二足動物の歩行は単脚での支持が要求される．つまり四足動物は，ヒトで例えると両脚立位のような機械的安定状態を移動中にも得られている．

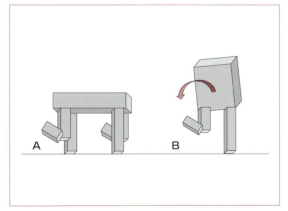

図4　四足動物と二足動物の支持中のシェーマ
A：四足動物，B：二足動物
四足動物の体幹は歩行中でもブリッジ状態であり，二足動物と比較して安定している．一方ヒトは単脚での支持が要求されており，かつ下肢が骨盤の端で連結されているため非常に不安定な姿勢が要求される．

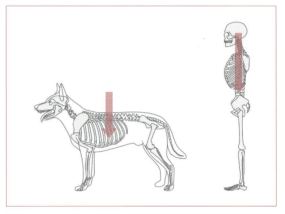

図5　四足動物と二足動物における地球上での体幹にかかる負荷の方向の違い
四足動物では体幹に対して短軸方向への重力負荷が加わりながら，ブリッジ活動が要求される．二足動物は体幹に対して長軸方向への重力負荷が加わりながら，テンタクル活動が要求される．両者は異なった活動での動的安定性が求められる．

左足，左手と右足という互い違いの手足を同時に動かす）にて移動を行うため，最低でも二点支持が成り立ち，複数肢でのブリッジとなり体幹を支えるため，体幹を中心に考えると安定しているといえる（図3-A）．しかし，ヒトの直立二足歩行は細い棒（脚）1本で大きな体幹や上肢を支え（図3-B），その付け根（股関節）は土台（骨盤）の端となっている．そのため，非常に不安定な姿勢を要求されることになる（図4）．もう一点として，体幹へかかる負荷の方向が大きく異なるため，異なった活動での動的安定性が求められる（図5）．

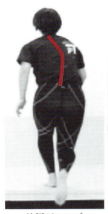
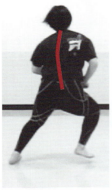
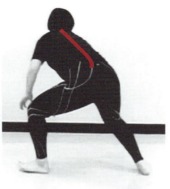

片脚ジャンプ　　カッティング　　ピポット

図6　動作中における体幹の"動的安定性"と"荷重支持"
各動作において体幹が正中位を保持していないことがわかる.

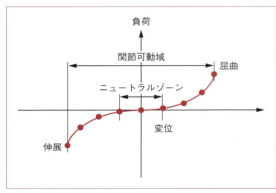

図7　体幹のニュートラルゾーン
脊柱の中間位周辺はかなりの柔軟性があり,ニュートラルゾーンと呼んでいる.ニュートラルゾーンの動的安定性には筋の役割が重要である.また屈曲や伸展の関節可動域が進むことにより,他動組織の役割が出てくるため,体幹にある程度の固定性が出てくる.
(文献2)より引用)

2 二足動物に求められる体幹機能

　二足動物で常用的に用いられる直立二足移動での体幹機能を主に考えると,体幹機能には先述した"動的安定性"に加えて"荷重支持"が重要となる.直立二足歩行や走行,その動作での方向転換などは骨盤の側方傾斜や回旋などが起きており,決して体幹が正中位保持のまま機能的に活動していればよいのではない.そのような正中位の保持ではなく,いわゆる歪んだ姿勢でも,体幹は動的安定性を求められながら,重力に対する荷重支持が要求される(図6).いわば,体幹はニュートラルゾーン[2](図7)と呼ばれる範囲での姿勢制御が非常に重要である.

III "動的安定性"と"荷重支持"の評価方法

1 体幹機能における"動的安定性"の評価

　体幹機能には先述したとおり動的安定性が重要となる.体幹でのmobility低下は靴下の着脱や長座位保持など日常生活動作に大きく影響を及ぼし,そのような状態は四肢運動の負担につながることも多い.歩行中では体幹の回旋が減少し,その代償として上肢の振りが著明となる症例や立脚期の骨盤の遊脚側の下方傾斜が出現しない症例,股関節疾患などで股関節屈曲拘縮を有する症例は歩行中でも骨盤を過度に前傾保持することとなり,それに伴い腰椎の前彎を固定しながら歩行を行う症例などを経験する.また動的安定性の低下はあ

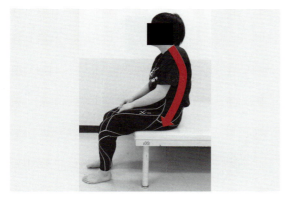

図8 力を抜いた自然な端座位姿勢
このような姿勢は，腰部周囲筋の筋力発揮を必要とせず，他動組織の要素が大きく影響する．そのため各組織にストレスがかかる姿勢といえる．

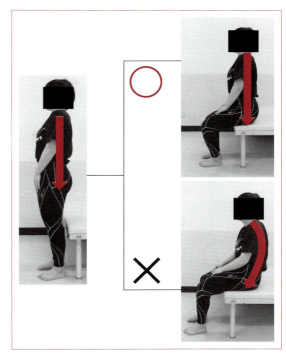

図9 直立二足移動時の骨盤アライメントに合わせた端座位での評価
症例の立位時もしくはその症例が直立二足移動時に獲得してもらいたい骨盤アライメント（左図）での端座位評価（右図）が有用である．

らゆる姿勢の変化に対して柔軟に対応することができない場合が多い．特に歩行中の立脚期に体幹を側方へ大きく傾斜させてしまう症例は，体幹の動的安定性も著しく低下していることを多々経験する．このような症例には体幹の動的安定性の評価が重要である．

1）端座位での姿勢評価

基本的に自然な座位（長時間の座位）では骨盤が後傾していることが多い．このような姿勢は一般的に体幹の筋活動が低く，脊柱の骨組織や関節組織，靱帯などの他動組織により支持をしている（図8）．直立二足移動を考慮した評価において前文の座位姿勢は望ましくなく，その症例の立位時もしくはその症例が直立二足移動時に獲得してもらいたい骨盤アライメントでの評価が有用である（図9）．その端座位の姿勢をとらせて側屈や傾斜などの体幹のアライメントを評価する．時にはセラピストの両手掌を殿部に入れて，圧を感じることも姿勢の不均衡を確認できるよい手段であり（図10），側屈などは筋短縮や緊張の不均衡が予想される（図11）．また端座位中に骨盤が後傾位傾向になることで脊柱は屈曲の運動連鎖が起こり，結果，上部体幹の屈曲位を助長して大胸筋などの短縮の原因となる．このような症例は立位や歩行でも脊柱が屈曲位となることが観察される（図12）．

2）端座位での重心移動の評価

バルーンボールを使用し，mobilityとstabilityの評価を行う．方法は端座位にて左右前後あるいは斜め45°方向へバルーンボールを転がして他動的なmobilityを確認する（図13）．この際にmobilityの悪い方向や転がせているバルーンボールの距離，脊柱のどの部位のmobilityが悪いのかを観察しておく．このことにより，体幹のどの方向にmobilityの低下が存在するのかを評価できる．次にバルーンボールから上肢を離すことにより静的なstabilityの評価が可能であり，可能であれば徐々に動的な評価へ変更する．この際に他動的に評価した距離より，リーチ動作が届かないときは，mobilityと動的なstabilityの低下を疑う（図14，15）．動的なstabilityの低下では，腹部や骨盤をバンドなどで締めることにより，動作の

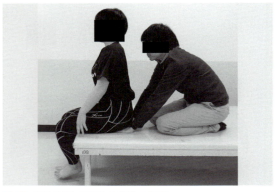

図10 端座位時の重心の変位の評価
端座位レベルでの重心変位を有する症例は，立位などでも重心変位を有することが多い．そのような症例の理学療法では体幹機能の改善から実施することが重要である．

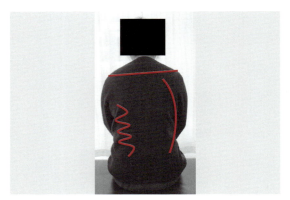

図11 端座位姿勢の異常の一例
端座位の左側は筋が短縮していることや緊張していることが多い．右側は筋の緊張の低下などが考えられる．

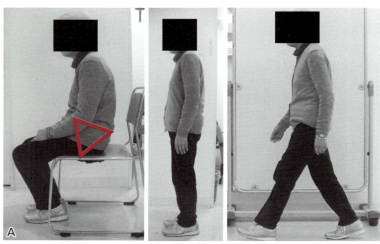

端座位　　立位姿勢　　歩行

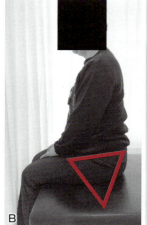
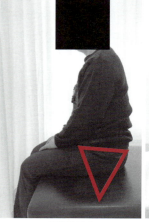
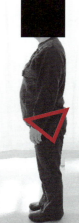

端座位での　　　端座位での　　　立位姿勢
骨盤前傾位　　　骨盤後傾位

図12 骨盤アライメントが体幹機能に与える影響
端座位での骨盤の後傾が大きい症例は，脊柱にも屈曲の運動連鎖が起こる．そのため，上部体幹の屈曲位を助長して大胸筋などの短縮の原因となる．このような症例は立位や歩行中でも脊柱の屈曲が大きくなる（A）．
端座位での骨盤の後傾ができない症例は，立位中でも骨盤が前傾位となる．そのため腰椎前彎が起こり，下部体幹の伸展を助長して背筋群などの短縮の原因となる．このような症例は歩行中でも脊柱の伸展が強く，股関節屈曲位での歩行となる（B）．

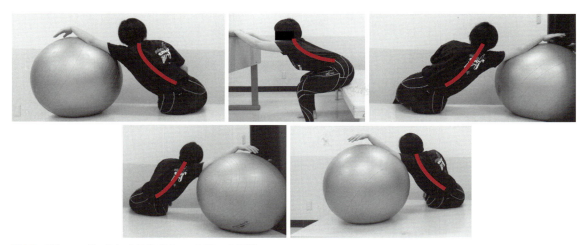

図13 バルーンボールによる体幹のmobilityの評価
端座位にて左右前後あるいは斜め45°方向へバルーンボールを転がして体幹の他動的なmobilityを評価する．この際，どの部位（頸椎，胸椎，腰椎）のmobilityが悪いのかを視診・触診で評価する．

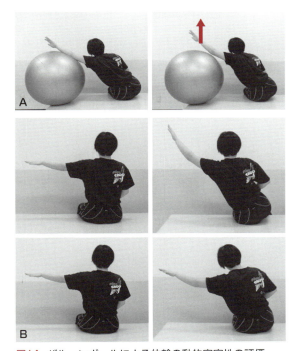

図14 バルーンボールによる体幹の動的安定性の評価
A：バルーンボールから上肢を離すことにより静的なstabilityの評価が可能．
B：他動的に実施したリーチ距離と同等なのか（上図），リーチ距離が届かないのかを評価する（下図）．届かないときはmobilityとstabilityの低下を疑う．

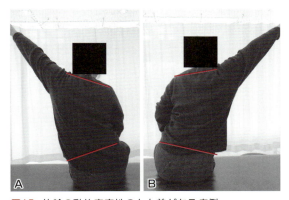

図15 体幹の動的安定性の左右差がある症例
左側（A）に比較して右側（B）が低下している．

改善が得られる．特に体幹は骨構造上，椎体が連結されているだけの腰椎と頸椎はmobilityが高く，胸郭に囲まれている胸椎はstabilityが高い特徴がある．そのため，腰椎と頸椎はstabilityを，胸椎ではmobilityを着眼点として評価しておく（**図16，17**）．

3）直立二足立位での評価

矢状面と前額面では下肢と体幹は相反する方向へ動くことが基本である．そのため大きく体幹と下肢にセグメントを分けて，各セグメントの重心

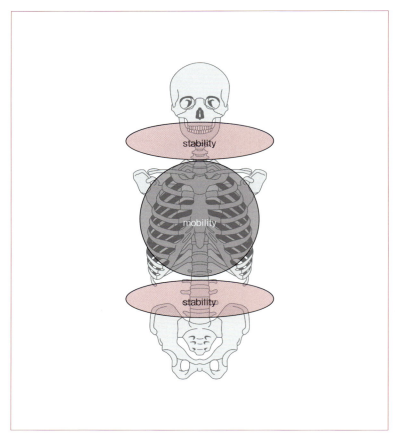

図16 体幹の関節構造による主な役割

体幹は骨構造上，椎体が連結されているだけの腰椎と頸椎はmobilityが高く，胸郭に囲まれている胸椎はstabilityが高い特徴がある．そのため，腰椎と頸椎はstabilityを，胸椎ではmobilityを着眼点として評価しておく．特にスポーツ動作など高い動作レベルが要求される際には注意が必要である．

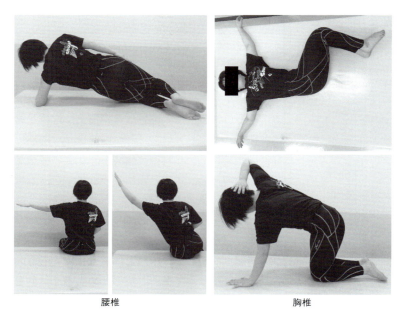

腰椎 　　　　　　　　　　胸椎

図17 腰椎や胸椎の主な評価方法の一例

腰椎はstabilityがあるのか，胸椎ではmobilityがあるのかを着眼点として評価する．

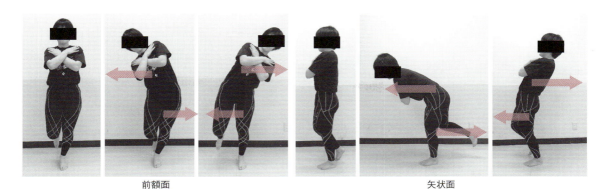

前額面　　　　　　　　　　矢状面

図18　下肢と体幹との連動
矢状面と前額面において下肢と体幹は相反する方向へ動くことが基本である．そのため各セグメントの重心点を投影してとらえることが重要である．

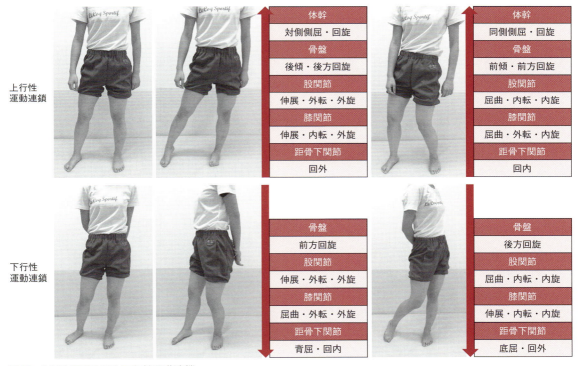

図19　上行性運動連鎖と下行性運動連鎖

点を投影してとらえることが重要である（図18）．体幹がどのように運動されると下肢にどのような運動が起こり，力学的ストレスが加わるのかを運動連鎖（下行性）とともに考慮しなければならない．また運動連鎖には足部から体幹への運動連鎖（上行性）も存在する（図19）．そのため，臨床上の動作には，上下からの運動連鎖が同時に起こり，重なり合うため，症例に起こる運動の理解は非常に複雑となる．しかし，その運動連鎖により起こる運動やその運動の逸脱は大きなメカニカルストレスを発生するため，運動器障害の原因となりやすいので注意する（図20）．

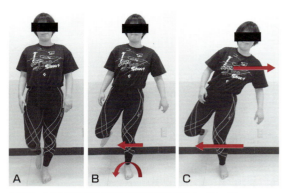

図20 上下からの運動連鎖が同時に起こった一例
A：片脚立位，B：足部回内，C：体幹外側側屈
片脚立位（A）から足部が回内されることにより，knee in が出現している（B）．また体幹の側屈が加わることでさらに knee in が助長されている（C）．

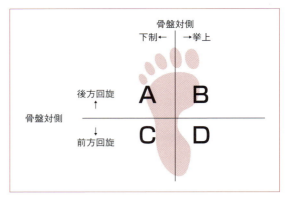

図21 足底中心の位置による体幹への運動連鎖
Aのエリアでは遊脚側の骨盤（対側）が下制＋後方回旋する．
Bのエリアでは遊脚側の骨盤（対側）が挙上＋後方回旋する．
Cのエリアでは遊脚側の骨盤（対側）が下制＋前方回旋する．
Dのエリアでは遊脚側の骨盤（対側）が挙上＋前方回旋する．

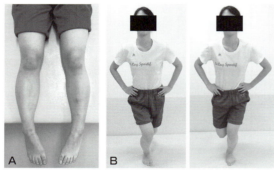

図22 左右で姿勢戦略の異なる症例
A：右側のほうが下腿の外捻が減少していることが観察される．
B：左右のスクワットを比べると，右側のスクワットでは下腿の外捻が減少しているため，knee in が観察される．
このような症例では knee in しないように指示を加えると，足圧中心を外側へ移動させて足部が回外し，安定性の低下を招く場合がある．その症例のアライメントに合わせた（軸に合わせた）動作が重要であり，姿勢戦略の修正を行うかは吟味が必要である．

4）足圧中心の位置を推定し，静的姿勢からその運動の良悪を決定する

静的姿勢では，足圧中心の位置により引き起こされる体幹の運動がある程度決まっている（図21）．それらが，正常に起きるのか，左右差がないのかを重点に評価する．

抗重力位での動作であるため一定の負荷は必ず加わると考える．その運動連鎖により引き起こされるストレスがやむを得ないのであれば，そのストレスに耐えられる機能レベルの向上が必要であり，そのストレスが悪いストレスならば姿勢戦略の改善が必要である（図22）．

5）ステップ動作の評価

通常，歩行中より歩行開始時のほうがエネルギーを必要とする．そのため，このようなステップは歩行中より負荷が強く，よい評価の指標となる．また反復させることにより定性評価を行いやすい利点がある（図23）．

2 体幹機能における "荷重支持" の評価

直立二足歩行では，体幹と下肢の荷重支持の両者が相互に作用し床反力を生み出し，その床反力を動力に身体を移動させる（図24）．そのため体幹の荷重支持が低下していても，表出される下肢の荷重支持（床反力）が低下する点に注意を払う．上述のように直立二足移動のなかでは，体幹の荷重支持が必要となるが，臨床上はパフォーマンスが発揮されないのは，「体幹の荷重支持が低下しているためか」，「下肢の荷重支持が低下している

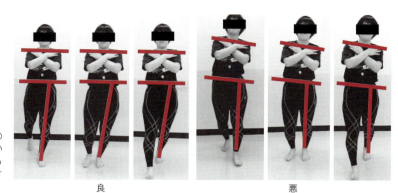

図23 ステップ動作の評価
股関節が内転位での荷重ができているのか，両肩のラインが下がっていないのかを評価する．また速度を変化させて，ゆっくりでも同様に実施可能なのか評価をする．

良　　　　　　　　　　　　　悪

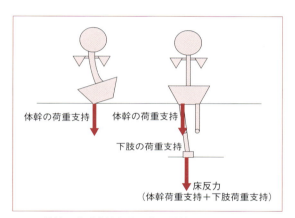

図24 体幹の荷重支持と床反力の関係

表1　床反力の生成が低下するパターン

	床反力	体幹の荷重支持	下肢の荷重支持
パターン1	低下	低下	低下
パターン2	低下	低下	正常
パターン3	低下	正常	低下

どのセグメントに機能低下があるのかをはじめに評価する．

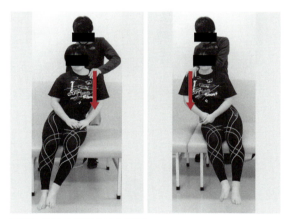

図25 体幹の荷重支持の評価
端座位から片側支持の姿勢をとらせ，重力方向への負荷をかけて荷重支持を評価する．

ためか」，「体幹と下肢の荷重支持が低下しているためか」を判断することが重要である（表1）．そこで本稿では，いかに体幹の荷重支持の評価を進めることが重要であるのかを概説する．ただし下肢の荷重支持の評価方法については，多くの書籍で紹介されているため本稿では割愛する．

1）端座位での評価

四足動物の移動とは異なり，直立二足移動では体幹が鉛直方向へ起きている（図5）．そのため直立二足移動を考慮するときの体幹機能評価は臥位の状態ではなく，直立二足移動時と同環境下での評価が望ましいと考える．その考えのなかで，端座位は可能な範囲で下肢の要素を取り除いており，体幹の荷重支持にスポットを当てた評価がしやすく，直立二足移動時に必要な姿勢の最小単位での

評価が可能である．また直立二足歩行では，片脚立位（片脚支持）の連続であるため，体幹においても片側の荷重支持の評価が重要となる．その姿勢がとれるのみで終わらず，重力方向への負荷をかけて荷重支持を評価する（図25）．臨床の現場では，manual muscle test のように左右差を比較して評価を行う．このような荷重支持を客観的に

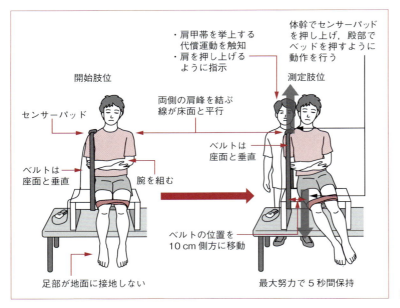

図26 TRT の測定方法

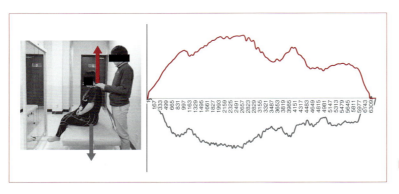

図27 TRT の力（赤）と体幹が重力方向へ押す力（灰色）との関係

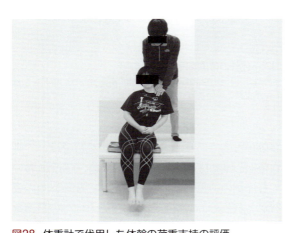

図28 体重計で代用した体幹の荷重支持の評価
体重計を押している数値により，定量的に評価を行い，患者へのフィードバックを行う．

評価する方法として体幹荷重支持機能テスト（trunk righting test：TRT）がある（図26）．TRT は床反力の生成に必要な体幹が重力方向へ押す力と強く相関しており（図27），ハンドヘルドダイナモメーターを使用して評価する方法である．もし，ハンドヘルドダイナモメーターを持ち合わせていなくても，体重計があれば容易に客観的な評価が可能である（図28）．

クリニカル・テクニック

TRT におけるいくつかの興味深い知見

1．評価としての信頼性

　TRT の再現性は検者内級内相関係数（intra class correlation：ICC）（1.1）：0.90 以上，検者間 ICC（2.1）：0.93 であり，良好な再現性が報告されている[3]．しかし，初めて行う症例に関しては，代償動作を伴いやすいため注意深く観察しておくことが重要である．

　また妥当性ではスポーツ選手 80 名を対象に TRT と既存の体幹機能評価方法（Kraus-Weber test 変法大阪市大方式，Side Bridge test，Front Bridge test）との関係を検討したところ，TRT と既存の体幹機能評価方法の測定値との間には，有意な相関が認められなかった．これらのことから TRT と既存の体幹機能評価では測定姿勢が異なることにより姿勢制御戦略も異なるため，同じ体幹機能評価でも異なった観点での評価を実施していることが明らかとなっている．このことは，体幹の筋力が向上しても，直接的に TRT の測定値が向上するのではないことを示している．また下肢変形性関節症の症例のリーチ動作の重心動揺解析において，TRT の優位側は劣位側より外周面積が有意に小さく，単位面積軌跡長が有意に大きかった[4]．このことは TRT において中枢神経でのコントロール要素も大変重要であることを示唆している．

2．TRT の筋活動について

　本稿にて述べている体幹の荷重支持は，その姿勢をとれるのみで終えてはならず重力方向への負荷をかけることが重要である．その理由は筋活動の違いにある．

　体幹の片側支持には TRT と類似したリーチ動作がある．リーチ動作の筋活動では，端座位と比較して非移動側の腰背筋の筋活動が著明に増大するが，移動側の腰背筋の筋活動は一定の筋活動を保っていることが報告されている[5]．しかし，TRT の筋活動は両側の腰背筋の筋活動が必要であり[6]，姿勢を保持することと重力方向への負荷に耐えることは，

筋活動が異なることがわかる（図29）．

3．片脚立位との関連について

　片脚立位は両側のローカル筋である内腹斜筋や腹横筋が同時に活動することにより腰部の安定性を高め姿勢を保持し，両側のグローバル筋である腹直筋や外腹斜筋により上部体幹のコントロールを担う．その際には立脚側より遊脚側の筋活動が増加している．TRT も遊脚側の腰部周囲筋のほうが著明に筋活動を高めており，TRT と片脚立位との筋活動の関係では，両側の内腹斜筋と腹横筋，遊脚側の多裂筋と外腹斜筋において筋活動の貢献度に関係を有していた．つまり，TRT 実施時の上記の筋活動は，片脚立位時の筋活動を反映していると考えられる[7]．

4．臨床知見について

　大学アメリカンフットボール部員の 60 名を対象に TRT の左右差が片脚ジャンプ動作に与える影響について横断的に検討した．その結果，個人の TRT の優位側において片脚反復横跳びが有意に速かった[8]（図30）．また 20 歳前後の健常者 36 名を対象に TRT の向上や低下が与える影響について縦断的に検討した．その結果，TRT が向上することによりリバウンドジャンプのような反復ジャンプは，短い足部の接地時間でより高く跳躍する（ジャンプ効率）ことが可能となり，TRT が低下した際にはジャンプ効率も低下していた．このことから TRT は片脚動作の効率を高める効果が期待されている．

　変形性膝関節症の TRT では，測定側の膝関節伸展筋の等尺性筋力と測定側が支持脚となる片脚での動的バランステストと有意な相関を示し，また Timed up and go test（TUG）とも有意な相関が認められている[9]．また人工膝関節全置換術後の 4 週時点での TUG の回復率に影響を及ぼす因子（TRT，膝関節伸展筋力，動的バランス，5 回椅子立ち上がりテスト）を検討した結果，術側 TRT と

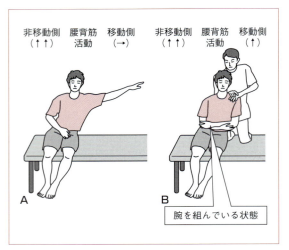

図29 リーチ動作とTRTの筋活動の違い
リーチ動作の移動側の筋活動は端座位と比較して腰背筋の筋活動が一定に保たれている（A）．しかし，TRTでは移動側の筋活動も増大する（B）．

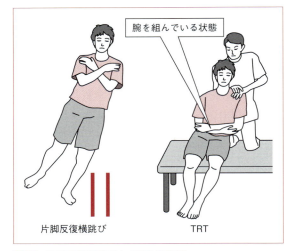

図30 片脚反復横跳びとTRTの関係
TRTの優位側は片脚反復横跳びが有意に速い．

5回椅子立ち上がりテストがあげられている．このことは術後に術側の十分な下肢の筋力発揮が困難な状況では術側の下肢機能よりも体幹機能や非術側の機能が重要であることが推察される．

その他に脳血管障害患者16名でのTRTの測定値は麻痺側より非麻痺側が有意に高かったことが報告されている[10]．

2）膝立ちでの評価

膝立ちは体幹の姿勢において直立二足移動時と同環境下の評価といえ，端座位に股関節の要素を加えた荷重支持の評価が可能である（図31）．本姿勢は膝関節と足関節・足部の影響を可能な範囲で取り除いて荷重支持を評価できる利点がある．片脚立位より足関節戦略がなくなるためバランスが悪くなる点には注意を払う．左右差を比較するなど，体幹と股関節の連動性を評価するために重要である．特に股関節が内転しない症例は片脚立位時にも体幹の側屈がみられる場合が多く，注意が必要である（図32）．また矢状面での観察においては，床反力が股関節の前方を通過するため，股関節には外部の屈曲モーメントが発生する．そのため，股関節伸筋群の活動が立位より必要となる．円背を有する高齢者の背筋群から股関節伸筋群の姿勢制御におけるよい運動療法となりうる

（図33）．この際にも重力方向への負荷を加えて荷重支持を評価する．また難易度を上げるのであれば，下肢のswingや股関節の回旋などの動作を入れることも有用である（図34）．

3）片脚立位での評価

片脚立位は静的姿勢での最終的な荷重支持の評価を行う（図35）．膝立ちとの違いは，膝関節と足関節・足部の影響を受けることであり，バランスなどに問題がある症例は立位での体重移動を加えて評価を行うことにより難易度の調整が可能である（図36）．身体重心が支持基底面内に収まる必要があるため，必然と骨盤を正中位保持しながらの股関節の内転位保持が必要である．さらに股関節の内転位がむずかしければ，体幹が支持側へ側屈してしまう（図32）．立ち上がりや歩行，階段昇降といった日常生活動作からスポーツ動作を考慮すると，膝立ちと同様に重力方向への負荷を

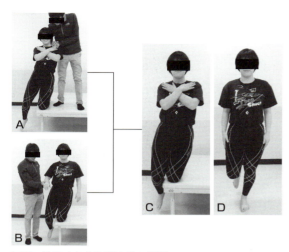

図31 片膝立ちと片脚立位の関係
片膝立ち（C）は片脚立位（D）と比べると膝関節と足関節・足部の影響を可能な範囲で取り除いた荷重支持の評価が可能である．片膝立ちから重力方向へ負荷をかけることで荷重支持の評価が可能である（A）．バランス不良例などは理学療法士の介助を加える（B）．

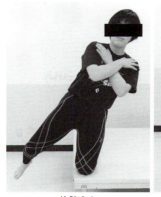

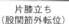

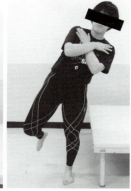

図32 片膝立ちが不良な症例（一例）
股関節が内転してこない症例は片脚立位時にも体幹の側屈が観察される場合が多い．

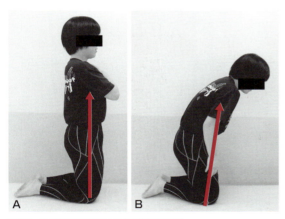

図33 片膝立ちにおける矢状面の活動
股関節には外部の屈曲モーメントが働いており，股関節伸筋群の活動が立位より必要となる（A）．円背を有する高齢者はさらに股関節伸筋群や背筋群の活動が必要となる（B）．

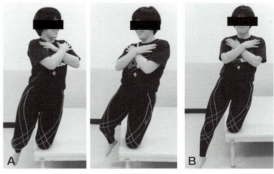

図34 片膝立ちの難易度調整
片膝立ちに股関節の回旋（A）や下肢のswing（B）などの動作を入れることも有用である．

加えることや股関節の運動をコントロールさせる運動療法が重要である（図34, 35）．

4）タンデム歩行での評価

　タンデム歩行は動的動作となるため静的姿勢よりも協調した姿勢制御が必要となり，かつ股関節内転位の姿勢制御を必要とする運動療法である．この股関節内転位支持には股関節外転筋群が必要なことはいうまでもないが，大腿骨頭の求心力を強化するためにも内転筋群の活動も重要な要素を占める（図37）．またタンデム歩行中の骨盤内の運動に着目すると，前方の振り出し側では寛骨が後傾し，後方にある下肢側では寛骨が前傾するストレスが加わる．そのため，仙腸関節では左右非対称の回旋ストレスが加わりながら，後方にある

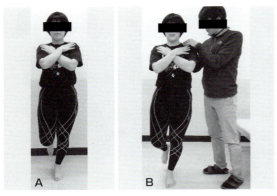

図35 片脚立位での評価
片脚立位で最終的な静的姿勢での荷重支持の評価を行う（A）．必要に応じて片脚立位でも重力方向への負荷をかけて荷重支持を評価する（B）．

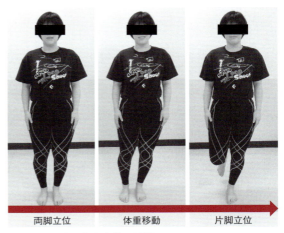

図36 漸次的な片脚立位の誘導
バランスなどに問題がある症例は立位での体重移動を加えて評価を行うことにより難易度の調整が可能である．

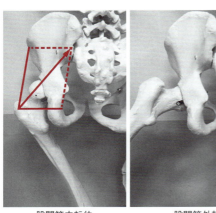

図37 股関節内転位での荷重支持の獲得
股関節内転位では，骨頭と臼蓋の接触面積が減少するため，骨構造上，不安定となりやすい．股関節外内転筋の収縮を同時に行うことにより，骨頭が臼蓋へ押さえ付けられる力が働き求心力が得られる．

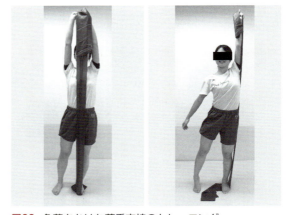

図38 負荷をかけた荷重支持のトレーニング

下肢側への骨盤回旋が起こり，体幹の前方の振り出し側への回旋が起こる．また骨盤は立脚初期に遊脚側への骨盤下制が起こり，体幹は側屈位での支持が必要となる．そのような不安定な体幹を安定させつつ，下肢の運動が必要となる．股関節疾患でよく観察されるDuchenne歩行にもよい運動療法となる．

5）スポーツ系トレーニングでの評価

基本動作より高いレベルの身体運動が必要となる場合には，さらなる体幹と下肢の荷重支持の評価が必要となる．その方法は片脚スクワットやランジトレーニング，片脚ジャンプトレーニングなどを実施していく．その際，脊柱には屈曲方向への外部モーメントが多く発生するため，体幹はさらなる自動的要素（筋システム）による荷重支持が必要となり，体幹は高度な下肢との連結が必要となる（図38）．

以上のように，ヒトに対する体幹の機能評価は，何を目的に実施するのか（本稿では直立二足移動）を明確にしておく必要がある．また小単位（端座位→片膝立ち→両脚立位→片脚立位→片脚ジャンプなど）から評価を行い漸次的な評価が重要とな

る．特に荷重支持の評価では，体幹が問題なのか？ 下肢が問題なのか？ 両方が問題なのか？ を明確にしておくことが，よりよい運動療法の一助となる．

文献

1) 齋藤昭彦：体幹機能障害の分析および治療—腰椎の分節安定性—．理療科 22：1-6，2007

2) Panjabi MM：The stabilizing system of the spine. Part Ⅱ．Neutral zone and instability hypothesis. J Spinal Disord 5：390-397，1992

3) Kinoshita K et al：A novel objective evaluation method for trunk function. J Phys Ther Sci 27：1633-1636，2015

4) 木下和昭ほか：端座位での片側支持における姿勢保持と Trunk Righting Test との関係．理療科 30：329-332，2015

5) The Center of the Body —体幹機能の謎を探る—，第4版，鈴木俊明ほか（監），アイペック，東京，138-142，2010

6) Kinoshita K et al：A vertical load applied towards the trunk unilaterally increases the bilateral abdominal muscle activities. J Phys Ther Sci 31：273-276，2019

7) 木下和昭ほか：片脚立位と端座位での片側支持姿勢の腰部周囲筋の筋活動の関係．理療科 33：929-934，2018

8) 木下和昭ほか：体幹の荷重支持機能の左右差がジャンプ動作に与える影響．JOSKAS 41：1068-1074，2016

9) Kinoshita K et al：Relationship between trunk function evaluated using the trunk righting test and physical function in patients with knee osteoarthritis. J Phys Ther Sci 29：996-1000，2017

10) 澤　広太ほか：脳卒中片麻痺患者の片側坐骨支持能力の特性— Trunk Righting Test からみた麻痺側と非麻痺側機能，能力の違い—．理学療法学 Supplement 43 Suppl 2，2016

実践と結果に基づく理学療法手技

動作分析から腰痛発生の メカニズムを理解し介入する

西守 隆

腰痛予防のための着眼点

▶ 身体動作において脊柱のニュートラルゾーンの保持をする．
▶ 腰痛患者への介入は，腰部のみ行うものか検討する．（腰椎部以外の要因から生じる腰痛の出現メカニズム）
▶ 腰椎骨盤リズムを再獲得する．

　腰痛発生および腰痛予防を理解するためには，腰椎自体の安定性にかかわるものと，腰椎以外の機能障害と動作課題との相互関係を理解する必要がある．

Ⅰ 脊柱ニュートラルゾーンの安定化

1 ローカルマッスルによる脊柱の安定

　身体運動で生じる外乱に対して体幹の安定性を保つ，つまり連続する椎骨の支持にかかわるものとして，構造的安定性と機能的安定性の２つの機構がある．前者の構造的安定性は，主に骨や椎間板および靱帯系によって脊柱の最終可動域付近を支持するものである．一方，後者の機能的安定性は，構造的安定性による支持が得られる前，すなわち脊柱の運動範囲の中間域付近(以下，ニュートラルゾーン)で，種々の体幹筋による制御によって脊柱を安定させるものである[1]．

　脊柱の機能的安定性にかかわる体幹筋として，特に腹横筋，横隔膜および骨盤底筋群(以下，ローカルマッスル)の重要性が示されている．例えば日常で重量物の運搬や拾い上げ動作において，息

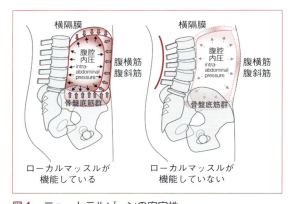

図1　ニュートラルゾーンの安定性

こらえをしないで，腹筋群にある程度の力を入れて行うのがコツである．その理由は，ローカルマッスルは，さまざまな基本動作課題での腹腔内圧を増加させることで，脊柱を中間位で保持させ椎骨間の剪断力を弱める作用があるためである(図1)．

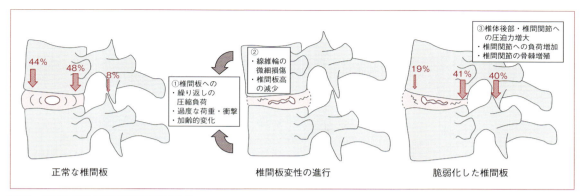

図2　椎間板変性に伴う椎骨支持の変化

そして腹横筋は，背部の胸腰筋膜と連結しているので，腹横筋の筋収縮による張力は，胸腰筋膜を引っ張ることで，拾い上げ動作などで課せられる体幹伸展筋の筋力を補助する働きを担っている．

そのように，種々の日常生活でローカルマッスルの筋肉が，動的な姿勢保持中に持続的に活動して，脊柱を中間域付近で保持できるようにトレーニングする必要がある．

2　腰椎構造体の脆弱から生じる腰痛のメカニズム

構造的安定性にかかわる椎間板の線維輪に脆弱化をきたす動作として，脊柱の最大屈曲の繰り返し，重量物を最大屈曲位から挙上する運動，そして円背での長時間の座位保持がある．脊柱の過度な前屈位は，椎体と椎体との間を占めている椎間板に過剰な圧迫力や剪断力が加わることになり，椎間板の線維輪の損傷につながる[1]．

脊柱前屈位の繰り返しによる椎間板線維輪の変性が進展すると，椎骨にかかる鉛直方向の圧迫力の分布が偏ってくる．健全な椎間板であれば，椎骨前方にある椎体部でほぼ90％支持している．しかし椎間板が変性すると，椎骨の後方部で支持するようになり，椎間関節への負荷の増大や椎間関節の変性につながり，椎間関節性腰痛を引き起こすことになる[2]（図2）．

臨床において腰痛患者にみられる特徴的な自然な立位姿勢は，「お腹を前に突き出した姿勢」であることが多い（図3）．それは前述した椎間板変性の進展による腰椎後方の椎間関節への負荷に偏ったもの，そしてローカルマッスルによる動的な姿勢保持中に持続的な筋活動が不十分で，ニュートラルゾーンでの脊柱の支持を回避した姿勢戦略であると考えられる．それは後述する重量物の運搬で説明しているカウンターウエイトを利用したものであり，加えてこの姿勢が定型的なものとなっている場合，腰背筋は短縮位であり，当該筋の筋短縮となりやすい．そのため，運動療法プログラムでは，まずはこの短縮を改善することが先決とされる場合が多い．

クリニカル・テクニック
立位保持における姿勢制御戦略

ここでは筆者の着眼点として「お腹を突き出した立位姿勢」を呈する腰痛の患者において，ローカルマッスルの活動と腰椎部の可動性の程度，そして立位での後方への不安定性に対する戦略（ストラテジー）

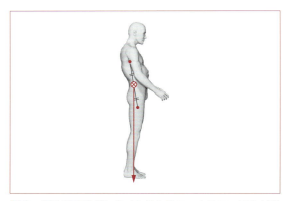

図3　慢性腰痛患者に多くみられるローカルマッスルが機能していない立位姿勢

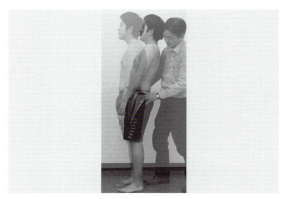

図4　立位後方への不安定性に対する姿勢戦略

を確認する（図4）．

　具体的な方法としては，理学療法士は立位保持している患者の後方に立ち，患者の骨盤部を後方から把持し，骨盤部を後方移動させて身体重心の後方変位を誘導する．

　数少ない報告であるが文献的には，慢性腰痛患者の姿勢制御戦略としては，股関節戦略よりも足関節戦略を多用するとされている[3]．その理由としては，股関節戦略を利用すれば腰椎の運動性が多くなるため，腰部の運動による腰痛の発現を回避しているためと考察されている[4]．しかし筆者の経験では，腰痛患者は立位の後方不安定性に対して，体幹を後傾方向に傾斜させて，骨盤部を前方へ移動する，いわゆる股関節戦略の利用が多く，後方の身体重心の変位量（後方への安定性限界）が減少している．その解釈としては，後方不安定性に対する足関節戦略は，腰椎部の柔軟な屈曲可動性がないと利用できない．「お腹を突き出した」腰痛患者では腰椎部が過度に前彎しており，腰椎の屈曲方向の可動性が乏しいことが，足関節戦略を利用できない理由と考えられる．すなわち，腰痛患者において，腰椎部の屈曲可動性を引き出し，ローカルマッスルを活性化させ脊柱のニュートラルゾーンでの安定性を獲得させるため，後述する理学療法プログラムで解説する．

II　腰痛患者への介入は，腰部のみ行うものか？
　　　―腰椎部以外の要因から生じる腰痛の出現メカニズム―

　生涯で腰痛を経験する人は，全人口の80〜95％といわれているように[5]，腰痛は誰もが経験するといってよい症状である．腰痛を引き起こす原因は，単に腰部の構造的な障害があるだけではなく，これほど多く罹患者が存在することから，日頃の日常生活活動において腰部以外の身体機能障害があることで，最終的に腰椎への力学的な負荷となっているものと考えることができる．したがって，これまでの腰痛体操のような単に腰椎部のみに着目した理学療法の介入にならないよう，幅広い視点で腰痛をとらえることが重要である．

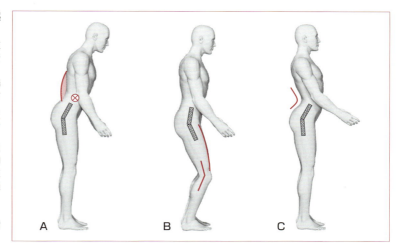

図5 逸脱した立位姿勢から引き起こされる腰痛の要因①
A：股関節伸展の可動域制限がある立位姿勢，B，C：股関節伸展可動域制限を代償した立位姿勢
A：股関節伸展制限，屈曲拘縮がある場合では，股関節屈曲域で立位を保持するために，体幹前傾（骨盤前傾）する．体幹前傾位の立位を保持するためには腰背筋に過剰な負担が課せられる．
B：体幹前傾位の立位による腰背筋の負担を減じようとして，膝関節を屈曲位で保持する．膝関節屈曲位の立位を保持するためには大腿四頭筋に過剰な負担が課せられる．
C：股関節伸展制限を有する人の多くは，骨盤を前傾して，過度に腰椎を前彎にした立位姿勢を選択する．

1 逸脱した立位姿勢で引き起こされる腰痛の要因

1）股関節伸展の可動域制限（腸腰筋の短縮）

　股関節伸展の可動域制限があると，立位で大腿骨を鉛直位に保持しようとして体幹前傾位（骨盤を前傾位）で保持する（図5-A）．体幹前傾位にした立位では，腰背筋にかかる負担が大きくなるため膝関節屈曲して立位姿勢を保持する．そのような場合では大腿四頭筋は持続的な活動を必要とする（図5-B）．最終的には，股関節伸展制限を有する者の多くは，立位姿勢で腰背筋や大腿四頭筋の負担が少ない条件となるように，骨盤前傾位で腰椎の前彎が強まった立位姿勢を選択する．過度な腰椎の前彎を伴った持続的な立位保持は，椎間関節への負担が大きく腰痛を引き起こす原因となる（図5-C）．

2）足関節背屈の可動域制限

　足関節背屈制限，底屈拘縮があると，下腿を鉛直位よりも前傾方向に傾斜することができなくなり，殿部は足部よりも後方に配置される．そのため後方へ不安定となる．この後方への不安定に対して，体幹を前傾位にすることで身体重心を足部の支持基底面内に投影させようとする．そして視線を水平位に向けようとすると，腰椎部のみ伸展

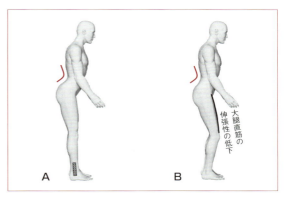

図6 逸脱した立位姿勢から引き起こされる腰痛の要因②
A：足関節背屈の可動域制限がある立位姿勢．立位で足関節背屈制限があると，下腿は後傾位となり後方へ不安定となる．後方への不安定を代償するために体幹を前傾位，腰椎を前彎させて身体重心を足部の支持基底面に投影させる．
B：大腿直筋の短縮がある立位姿勢．大腿直筋の短縮がある，もしくは大腿四頭筋の滑走性が乏しい場合は，立位で下前腸骨棘を前方に引っ張り，骨盤前傾させ過度な腰椎前彎を引き起こす．

させて過度な腰椎の前彎が生じる（図6-A）．

3）大腿直筋の短縮もしくは伸張性の低下

　股関節伸展の可動域制限がなくても，大腿直筋やその伸張性低下がある場合には，起始部である下前腸骨棘を引っ張ることで骨盤を前傾位に傾ける．ひいては，骨盤を後傾方向に引っ張る腹筋群の張力が弱ければ，その影響は大きくなる（図6-B）．

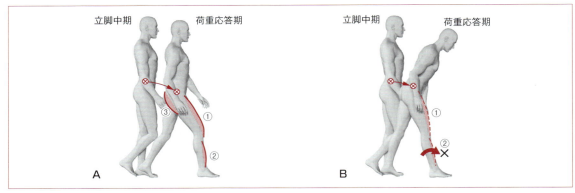

図7　逸脱した歩行動作から引き起こされる腰痛の要因①

A：正常歩行の荷重応答期の衝撃吸収作用．立脚中期で最高位にある身体重心が，初期接地まで下降する．接床の衝撃によって，①膝関節は屈曲される外力が課せられるが，大腿四頭筋による遠心性収縮によって衝撃を吸収している．②前脛骨筋による遠心性収縮により，踵部を回転軸として下腿を前方に引き出すことで，接地による減速力（制動力）の影響を減じている（ヒールロッカーメカニズム）．③接地による摩擦により下肢は減速されるが，体幹部は前方への運動量を有しているため，体幹は前傾される外力をうけ，大殿筋はそれに適応するように遠心性収縮をしている．

B：大腿四頭筋の筋力低下，前脛骨筋の筋力低下．①荷重応答期に必要な大腿四頭筋の筋力低下により遠心性収縮が不十分であった場合，膝関節を伸展位に固定して下肢の支持性を補償する．そうなれば接床の衝撃吸収ができず，衝撃が伝播して腰椎へ強い圧迫力となる．②前脛骨筋の筋力低下により，ヒールロッカーメカニズムが破綻すると，接地による減速力の影響が強まり，過度な体幹前傾を引き起こす．そのように急激な体幹前傾は，腰椎間の大きな剪断力となり，腰痛を引き起こしやすくなる．

2　逸脱した歩行動作で引き起こされる腰痛の要因

1）下肢筋の衝撃吸収能低下

正常な歩行動作においては，初期接地から荷重応答期で，下肢筋の遠心性収縮によって接床の衝撃を緩衝している（図7-A）．逆にいえば，歩行時に下肢筋の緩衝作用にかかわる筋群の筋力低下がある場合には，初期接地の衝撃が伝播されて椎間板や椎間関節に負荷が加わることとなる（図7-B）．

歩行動作では椎間板に課せられる衝撃負荷以外にも，種々の可動域制限や筋力低下により，過度な腰椎前彎が強制されることや，骨盤水平移動が不十分な状況下で身体重心を移動させるために，特定腰椎部の椎骨間の可動域が大きくなることで腰痛を引き起こすことが多い．

2）股関節伸展の可動域制限

股関節伸展の可動域制限は，立位保持以外の歩行動作においても，過度な腰椎の前彎を引き起こす．股関節伸展−20°，いわゆる屈曲拘縮の状態では，体幹を鉛直位に保持したままでは後脚足部を後方へ配置することがむずかしくなる．そのため体幹前傾（骨盤前傾）することで，股関節屈曲域で後脚足部を後方へ配置することができる．そして視線を水平位に保つために，腰椎部のみ前彎させ，結果的に椎間関節に負荷が加わり腰痛を引き起こす要因となる（図8-A）．

3）足関節背屈の可動域制限

逸脱した立位姿勢で示したのと同様に，足関節背屈制限は足底が地面に全面接地した状態では下腿前傾を妨げる．歩行動作で最も必要となる背屈可動域は，立脚終期の踵離地直前で10〜15°である．この背屈角度よりも可動域が低下している場合，後脚足部を後方へ配置することを妨げられ，歩行の動作遂行が困難となる．足関節背屈制限で生じる歩行動作の代償の1つとして，後脚足部に対して身体重心を前方へ移動するために過度な腰椎前彎（足関節背屈制限の程度が大きいときには，過度な体幹前傾が随伴する）が生じる（図8-B）．

4）膝関節伸展の可動域制限

膝関節伸展可動域制限は，立位姿勢および歩行

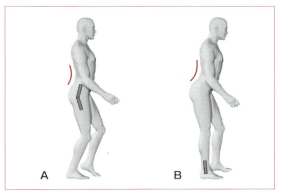

図8 逸脱した歩行動作から引き起こされる腰痛の要因②
A：股関節伸展の可動域制限（腸腰筋の短縮）．正常歩行で必要な股関節伸展10°の可動域がない場合，身体重心に対して後脚足部を後方へ配置させる（後脚足部に対して身体重心を前方へ移動させる）ために，骨盤を前傾させることで必要な股関節可動域を少なくする．したがって隣接部である腰椎部に過度な前彎が生じる．
B：足関節背屈の可動域制限（下腿三頭筋の短縮）．正常歩行で必要な足関節背屈10〜15°の可動域がない場合，後脚足部に対して身体重心を前方へ移動させるために，過度な体幹前傾をする．視線を水平に保つために腰椎部で伸展することで，過度な腰椎前彎が生じる．

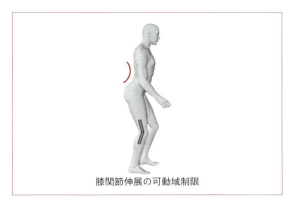

図9 逸脱した歩行動作から引き起こされる腰痛の要因③
膝関節伸展の可動域制限，いわゆる膝屈曲拘縮がある場合の歩行動作では，股関節を屈曲位にした肢位となる．視線を水平に保つために腰椎部で伸展することで，過度な腰椎前彎が生じる．結果的に椎骨間で剪断力となる．

動作において，矢状面で股関節を屈曲位にした肢位となる．視線を水平に保つために腰椎部で伸展することで，過度な腰椎前彎が生じる（図9）．結果的に椎骨間で剪断力を生じさせる．しかし膝関節伸展の可動域制限が腰椎部にかかる負荷は，後述する脚長差による影響のほうが大きいと思われる．

5）中殿筋の筋力低下

前額面では，骨盤の傾斜や水平移動に関連する筋力や可動域に機能障害がある場合に，その上部に位置する腰椎部に逸脱した関節運動が生じることで腰痛を引き起こす．中殿筋に筋力低下がある場合では，歩行動作で単脚支持期に過度に遊脚側へ骨盤が傾斜し，不安定な骨盤に対して，その上部の腰椎部に剪断力が加わることになり腰痛を引き起こしやすくなる（図10-A）．

6）股関節外側軟部組織の伸張性低下

大腿骨頸部骨折後や人工股関節全置換術後，股関節外側アプローチにより股関節外側部の軟部組織に，伸張性・滑走性低下により生じやすい．股関節の内転制限や内旋制限があると，歩行動作で骨盤水平移動を妨げるため，遊脚側の骨盤の挙上がみられる．骨盤より上位にある腰椎部に逸脱した関節運動が生じることで腰痛を引き起こすことがある．

7）過度な足部外反（扁平足）

扁平足に代表されるように過度な足部外反がある場合，上行性の運動連鎖により骨盤前傾と遊脚側の骨盤が挙上する．骨盤より上位に位置する腰椎部に逸脱した関節運動が生じることで腰痛を引き起こすことがある（図10-B）．

8）脚長差がある場合（骨短縮，膝内反・膝屈曲拘縮）

棘果長に左右差がある場合には，立位や歩行動作で骨盤を水平位に保持することに関して影響を及ぼす．骨盤部より上部に位置する腰椎部に逸脱した関節運動が生じることで腰痛を引き起こすことがある（図11）．臨床では大腿骨頸部骨折による整復後においても数mm単位で短縮がみられることがある．また変形性膝関節症では膝関節の

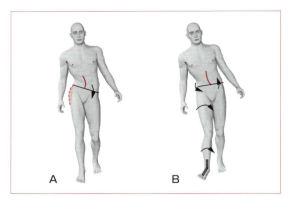

図10　逸脱した歩行動作から引き起こされる腰痛の要因④
A：中殿筋の筋力低下．正常歩行で初期接地から荷重応答期に活動する中殿筋は，骨盤を水平位に保持しようと遊脚側への骨盤傾斜を制御する．中殿筋に筋力低下がある場合には，骨盤が遊脚側へ傾斜し，体幹上部は身体重心を支持側下肢に近づけようと支持側へ傾斜する（Duchenne 徴候）．腰椎部の椎骨間の動きには，非生理的な動きになりやすく，腰痛を引き起こす要因となる．
B：足部外反（扁平足）．過度な足部外反がある場合，単脚支持で体重が負荷されると，関節構造による運動連鎖の影響を受け，下腿内旋（膝関節からみると相対的に外旋），大腿骨内旋および支持側の骨盤が前方回旋と遊脚側の骨盤が挙上する．骨盤が水平位を保つことができず，腰椎部の椎骨間の動きには，非生理的な動きになりやすく，腰痛を引き起こす要因となる．

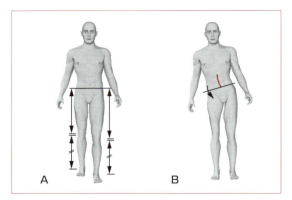

図11　脚長差の代償を骨盤傾斜で行う
A：大腿骨の短縮がある場合．臥床時に大腿骨，下腿骨のいずれかの短縮がある場合では，上前腸骨棘から内果（棘果長），もしくは外果までの長さに左右差がみられる．
B：脚長差の補正．大腿骨や下腿骨の長さに左右差があれば，立位で短縮している下肢側の骨盤が下制して立位の安定性を補償する．そのため腰椎部は過度に側屈され，腰痛を引き起こす原因となる．この場合では足底板，靴敷の厚さなどで骨盤が水平位に近づくように調整する．

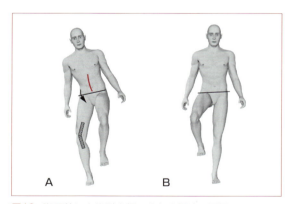

図12　脚長差により引き起こされる腰痛の要因
A：内反膝や膝関節伸展制限がある場合の右単脚支持，B：健全な下肢の左単脚支持
立位から下肢の交互単脚支持を行う際，膝関節に内反変形や伸展制限があると機能的下肢長が短くなり，短縮側の骨盤下制がみられる．そのため腰椎部には過度に側屈され，腰痛を引き起こす原因となる．

屈曲拘縮や内反変形がみられ，立位の状態から左右脚交互の片脚立位をしてもらい，前額面の骨盤傾斜を注意深く観察する．空中に浮いた足部が接床する直前に，脚長が短い側（棘果長が短縮している側）の骨盤が過度に下制する（図12）．

9）側彎による見かけ上の脚長差
脚長に差がないにもかかわらず左右脚交互の片脚立位で，前額面の骨盤傾斜の大きさに差が生じることがある．骨盤傾斜に影響するのは下肢の問題ばかりではなく，側彎に代表されるように胸腰椎部の可動性が低下している場合である（図13）．

3　日常生活の諸動作で生じる腰痛の要因

1）目線よりも高い所の物を取る
目線よりも高い位置に上肢をリーチするには，肩関節の屈曲可動域が必要となる．しかし肩関節屈曲可動域制限がある場合では，腰椎の伸展および股関節伸展によって代償されるため，過度な腰椎前彎が繰り返し生じることになり腰痛を引き起こす原因となる（図14-A）．

それに加えて胸椎の伸展可動域制限や胸郭の可動性低下がある症例では，上肢挙上に伴う胸椎部

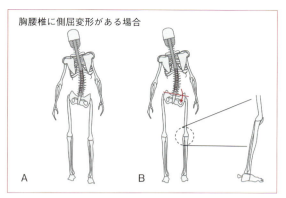

図13 胸腰椎側彎の代償を骨盤傾斜で行う
A：脊柱に変形があり前額面で胸腰椎の側彎や可動性低下がある場合，臥位ではで定型化された胸腰椎に合わせて，骨盤が傾斜する．腰椎部には過度に側屈され，腰痛を引き起こす原因となる．骨盤の下制側の下肢は，見かけ上に延長する．
B：胸腰椎の側彎や可動性低下がある場合，骨盤傾斜によって見かけ上の脚長差が生じるが，立位では骨盤が下制している側の膝関節を屈曲位にすることで機能的下肢長の調整をする．いずれにしても，腰椎部には過度な側屈により腰痛を引き起こす要因となる．

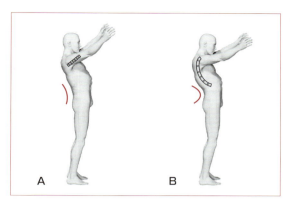

図14 上肢挙上により引き起こされる腰痛の要因
A：肩関節屈曲の可動域制限がある状態で，上肢を目線より挙上する必要がある場合，過度な腰椎伸展や股関節伸展によって代償する．過度な腰椎前彎は，腰痛を引き起こす．
B：胸椎の伸展可動域制限や胸郭可動性が減少している者では，上肢を目線より挙上する必要がある場合，過度な腰椎伸展によって代償される．肩関節屈曲の可動域制限があれば，その影響がより強まることとなる．

の伸展運動の低下を腰椎部で代償するため，より増強した腰椎前彎が生じやすくなる（図14-B）．そのため腰痛を呈する患者に対して，胸椎部の可動性の確認は必要不可欠なものとなる．

2）立位で床の物品を取り上げる動作
① 理想的なしゃがみ込みと拾い上げ

立位の状態から床にある物品を手で拾い上げる際には，床面と骨盤の距離を縮めるために十分な膝関節の屈曲運動と足関節の背屈運動が必要となる．十分に膝を曲げて腰を下げた肢位から，床面の物品を拾い上げるほうが，下肢の筋力を利用できるので腰部にかかる負担も少なくなる（図15）．

② 足関節の背屈制限（下腿三頭筋の短縮）

足関節背屈可動域制限があると，下腿前傾が妨げられるため，膝関節屈曲の可動域制限がないにもかかわらず膝関節の屈曲運動がみられなくなる．それは下腿前傾が妨げられた状況下で膝関節が屈曲すれば，身体重心が容易に足部の支持基底面の後方に逸脱しやすくなるためである．その影響を少なくするために過度な股関節や腰椎部の屈曲運動がみられる．過度な腰椎部の屈曲運動の繰り返

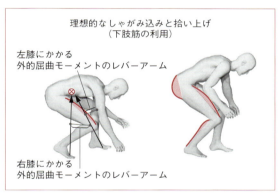

図15 理想的な拾い上げ動作では膝を深く曲げる
膝を深く曲げるということは，左右脚の床反力ベクトルが膝関節の屈伸軸の後方を通過するので，膝関節を屈曲させる外力が大きくなる．それに抗する大腿四頭筋の筋力が必要となる．床にある物品を拾い上げる際には，膝を深く曲げてしゃがみ込んだ姿勢から，物品を自分の身体重心に近づけてから，大腿四頭筋，大殿筋および下腿三頭筋の各筋を有効に用いて持ち上げるといった方法を推奨する．

しやそれに加えて重量物を拾い上げることは，椎間板の変性を助長して，結果的に腰痛を引き起こす原因となる（図16-A）．

③ 大腿四頭筋の筋力低下

理想的なしゃがみ込みと拾い上げの項で説明したように，膝を曲げて床にある物品を拾い上げた

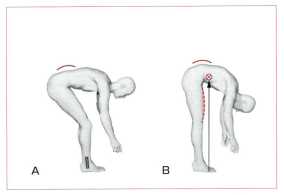
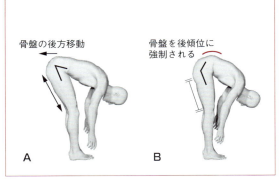

図16 拾い上げ動作で引き起こされる腰痛の要因①
A：足関節の背屈可動域制限（下腿三頭筋の短縮）．足関節の背屈可動域制限があると，床にある物品を拾い上げる際に，過度な股関節の屈曲や腰椎部の屈曲が生じる．過度な腰椎部の屈曲運動の繰り返しや重量物を拾い上げることは，椎間板の変性を助長して，結果的に腰痛を引き起こす原因となる．加えて股関節屈曲の可動域制限があると，より腰椎部のみで屈曲可動域を確保する必要があるため，その影響は大きくなる．
B：大腿四頭筋の筋力低下．大腿四頭筋の筋力低下がある場合，床反力ベクトル（静止時では重心線と同様）を膝関節の屈伸軸の後方に位置すると膝関節には屈曲される外力が生じるが，それに対抗する大腿四頭筋の筋力がないと，膝関節を伸展位の状態で，床の物品を拾い上げようとする．その場合，過度な腰椎部の屈曲運動が生じ，腰痛を引き起こす原因となる．

図17 拾い上げ動作で引き起こされる腰痛の要因②
A：ハムストリングスの伸張性が十分にある場合．床を手で触るように体幹を前屈する際に，股関節屈曲の可動域を制限しないようにハムストリングスの伸張性は重要となる．ハムストリングスの伸張性が十分にある場合では，骨盤の後方移動がみられ，骨盤の前傾すなわち股関節屈曲が大きく，腰椎部の屈曲可動域は少ない．
B：ハムストリングスの伸張性が十分にない場合．ハムストリングスが短縮している場合，床を手で触れるような課題を実施すると，ハムストリングスは坐骨結節に付着しているため，骨盤を後傾位に強制するものとなり，骨盤の後方移動もみられない．結果的に股関節の屈曲運動が制限され，その制限された分の腰椎部の屈曲可動域が必要となる．過度な腰椎部の屈曲は，腰痛を引き起こす原因となる．

ほうが，腰部にかかる負担も少ない．しかし大腿四頭筋に筋力低下がある場合では，十分に膝を曲げることができないため（図16-B），膝を伸ばした肢位で床の物品を拾い上げる方法で代償し，腰椎部の過度な屈曲が生じて腰痛を引き起こす原因となる．

④ ハムストリングスの短縮

ハムストリングスの伸張性が乏しい場合，立位からの体幹前傾時に股関節の屈曲可動域が制限されるため，腰椎部での屈曲可動域がより必要となる．そのため椎間板にかかる負担が大きくなり，腰痛を引き起こす原因となりやすい（図17）．

クリニカル・テクニック
腰椎骨盤リズム

患者に直立位から両手で床を触るように体幹前傾をしてもらい，腰椎部の屈曲と股関節の屈曲の割合を確認する．

腰痛がない健常な人であれば，立位から体幹を前傾するときに，矢状面からみると，直立位から初期局面には腰椎部の屈曲の割合が大きく，最終局面になるほど股関節の屈曲の割合が大きくなる（腰椎骨盤リズム）（図18）．逆説的に考えると，初期局面の

腰椎屈曲が乏しければ，体幹が前傾していく分，上半身重心がより前方に変位するため，腰背筋に課せられる要求も大きくなり，そして仙骨近傍の腰椎にかかる剪断力も非常に大きくなる．したがって腰椎骨盤リズムは，合理的な動作といえる．

腰痛を呈する患者では，股関節の可動域制限，ハムストリングス，腰方形筋の短縮，および殿筋や腹横筋の筋力低下によって，自発的な立位姿勢で骨盤

が正対位から逸脱していることから，立位からの体幹前傾運動で，この腰椎骨盤リズムに変調が生じる[6]．

腰椎骨盤リズムの変調は，腰痛を引き起こす原因にもなる．例えば，股関節の可動性低下は，過度な腰椎の屈曲で代償する．それを頻繁に行うことで，椎体前面に圧縮力により椎間板の変性につながる．そして腰背部の靱帯および軟部組織に対しては伸張ストレスが加わり腰痛を引き起こす原因となる．逆に腰椎部の可動性低下は，股関節や腰椎に隣接する仙腸関節や胸椎での過剰な動きを助長することになる．

腰痛患者でこの腰椎骨盤リズムの変調は，腰痛があることで防御的に腰椎部の動きを少なくするように続発的に生じているものか，腰椎骨盤リズムの変調自体が腰痛を引き起こすという，原因と結果の両

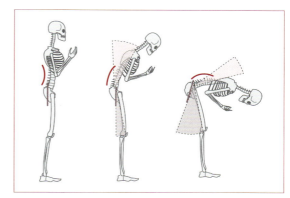

図18 腰椎骨盤リズム

方が組み合わさっている．理学療法士は，腰痛患者を健常者のような腰椎骨盤リズムに改善することが，腰痛の予防もしくは介入に関して重要となる[7]．

3）重量物の運搬

身体の前方で物品を持って運搬する際には，できるだけ物品を身体に近づけ，かつ身体重心位置よりもわずかに高い位置で持つことが好ましい（図19）．なぜなら物品を身体から遠ざけて持ってしまうと，体幹に屈曲される外的モーメントが大きくなり，それに抗する体幹伸展筋が必要となるためである．仮に体幹伸展筋が弱い場合には，腰背筋の損傷を惹起してしまう．その体幹伸展筋にかかる負担を少なくするための適応として，前方の物品の質量に対して，自分の身体質量を後方に配置する戦略（カウンターウエイト）を用いることが多い．その戦略の長期間の利用は，過度な腰椎の前彎となり，逆に椎間関節への負担が大きくなる．

4）スポーツ動作の基本姿勢：構えの姿勢

競技スポーツの基盤となる構え，いわゆるアスレチックポジションは，さまざまなスポーツ動作において，動作開始する直前と終了時の姿勢である．その姿勢は足関節背屈による下腿前傾を伴いながら股関節と膝関節を屈曲し，腰椎は前彎しないで体幹を前傾位，頭頸部を一直線にしたフォームである．ちょうど，矢状面で，胸骨と膝部の近傍と母趾球を結ぶ線が床への垂直線になる（図20-A）．

① 足関節背屈の可動域制限

足関節の背屈制限がある状態でスクワットや構えの姿勢を実施すると，下腿前傾が妨げられ，隣接関節である膝関節も屈曲しづらくなる．なぜなら膝関節を屈曲すると身体重心が後方に移動して後方に不安定となるためである．その後方への不安定を補償するために過度な股関節の屈曲と，前方へ視線を向けるために過度な腰椎の前彎が生じる（図20-B）．

このような過度な腰椎の前彎を伴う構え姿勢は，椎間関節の前方への剪断力となり，腰椎分離症などを引き起こす．

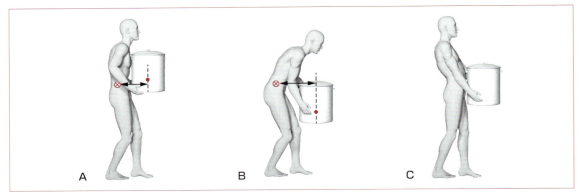

図19 重量物の運搬動作で引き起こされる腰痛の要因
A：好ましい物品の運搬（身体重心近くで持つ）．運搬する物品の質量中心と，自分の身体質量との距離を短くすることで，腰背筋にかかる要求を少なくする．また身体重心位置よりも高い位置で持つことで，下肢筋力も利用できる．
B：好ましくない物品の運搬（遠ざけて持つ）．運搬する物品の質量中心と自分の身体質量との距離が大きいと，前かがみのモーメントが大きくなり，腰背筋にかかる要求が大きくなる．そして椎体前方の椎間板にかかる圧迫力が大きくなる．
C：好ましくない物品の運搬（身体を反らせて持つ）．前かがみのモーメントを減じるために，体幹を伸展してカウンターウエイトを利用するが，過度な腰椎伸展が生じやすくなり，椎間関節への負担が大きくなる．

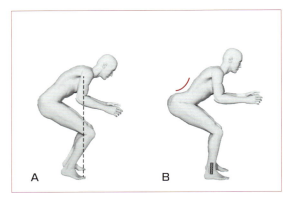

図20 構えの姿勢で引き起こされる腰痛の要因
A：理想的な構えの姿勢は，下腿が十分に前傾し，胸骨と膝部の近傍と母趾球を結ぶ線が床への垂直線になる．
B：足関節の背屈制限がある場合の構えの肢位．足関節の背屈制限があると下腿前傾が妨げられ，身体重心が後方に偏移して，構えの姿勢で後方への不安定となる．その後方の不安定を代償するために過度な股関節の屈曲と，前方へ視線を向けるために過度な腰椎の前彎が生じる．このような過度な腰椎の前彎が繰り返し行われると，椎間関節の前方への剪断力となり，腰椎分離症などを引き起こす．

III 理学療法プログラムの実際

　前置きであるが，腰痛という症候を引き起こす疾患は多くあり，その症候の程度も幅がある．腰痛患者への介入を考える際には，神経学的な所見が明らかにあるのか，ないのかで治療方針が異なってくる．もし腱反射の低下，病巣レベルに関連する麻痺，感覚障害がある場合には，腰部に直接的に可動域拡大や外力が加わるような介入を控えるべきである．安静時にも疼痛があればなおさらである．ここでは下肢に「しびれ」「放散痛」という神経症状を呈していない場合を前提として紹介する．

1 立位時のニュートラルゾーンの調整

①患者が自然な立位姿勢で定型的に過度な腰椎前彎がみられる場合には，腰背筋が短縮位になっている，または腰椎にかかるストレスを少なくするために脊柱起立筋が過緊張し，腰椎の可動

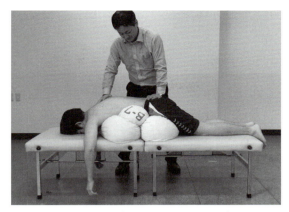

図21 腹臥位で腰椎後彎させるようにリラクゼーション

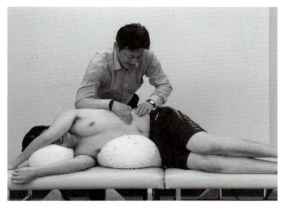

図22 腹部の前側面の軟部組織を背面方向にモビライゼーション

図23 胸郭上部のモビライゼーション

側臥位で凸側の胸郭部の伸張および上肢の屈曲・外転角度を増やして胸郭上を動く肩甲骨の動きを前鋸筋のモビライゼーションを加えながら拡大する．図3に示す「お臍を前に突き出した自然な立位」を取っている人は，胸郭上部は丸めている傾向が強いため，鎖骨が前方回旋位，肩関節は内旋位になるので，上肢を外転外旋しながら，第1，2肋骨と鎖骨との境界を広げるように大胸筋や小胸筋の軟部組織のモビライゼーションを実施する．

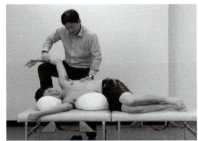
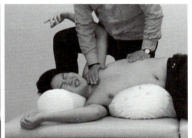

性低下がみられると報告されている[6]．そのため脊柱のニュートラルゾーンへの可動性を獲得するために，腹臥位で腹部下に枕やクッションを入れてリラクゼーションから開始する（図21）．このとき，腰椎が屈曲されるので，椎間板圧が高くなるため，痛みやしびれが生じる場合は，中断する．

②図3に示す「お腹を前に突き出している」自然な立位姿勢を選択している人は，骨盤前傾位になっており腹部の前側部の軟部組織が前方へ偏倚していることが多い．体幹を軽度屈曲した状態の側臥位で，腰部下側に枕やクッションを入れ，腹部の前側部の軟部組織を背面へ滑走させることを促す（図22）．

③図3に示す「腰を前に突き出した立位姿勢」では，カウンターウエイトを利用した姿勢保持を取りやすいので，体幹は後傾し，胸椎部は可動性が少なくなっていることが多い．したがって体幹を軽度屈曲した状態の側臥位で，胸椎部下側に枕やクッションを入れ，胸郭の運動性拡大を徒手的に行う（図23）．

①〜③までニュートラルゾーン肢位になるまでの潜在的な可動域を作る．その後クリニカル・テクニックで示した腰痛患者の後方不安定性に対する姿勢戦略において，股関節戦略を多用している症例に対しては以下の④，⑤の方法を行い，立位動作でのニュートラルゾーンの支持を担うローカルマッスルの活動を賦活するために後方不安定性に対する足関節戦略を経験させる．

④後方不安定性に対して足関節戦略を促して，腰

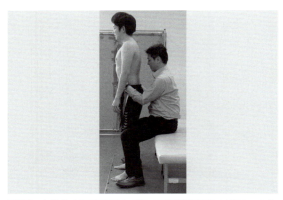
図24 立位後方不安定性に対して骨盤後傾およびローカルマッスルの収縮を促す

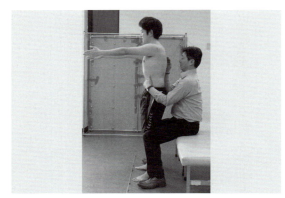
図25 自動肩関節挙上運動にて，ローカルマッスルを活動させて骨盤後傾位を保持

椎部の後彎方向への動きを誘導する（図24）．理学療法士は患者の後方でベッドに座り，骨盤部を後方へ誘導し，患者の大腿部を後方へ誘導して足関節戦略を促し，胸骨下部を前方から圧迫しながら，胸腰椎部を屈曲させ，数秒保持する．そしてそれを数回経験させることで，足関節戦略の活性化を行う．

⑤小学生が整列するときによく行われる「前へ，ならえ！」を行ってもらう．理学療法士の誘導がなければ，患者が「前へ，ならえ！」を行う際，上肢の挙上によって，上肢の部分重心が前へ配置されると，体幹を後傾方向に動かし，カウンターウエイトにて姿勢を安定させる傾向が強い．それはまた過度な腰椎の前彎を強めることになる．したがって，理学療法士は④と同じく，骨盤部を後方へ誘導してから，上肢を前方に挙上する最中に，体幹後傾の動きを制限し，胸骨下部を前方から圧迫してローカルマッスルをタッピングや圧迫などで刺激して，筋収縮を促す（図25）．

文献

1) Ebenbichler GR et al：Sensory-motor control of the lower back：implications for rehabilitation. Med Sci Sports Exerc 33：1889-1898, 2001
2) 金岡恒治ほか：運動器の組織障害の進行．腰痛のプライマリ・ケア 腰痛者と向き合う時の必携書，文光堂，東京，28-34, 2018
3) Jacobs JV et al：A history of low back pain associates with altered electromyographic activation patterns in response to perturbations of standing balance. J Neurophysiol 106：2506-2514, 2011
4) Popa T et al：Adaptive change in postural strategy selection in chronic low back pain. Exp Brain Res 177：411-418, 2007
5) Adamiak MC et al：Low back pain：axioms and controversies. Ulutas Med J 1：94-99, 2015
6) Zawadka M et al：What factors can affect lumbopelvic flexion-extension motion in the sagittal plane？：A literature review. Hum Mov Sci 58：205-218, 2018
7) Tafazzol A et al：Lumbopelvic rhythm during forward and backward sagittal trunk rotation：combined in vivo measurement with inertial tracking device and biomechanical modeling. Clin Biomech 29：7-13, 2014

徒手療法を評価に用いて腰痛に挑む

成田 崇矢

腰痛改善のための徒手療法を行う際の着眼点

➤ 椎間板性腰痛の病態を理解し，徒手療法を評価に用いる．
➤ 椎間関節性腰痛の病態を理解し，徒手療法を評価に用いる．
➤ 仙腸関節性腰痛の病態を理解し，徒手療法を評価に用いる．

　まず，腰痛の発痛部位は何かということを考え，次にその部位へのメカニカルストレスを推察し，メカニカルストレスを軽減させるために必要性があれば，徒手的介入を行う．

I 腰痛に徒手療法を用いる際のクリニカルリーズニング

はじめに

　腰痛といっても，痛みを有している組織はさまざまである．どの組織が発痛源か断定することは困難であるが，徒手的な介入を行う前にどの組織が発痛源か仮説を立て，検証する必要がある．問診や運動時痛の出現する疼痛部位や痛みの表現の仕方から腰痛の発痛部位が椎間板，椎間関節，筋・筋膜，仙腸関節，末梢神経のどこか仮説を立て検証し，サブグループ化することで，理学療法が成功する可能性が高いことを臨床上経験している．本稿では，特に椎間板，椎間関節，仙腸関節が発痛部位だと推定した場合の，理学療法について解説している．この発痛部位の推定は，他職種，特に整形外科医との連携が重要となる．

　発痛部位を推定した後，その部位へどのようなメカニカルストレスがかかり，痛みを誘発（悪化）させているか仮説を立てることが重要である[1,2]

（図1）．このメカニカルストレスを軽減させることが理学療法の基本であり，メカニカルストレスを考慮した推論を立てることができるのが理学療法士のストロングポイントである．このメカニカルストレスを減じるために必要性があれば，徒手療法が選択される．ここでいう，徒手療法とは，単に徒手を用いて行う治療，いわゆる徒手療法だけでなく，その後に続く，運動療法も含んでいる．このため，本稿では，単に徒手的治療法の解説でなく，その後に続く運動療法，その際に行ったクリニカルリーズニング（臨床推論）もあわせて，紹介している．また，過度の徒手的介入は，患者が腰痛を改善させる際，理学療法士への依存度を高め，患者自身が腰痛を改善させたという成功体験を得る機会をなくしてしまうリスクがあることを理解しておく必要がある．

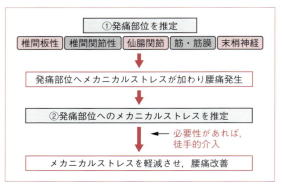

図1 腰痛に徒手療法を用いる際のクリニカルリーズニング

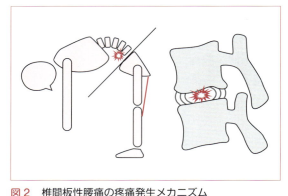

図2 椎間板性腰痛の疼痛発生メカニズム
炎症が起こっている椎間板に刺激症状（屈曲動作による内圧の上昇）が加わると疼痛が誘発される．

1 問診，脊柱所見，動作時痛時の仮説について

問診，脊柱所見，動作時痛を確認した際，発痛部位がどこか，仮説を立てることは重要である．このときのポイントは，1つの仮説ではなく，なるべく多くの仮説を立てておくことである．発痛部位に対して，多くの仮説を立てられるようになるには病態の理解が必須であり，あらかじめ学習が必要となる．

2 疼痛除去テスト

これまで運動器疾患の発痛部位の推察には，圧痛や疼痛誘発テストが行われている．われわれは，腰痛の発痛部位を特定することを目的に，徒手介入で推定障害部位への負荷を減じてその効果を診る"疼痛除去テスト"を用い評価を行い，機能的腰部障害（非特異的腰痛）を椎間板性，椎間関節性，仙腸関節性，筋・筋膜性に分類している．この方法は，診断的ブロック注射と同様にテスト施行前後の疼痛の軽減にて発痛部位の特定を行う．

II 椎間板性腰痛に対する徒手療法

1 椎間板性腰痛の病態

椎間板性腰痛は，椎間板を構成する線維輪や髄核，椎体終板の神経終末が刺激され生じる疼痛と定義されている．正常状態では，髄核に神経線維は存在しないが，変性の過程で感覚神経の自由神経終末が変性髄核に侵入（炎症）する．腰椎が屈曲し，椎間板内圧が高まり，この自由神経終末が刺激を受けると疼痛が誘発される[3]（図2）．

2 椎間板性腰痛に対する徒手療法の実際

上記のように，椎間板性腰痛の病態は，椎間板内圧が高まるような刺激が入ることで，疼痛が誘発される．このため，椎間板性腰痛に対する徒手的理学療法は，動作時の椎間板性内圧を軽減させることを主眼におく．

ここで症例を紹介しながら，椎間板性腰痛に対する徒手療法について解説する．

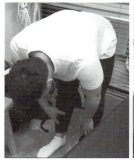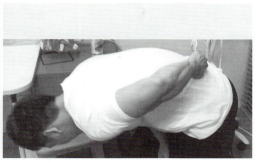

図3 徒手的介入前の前屈の様子
右図の腕で示した部分に限局した部位に疼痛が出現する.

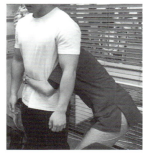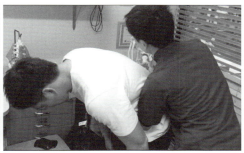

図4 マリガンコンセプト：SNAGS法

症例1：大学4年生，ボディビル選手

- 現病歴：5カ月前にデッドリフトをした際に，急性腰痛出現．その後腰痛と下肢痛が続くが練習は可能であった．3日前にライイングレッグカールで反ったときに腰痛出現．左殿部痛（左仙腸関節付近）あり．
- 画像所見：X線異常なし．MRIは撮っていない．
- 脊柱所見：前屈痛が最も強い（図3），伸展時痛あり，Kempテストでの痛みなし．

圧痛はL5棘突起に強い．左腰部に圧痛あり．大腿神経伸展テスト（femoral nerve stretching test：FNST）陰性．下肢伸展挙上（straight leg raising：SLR）陰性も左は挙上時にて殿部痛が誘発される．

① 問診，脊柱所見，動作時痛を確認した際の仮説

受傷機転や前屈時に疼痛が強いことから，椎間板性腰痛の可能性が高い．しかしながら，脊椎付近に限局した疼痛であることから，椎間関節性腰痛の可能性や殿部痛が出現することから仙腸関節が発痛部位である可能性が考えられる．

② 徒手的介入（疼痛除去テスト）：検証作業

- マリガンコンセプトの持続的椎間関節自然滑走法（sustained natural apophyseal glides：SNAGS）を左L5/S1間に行うも疼痛改善なし（図4）．
- SNAGS変法：DISC SNAGSにて前屈時痛2～3割に改善（図5）．数分後には前屈時痛再発．

③ 徒手的介入（疼痛除去テスト）をした際の仮説

椎間関節の挙動を変化させるSNAGSでは疼痛は変化がなく，内圧を減少させる目的の徒手的介入（DISC SNAGS）では，疼痛が軽減することから，発痛部位は椎間板であると推定する．椎間板性腰痛は炎症を起因としており，一時的に疼痛が軽減しても数分後に再発する点で，病態と一致していると考える．

また，受傷機転は，ライイングレッグカールであり，この際，かなり腹腔内圧を高めて行ったと推察する．このため，これらの筋力向上エクササイズの際に多裂筋を賦活化し，内圧が高まらないように，予防する必要があると考え，四つ這い位での下肢挙上運動を指導する．

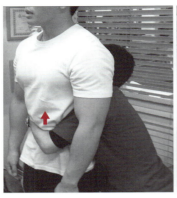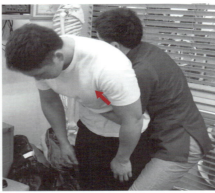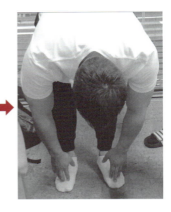

図5 SNAGS 変法：DISC SNAGS
SNAGS の要領で障害椎間の上位棘突起に当てた手と腹部に回した反対の上肢を用いて，患者を持ち上げ椎間板内圧を減弱させる目的で筆者が考案．即時的に疼痛は numerical rating scale（NRS）10 → 2 に軽減するが数分後には再発する．

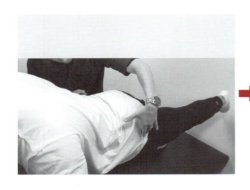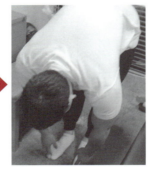

図6 四つ這い位での下肢挙上運動
多裂筋を賦活化したい場合には，骨盤を軽度前傾位で行うとよい．骨盤が後傾位の場合，腹筋群が賦活化される．

④ 四つ這い位での下肢挙上を指導（図6）

　DISC SNAGS の数分後に再発した腰痛も，四つ這い位での下肢挙上運動後には再び疼痛改善した．このため，この四つ這い位での下肢挙上運動をホームエクササイズとして指導した．

クリニカル・テクニック
ホームエクササイズへの導入

1．成功体験

　徒手的介入やエクササイズにより，疼痛が軽減する成功体験をすると，理学療法士への信頼度の向上や自身で腰痛を改善しているというセルフエフィカシーが高まる．特にエクササイズにより，疼痛が即時的に改善することを体験するとホームエクササイズの実施率が高くなる．このため，できる限り徒手的介入は少なくし，患者自身の運動で疼痛が軽減する経験を促すことが重要である．

2．リラクゼーションエクササイズ

　理学療法士も患者もエクササイズは，つらいほうが効果的であると考えている場合が多い．しかしながら，筋の過緊張が症状を誘発しているのであれば，筋を弛緩するリラクゼーション方法を習得する必要がある．このため，筋をリラックスさせることもトレーニングであることを理解させ，その状態が楽であるという成功体験を導き，モーターコントロールの変容を図っていくことが重要である．

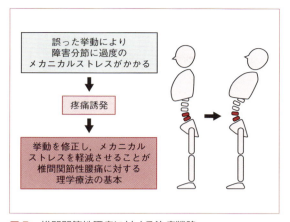

図7 椎間関節性腰痛に対する治療戦略

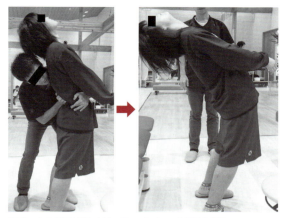

図8 L4棘突起に対して unilateral SNAGS
疼痛が棘突起のやや左側に限局しているので，L4棘突起を左側から右肩の方向へグライドを加える unilateral SNAGS を選択．

Ⅲ 椎間関節性腰痛に対する徒手療法

1 椎間関節性腰痛の病態

　椎間関節性腰痛は，椎間関節の構成体（骨，関節包線維，滑膜，硝子軟骨）および機能変化が起因となる痛みと定義されている．椎間関節関節包，関節突起の筋付着部には侵害受容器が多く存在することから，特に伸展動作などのメカニカルストレスにより，腰痛の発痛源になりうる[3]．

2 椎間関節性腰痛に対する徒手療法の実際

　上記のように，椎間関節性腰痛の病態は，椎間関節構成体への過度なメカニカルストレスが生じた際に，疼痛が誘発される．このため，マルアライメントとの関連性があり，椎間関節性腰痛に対する徒手療法は，椎間関節の挙動を変化させ，メカニカルストレスを軽減させることを主眼におく（図7）．
　以下に症例を紹介しながら，椎間関節性腰痛に対する徒手療法について解説する[2, 4]．

症例2：高校3年生，バスケット選手

- 現病歴：半年前より誘因なく，バスケット動作時や長時間の座位時に疼痛出現．
- 画像所見：X線異常なし．MRIは撮っていない．
- 脊柱所見：屈曲（左腸骨稜付近），伸展，左側屈（L4/5棘突起付近）時痛あり．伸展時痛が最も強い．

① 問診，脊柱所見，動作時痛を確認した際の仮説

　伸展，左側屈時には，L4/5棘突起付近，屈曲時，長時間の座位時には左腸骨稜付近に疼痛が出現することから，伸展や左側屈時と屈曲時の疼痛発生メカニズムは異なり，伸展や左側屈時の疼痛は，椎間関節挙動不良による椎間関節性の疼痛の可能性が高く，屈曲や長時間の座位時は筋・筋膜が発痛部位の可能性が高い．

② 徒手的介入（疼痛除去テスト）：検証作業

　左L4棘突起に対し，マリガンコンセプトのunilateral SNAGSを行うと伸展時，左側屈時の疼痛は，即時に0になる（図8）．徒手的介入前後のX線画像により，S1-L1伸展角度は介入前67.3°→介入後84.2°と可動性は向上した（図9）．

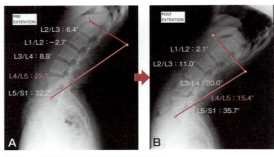

図9 症例の介入前後のX線画像
A：介入前（S1-L1：67.3°），B：介入後（S1-L1：84.2°）
徒手的介入により疼痛だけでなく，伸展可動性も変化した．徒手的介入をしているときだけでなく，介入後も可動性の変化は保たれていることから，徒手的介入（SNAGS）はモーターコントロールの改善に寄与しているといえる．また，徒手的介入を行ったL4/L5のみ可動性が低下していることから，SNAGS前はL4/L5分節のみ過剰に動くヒンジ動作をしており，椎間関節にメカニカルストレスを加えていたことが推察できる．

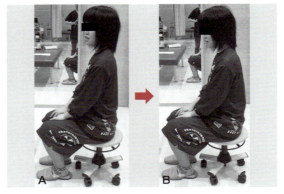

図10 症例の座位姿勢
Aは通常の座位姿勢．脊柱起立筋群が過緊張し，座っている．Bは股関節屈筋群を使い骨盤を前傾させた姿勢．本人からBのほうが楽であるという言葉が聞かれた（成功体験）ため，気がついたときにこの姿勢に修正するように指示をした．

③ 徒手的介入（疼痛除去テスト）をした際の仮説とその後の理学療法

椎間関節の挙動を変化させるSNAGSを行った後，動作時痛がなくなったので，疼痛部位は椎間関節であったと考えた．椎間関節伸展挙動の不良は，腹筋群の遠心性収縮機能，股関節，胸椎伸展可動性低下などの機能低下が関与している可能性が高い．

機能評価を行った結果，伸展動作の関連機能である腹筋の遠心性収縮が困難であったため，指導を行った．

また，長時間の座位時には脊柱起立筋群が過緊張していることが明らかになった（図10）ため，長時間の同姿勢の際の腰痛の発痛部位は筋・筋膜性だと考えた．

IV 仙腸関節性腰痛に対する徒手療法

1 仙腸関節性腰痛の病態

仙腸関節部痛の有訴者は，腰痛を主訴に医療機関を受診することが多く，特異的な画像所見はないため，非特異的腰痛と診断されやすい．痛みの部位は上後腸骨棘（posterior superior iliac spine：PSIS）付近の局所であることが多く，疼痛増悪因子は，体幹の前屈や後屈，股関節の屈曲や伸展時に疼痛が誘発されるものと，座位や立位のような姿勢を長時間行うことにより疼痛が誘発されるものに大別される[2,5]．村上は，仙腸関節障害の多くのものは，仙腸関節腔内に炎症がない外力による関節の微小なズレ（位置異常）が痛みの原因である[6]としている．われわれの経験でも仙腸関節にニューテーション方向（仙骨が腸骨に対し前傾）に力を加え痛みが改善する者，カウンターニューテーション方向（仙骨が腸骨に対し後傾）に力を加え痛みが改善する者，腸骨に両側方より圧迫を加え痛みが改善する者それぞれ1/3程度である[2,7]ことから，仙腸関節障害は，仙腸関節の位置異常もしくは仙腸関節不安定性という機能不全を有し，スポーツ活動を行うことにより，疼痛が発生していると推測する．

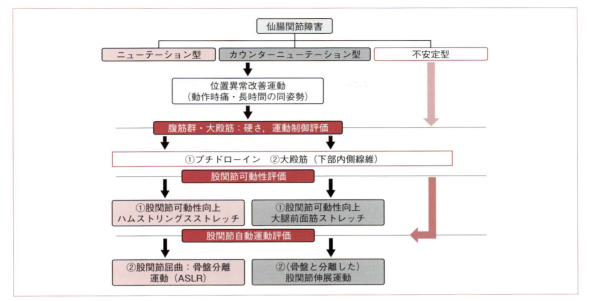

図11 仙腸関節障害に対する徒手療法の実際
仙腸関節障害を，位置異常タイプである仙骨に対し腸骨が後方回旋したニューテーション型，仙骨に対し腸骨が前方回旋したカウンターニューテーション型，不安定型に分類し，それぞれに応じた機能評価（仙腸関節安定化機能，股関節可動性機能）を行い，理学療法を展開する．

2 仙腸関節障害に対する徒手療法の実際

上記のように仙腸関節障害の病態は，仙腸関節の位置異常と不安定性を起因するため，これらを改善するために徒手的介入を試みる．また，仙腸関節障害は，胸腰筋膜が仙結節靱帯と連結していることから周囲筋や股関節可動性，脊椎の可動性との関連も強い[2]（図11）．このため，これらを改善する際にも徒手的介入を用いることがある．

以下に症例を紹介しながら，仙腸関節性腰痛に対する徒手療法について解説する．

症例3：実業団野球選手（内野手：右投げ，左打ち）
- 現病歴：半年前より仙腸関節部に疼痛出現．特にバッティング動作で疼痛出現．他院で仙腸関節部にブロック注射を行うと2週間は痛みがないが，再発する．最近は，日常生活も困難である．
- 画像所見：X線異常なし．MRIは撮っていない．
- 脊柱所見：伸展時痛が最も強い〔visual analogue scale（VAS）7〕，前屈痛あり．特に前屈は可動性制限あり．疼痛部位は，左PSIS付近局所であり，one finger sign陽性（図12）．下肢自動伸展挙上（active straight leg raising：ASLR）陽性．P4テスト陽性（図13）．Kempテストでの痛みなし．バッティング動作時左股関節内旋にて胴部に疼痛出現．
- 既往歴：腰痛が出現する少し前に左ハムストリングスの肉離れをしたとのこと．

① 問診，脊柱所見，動作時痛を確認した際の仮説

疼痛出現部位や疼痛誘発テスト（ASLR，P4テスト）の結果から，発痛部位は仙腸関節の可能性が高い．また，左腸骨が後方回旋するときやバッティング動作の左股関節内旋時に疼痛が誘発されていることから，仙腸関節が出現する悪化因子に股関節の可動性が関連している可能性が高い．

② 徒手的介入（疼痛除去テスト）：検証作業（図14）

検証作業として，仙腸関節に徒手的にニューテーション，カウンターニューテーション，圧迫

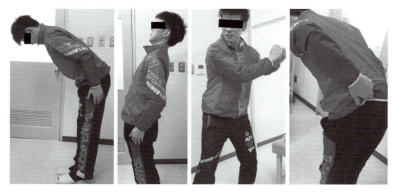

図12 症例の動作時痛
動作により強い疼痛が出現し，日常生活も困難である．

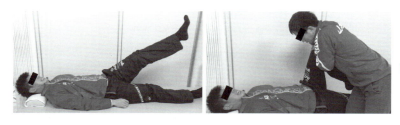

図13 仙腸関節疼痛誘発テスト（ASLR，P4テスト）
ともに陽性であり，特に左腸骨の後方回旋に対する不安定性が推定される．

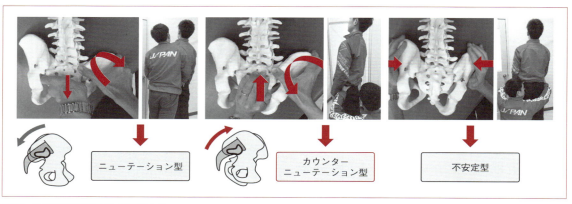

図14 仙腸関節に対する徒手的介入
マリガンコンセプトのmobilization with movement（MWM）を応用して評価方法に用いている．

を加え，安定させ動作時痛が出現する動作を行った結果，ニューテーションさせた際に，疼痛が軽減したため，発痛部位は仙腸関節であり，本症例はカウンターニューテーション位に仙腸関節があることで疼痛が出現するカウンターニューテーション型であると判断した．

③ 関連（悪化）因子の評価と介入
- 股関節内旋可動性：他動運動時にPSIS付近に疼痛が出現．このため，大殿筋仙骨付着部付近の滑走性を改善させる徒手的介入を行った．徒手的介入後，股関節内旋可動性は向上し，PSIS付近の疼痛は消失した（図15）．

しかしながら，股関節内旋により，坐骨部付近に疼痛が出現．このため，仙結節靱帯とハムストリングス，内転筋とハムストリングス間の滑走性改善を目的とした徒手的介入を行ったところ，線

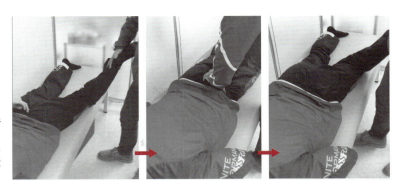

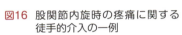

図15 股関節内旋制限に対する徒手的介入の一例
大殿筋と中殿筋間の滑走性を改善させる介入により可動性が改善し、PSIS付近の疼痛は改善した．

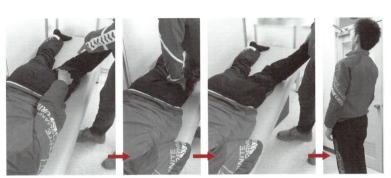

図16 股関節内旋時の疼痛に関する徒手的介入の一例
PSIS付近の疼痛は改善したが、疼痛出現部が坐骨結節付近に変化したため周囲の組織の滑走性を改善させる徒手的介入を行った．

維化したしこりを触れ、強い圧痛あり．確認したところ、当初、筋挫傷をした部位であるとのことだった．徒手的介入により、股関節内旋時の疼痛、自動運動時痛は改善した（図16）．

しかしながら、バッティング動作時の疼痛は残存したため、腹横筋単独収縮の評価をしたところ、うまく行えなかった．このため、腹横筋単独収縮の指導を行い、最終的に、バッティング動作時に腹横筋を単独収縮させることで疼痛が出現しなくなった．本人が、バッティング動作時のよい方法を学習（成功体験）したため、それを意識して行うように指示し、今回のセッションは終了となった（図17）．

クリニカル・テクニック
組織間の滑走性

深筋膜と筋外膜、筋間などの間には組成結合組織が存在し、それらの間を滑走するという機能を有する．滑走性の低下そのものは決して機能低下ではないが、痛みを誘発させる悪化因子になる場合には、滑走障害という機能低下になり、改善する必要がある．ここで示した症例のように、滑走障害は範囲が広いことが多く、徒手的介入により疼痛部位が変化していくことは臨床上よく経験することである．

おわりに
腰痛に対する徒手的理学療法を椎間板性腰痛、椎間関節性腰痛、仙腸関節障害に対する各症例をもとに解説した．多くの運動器疾患は1つの問題ではなく、多くの因子が関連していることが多い．このため、発痛部位を特定し原因動作、増悪因子を改善させることが再発予防の観点からも重要である．古典的な徒手療法だけで終了すること

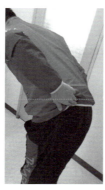

図17 症例3のまとめ
発痛部位は仙腸関節，原因動作はバッティング動作，体幹部の増悪因子は腹横筋の単独収縮が困難であった．隣接関節の増悪因子は，左股関節内旋制限が存在した．これらすべてが改善しなければ，一度疼痛が改善しても再発する可能性が高い．

はなく，ほかの理学療法と組み合わせて行う必要がある点を強調したい．しかしながら，器質的な問題を含んだ機能障害に関しては，徒手療法は大きく力を発揮することから，運動器疾患にかかわる理学療法士には必須の技術である．今後はアートとしてではなく，サイエンスとしても発展する可能性があり，徒手療法の発展は，理学療法全体の発展に寄与すると考えている．

文献

1) 成田崇矢：脊柱理学療法の概要．脊柱理学療法マネジメント，成田崇矢（編），メジカルビュー社，東京，2-11，2019
2) 成田崇矢：腰痛に対する徒手療法の応用と機能的障害に特異的な運動療法とは？ 腰痛の病態別運動療法，金岡恒治（編），文光堂，東京，61-81，2016
3) 加藤欽志：病態を知る（腰椎）．脊柱理学療法マネジメント，成田崇矢（編），メジカルビュー社，東京，39-41，2019
4) 成田崇矢：腰椎椎間関節捻挫，椎間関節機能障害．ケースで学ぶ徒手理学療法クリニカルリーズニング，藤縄 理（編），文光堂，東京，162-168，2017
5) 金岡恒治：仙腸関節障害の診療．MB Orthop 29：103-108，2016
6) 村上栄一：仙腸関節由来の腰痛．日腰痛会誌 13：40-47，2007
7) 成田崇矢ほか：徒手療法を用いた腰痛の病態評価の試み．日整外スポーツ医会誌 37：22-26，2017

腰痛の外科的治療を理解し術後理学療法に挑む

山﨑 良二，仲見 仁

腰椎術後理学療法のための着眼点

➤ 腰椎手術の適応と術式について理解する.
➤ 腰椎術後理学療法プログラムの実際を理解する.
➤ 腰椎手術患者の経過を知る.

　腰椎手術を受ける患者は，単なる腰椎の運動障害を呈しているだけでなく，神経障害による筋力低下や知覚障害を有していることが多い．術前評価で得られた神経障害が術後に改善するのか，回復に時間を要するのか，術後理学療法の計画を立てるために理学療法士も医師と同じくその経過を知ることで，より実用的で効率のよい理学療法を施行することが可能になる.

I 腰椎疾患に対する手術療法の適応と術式

はじめに

　腰椎の手術の多くは腰痛だけでなく，腰椎疾患に伴う神経障害を治療するのに施行することが多い．脊柱変形によるバランス不良を治療するための脊椎変形矯正手術は，侵襲が大きく手術方法や術後経過も通常とは大きく異なるため，ここでは取り上げない.

　腰椎の手術を要する頻度の高い疾患は，腰椎椎間板ヘルニア，腰部脊柱管狭窄症，腰椎変性すべり症に代表される．手術は除圧術とインプラントを使用する除圧固定術とに大別される．年齢や内科合併症などによる日常生活の術前活動レベル，手術方法では除圧術か固定術か，また手術の椎間数などにより術後装具（コルセット）の種類・使用期間や術後の理学療法が異なってくる.

　本稿では，まず最初に手術適応について記載し，除圧術が適応になる疾患と手術，固定術が適応になる疾患と手術，術後理学療法について記載する.

1 手術適応

　神経根障害（主に片側の殿部痛や下肢痛のみの症状）であれば自然寛解が見込めることが多く[1]，膀胱直腸障害や会陰部の灼熱感，両下肢のしびれや脱力などを生じる馬尾障害であれば，改善がむずかしいため早期に手術治療を選択してもよいと思われる．一般的に2〜3カ月間の保存治療に抵抗する場合に手術の適応となり，進行性の麻痺や膀胱直腸障害の出現は早期手術の絶対的適応となる．手術適応については患者の社会背景を十分に考慮し医師・患者間の信頼関係から決定すべきで

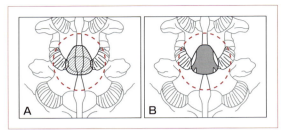

図1 従来型の後方除圧術（L4/5 の除圧術）
A：点線内が椎弓後面の露出部分．斜線部分の黄色靱帯と椎弓を切除する．
B：除圧術後

あるのはいうまでもない．

腰部脊柱管狭窄症の症状が軽度または中等度の患者では，1/3〜1/2は自然経過でも良好な予後が期待できるとされ[2]，神経・機能が急激に悪化することはまれであると報告されている[3]．また，初期治療は保存治療が原則だが，保存治療が無効である場合には，手術治療のほうが臨床成績は優れていると報告されている[4]．

腰椎椎間板ヘルニアについては，自然退縮の報告が多数みられ，そのメカニズムについても報告されている[5]．6週間の保存治療を施行し，1年以内に手術治療を受ける患者の割合は約30〜50％程度とする報告が多い[6]．

2 腰椎後方除圧術

適応疾患：腰椎椎間板ヘルニア，腰部脊柱管狭窄症など

椎間板ヘルニア摘出術を含む，脊椎後方除圧術について説明する．近年は脊椎内視鏡下手術が普及・発展してきており，ヘルニア摘出術と除圧術は内視鏡下に行う施設も多くなってきている[7]．内視鏡下手術の利点は，皮膚切開が小さく，筋肉の剝離は筋線維を分け（スプリット）進入するため侵襲が小さいとされるが，明らかに内視鏡下手術の侵襲のほうが小さいとされる報告はみられない．近年は経皮的内視鏡下手術の報告[8]も増えて

おり，今後のさらなる低侵襲化に期待したい．

当院では従来型の除圧術と内視鏡下除圧術の両方を施行しているが，現状では単椎間の手術は内視鏡下に，2椎間以上の手術は従来型の手術を施行している（図1）．単椎間手術の場合，手術翌日にドレーンを抜去し，スポーツコルセットを使用して離床し歩行を許可している．スポーツコルセットは術後1カ月間使用している．2椎間以上の場合は，手術翌日に軟性コルセットを使用して離床し歩行を許可している．術後2日でドレーンを抜去し，軟性コルセットは術後1カ月間使用している．退院は術後1週を目標とし，若年者で早期退院希望であれば術後2〜4日，下肢麻痺を有する例では術後10〜14日で退院・転院することが多い．

3 腰椎後方除圧固定術

適応疾患：腰椎変性すべり症，変性側彎を伴った腰椎椎間孔部障害など

腰椎変性すべり症や変性側彎を伴った腰椎椎間孔部病変などには除圧固定術を施行する施設も多い．不安定性の定義や術式の選択については施設により異なるが，明らかな不安定性のある腰部脊柱管狭窄症患者については，除圧固定術は除圧術単独よりも良好な成績が得られるとする報告が多い[9]．除圧固定術には後側方固定術（posterolateral fusion：PLF）や後方経路腰椎椎体間固定術（posterior lumbar interbody fusion：PLIF）などがあり，脊椎インプラント（椎体間ケージや椎弓根スクリューなど）を用いることが一般的である．

当院では，除圧固定術としてPLIFを施行することが多い（図2）．除圧固定術についても，手術翌日に軟性コルセットを使用して離床し歩行を許可している．術後2日でドレーンを抜去し，軟性コルセットは術後3カ月間使用している．退院は術後10日を目標とし，下肢麻痺を有する例では術後10〜14日で退院・転院することが多い．

4 術後の理学療法

当院での腰椎手術に対する理学療法士の介入は，術前から術前状態の評価と術後理学療法の指導に始まり，基本的には手術翌日より日常動作訓練を開始，立位・歩行を許可している．脊椎手術後の理学療法が四肢の手術後の理学療法と大きく異なるところは，腰痛や下肢痛，単なる腰椎の運動障害を呈しているだけでなく，神経障害による筋力低下や知覚鈍麻や異常知覚も有していることが多いということである．大切なことは，理学療法士も医師と同じく，どの筋肉・関節の運動障害がどの神経障害によるものなのかを理解しておくことである．例えば，神経障害として多くみられる第5腰椎神経根障害は，前脛骨筋や長母趾伸筋などの足関節背屈障害を呈するだけでなく，その程度により股関節外転にかかわる中殿筋や足関節底屈・外転にかかわる長短腓骨筋などにも障害が及び，Trendelenburg 徴候と Duchenne 跛行や接地障害まで呈することがあるということを理解しておかなければならない．術前評価で得られた神経障害が術後に改善するのかしないのか，改善にどの程度時間を要するのか，術後理学療法の計画を立てるため，積極的に医師とコミュニケーションをとる必要がある．

術後早期の運動療法は非常に効果的で機能改善につながり，有害事象や再手術率を上げるというエビデンスはない．術後の過度な活動制限は不要であり，再発や合併症を増やすことなく早期復帰を可能にする[10, 11]．当院では，立位動作や歩行などの ADL だけでなく，腰痛と腰椎機能改善のため，術後可及的早期から体幹のコアトレーニングと股関節のストレッチを指導し，術後の理学療法に取り入れている．

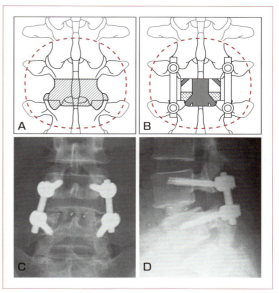

図2 PLIF
A：実線内が椎弓後面の露出部分．斜線部分の黄色靱帯と椎弓を切除する．
B：除圧固定術後．椎体間の椎間板を切除し，骨移植をしている．
C：術後腰椎正面単純 X 線像
D：術後腰椎側面単純 X 線像

II 理学療法プログラムの実際

1 術前評価と術翌日の理学療法

当院の腰椎術後理学療法は，1) 術前評価＆オリエンテーション，2) 術翌日からの術後理学療法の流れで行っている（図3）．原則的に腰椎手術の場合術後 10～14 日で退院となることが多く，その間に術前以上の ADL を獲得し自宅復帰することが目標となる．ただし，高齢独居症例や術前から ADL が著しく低下している症例に関しては，回復期リハビリテーション病院への転院も視野に入れてリハビリテーションを行う必要がある．

1) 術前評価＆オリエンテーション

術前に行う評価は以下のとおりである．

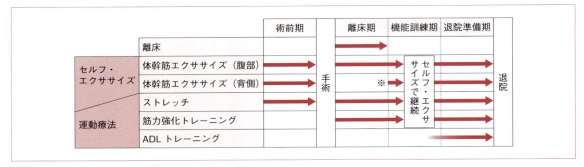

図3 当院の腰椎術前評価・術後理学療法プログラム
※体幹筋エクササイズ（背側）に関しては術創部痛が軽減してから開始する．

- 姿勢評価（体幹バランス，脊柱アライメントなど）
- 関節可動域〔体幹および両下肢（股関節は重要），下肢伸展挙上（Straight leg raising：SLR），指床間距離（finger floor distance：FFD）など〕
- 体幹・下肢筋力〔障害神経支配領域のキーマッスルおよびその他の主要筋を徒手筋力テスト（manual muscle test：MMT）で評価〕
- 感覚機能（感覚鈍麻，しびれ感について評価）
- 疼痛（安静時，姿勢保持時，動作時）
- 深部腱反射
- 歩行能力〔10 m歩行 or TUG（timed up and go）歩行不可症例は本人や家人より問診する〕
- 立位バランス〔SPPB（Short Physical Performance Battery），片脚立位〕
- ADL（Barthel index：各動作時の疼痛の有無も），生活環境の問診

※オリエンテーションでは術後に行う運動療法と病棟でセルフ・エクササイズを適切に行ってもらうための説明を行い，必要に応じて術前に一度実践し理学療法士が確認している．
※術直後は痛みも強く全身状態も優れない症例が多いため術前より介入して指導を行うことが理想的である．
※術前に痛みやしびれ感を確認しておくことは，術後の改善を把握するためだけでなく，「現在の痛み」が手術侵襲によるものかどうかを判断し，患者に説明することで痛みに対する不安を軽減することも重要である．
※手術当日からベッド上で足関節底背屈運動（calf pumping）や大腿四頭筋運動（patella setting）を行えるように指導しておくと術翌日からの離床が行いやすい．

2）術翌日からの術後理学療法

当院では有害事象や全身状態に問題のない症例は基本的に術翌日からの離床が許可されている（コルセットは必要）．入院中から理学療法士とのリハビリテーション時間のみならず，病棟で行うセルフ・エクササイズのため，セルフ・エクササイズ指導に時間を割いている．痛みなどの神経症状が強く離床困難な症例では離床にも時間をかけている．

※当院における腰椎手術には後方除圧術（内視鏡・従来型）や後方除圧固定術（PLF・PLIF）があるが理学療法を行ううえでのリハビリテーション内容の変更は特に行っていない．ただし，術式や手術椎間数による術侵襲の大きさによって術後の疼痛も異なるため，患者の疼痛によって負荷量を調整することが必要となる．

2 離 床

当院では術翌日から安静度がフリーとなり早期

離床を実施している．あくまでも術翌日であることを十分考慮したうえで離床を行う．

初回離床時に留意する内容は以下のとおりである．

- 手術記録，術後の全身状態（覚醒状態，体温，術後疼痛など）
- バイタルサイン（血圧，脈拍，体温，SpO_2など）
- 胸部症状の有無，呼吸状態，意識レベル
  〔初回離床時，起立性低血圧や深部静脈血栓症（DVT）による肺塞栓症の可能性もあるため，患者の状態を確認しながら行う〕
- 疼痛（強度，部位）
- 神経症状の有無（術前との比較：改善？ 増悪？ 新規症状？）
- コルセット装着状態の確認

1）離床時の各動作とその注意点

①寝返り動作：術部への負担を考慮し，ログロール様での動作を推奨・指導する．

②起き上がり動作：初めはギャッジアップを使用し，症例によっては側臥位経由での起き上がり動作を推奨する．

③端座位：腰椎後彎座位の場合は生理的前彎保持を指導する．

④立位：前額面および矢状面でのアライメントをチェックし，必要に応じて修正する．

⑤足踏み動作：可能であれば片脚立位訓練も行う．

⑥歩行：離床初期は術部への負荷と脱力による転倒リスク管理を考慮して歩行器を使用し，安定してきたら早期から病棟内・院内での歩行器歩行を許可し ADL 拡大を図る．

※初回離床時は点滴ルート，排液ドレーン，尿バルーンがあることが多いため，それらの取り扱いにも十分注意して行う．

※離床後のバイタルチェックを必ず行う．

※手術翌々日には排液ドレーンが抜去され本格的な離床が可能となる．

※上記離床時期・離床時の注意点は当院リハビリテーション科での共通認識項目であるが，病院・主治医によって方針・考え方が異なるため，主治医に確認する必要がある．

---

3 ストレッチ

術後 2 日目以降，離床可能となってから開始する（図 4〜6）．

hip-spine-syndrome は脊椎と股関節とが密接な関係を持ち，どちらか一方が障害されれば，もう一方も障害されるというものである[12]．体幹前屈角度は 111°（腰椎 69.4°，股関節 41.6°）といわれているが，腰椎疾患患者の体前屈運動は，腰椎が有意に大きく可動していることがわかっている[13]．また Kendall らは腹筋力が低下したケースでは股関節可動域の低下をもたらす可能性があると報告している[14]．よって腰椎疾患では腰椎および股関節に関与する筋や関節の可動性が両者の関係を乱し，疾患を引き起こしていると考えられる．術前評価で確認した股関節を中心とした下肢関節可動域制限や術後に生じる筋スパズムによる腰椎への過負荷を軽減するためにストレッチが重要となる．しかし，術直後は痛みが強く自由に体位変換が行えない場合が多いため理学療法士によるストレッチを実施する．徐々に疼痛が軽減してくればセルフでのストレッチエクササイズを指導し具体的なメニューを提示する．

クリニカル・テクニック

術後特有の症状を見極めよう！

1．術後早期の SLR に注意

腰椎疾患患者では術前 SLR に著明な制限を認め

るケースが多い．その際，痛み・伸張感を殿部や腰部といったより近位に訴えることを確認しておく必

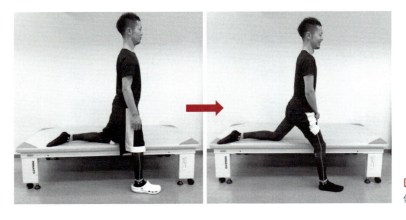

図4　大腿直筋のストレッチ
体幹を前傾せずに直立位で行う．

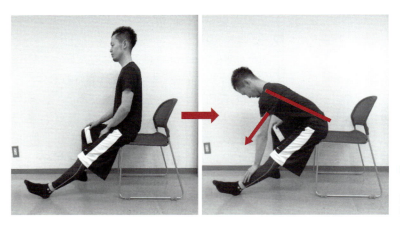

図5　ハムストリングスのストレッチ
前傾する際は腰椎伸展位のまま股関節屈曲で行う．

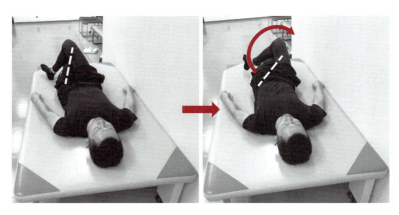

図6　外旋筋のストレッチ
股関節伸展位に近いpositionで行う．

要がある．術後，SLRは改善を示すことが多いものの，健側と比較するとまだ制限が残存するケースも多くみられる．そのため術後に他動的SLRを用いたハムストリングスのストレッチが必要となるが，術後早期は除圧直後の神経はまだ過敏な状態であることが予測されるため，神経への過度な伸張ストレスには注意が必要である．

膝伸展位で股関節を屈曲するSLR法では，神経の運動（滑走）と神経の引き伸ばし運動（伸張）が坐骨神経管内で起こっており，SLRでは神経のテン

ションポイントが股関節の後方に存在する．また，神経にテンションが及んだ場合，断面積の減少により神経内圧は上昇する．この内圧の上昇は神経外血管の伸長や神経周膜を横断する小血管の閉鎖により，神経線維に供給される血液量を減少させるものと考えられ，この血液の欠乏は神経伝達を障害し，内圧との関係で軸索伝導系に影響を与えることがある．神経線維への血液供給は約8％の神経伸張により減少し始め，神経の伸張が約15％に達すると血液供給は停止するとされている[15]．よってハムストリングスへのストレッチを行う際に神経症状の有無を確認し，強度を調節しながら伸張する必要がある．

2．短縮か？　過緊張か？

SLRの制限因子としてハムストリングスの短縮と過緊張を見極める必要がある．腰部疾患ではどちらの要因も考えられ，また併発している症例も少なくない．短縮に対しては持続的なストレッチが必要であり，場合によっては温熱療法などの併用も有効である．過緊張は術後疼痛が強い症例に多く，リラクセーションが必要であり，ホールドリラックスなどのリラクセーションテクニックを併用し，疼痛を最小限に抑えながらハムストリングスの「長さ」を改善することが重要である．

4 ドローイン・エクササイズ

術翌日より開始する（図7〜9）．腰椎疾患症例は術前から体幹筋の弱化を呈している症例が非常に多い．近年，スポーツ分野でも体幹筋は重要視されており，腰椎疾患保存療法においても体幹筋エクササイズのエビデンスが確立されている．腰椎術後症例の体幹筋に関する報告も多くみられ，武政らによると腰椎術後の体幹筋（屈筋）力は術後6カ月でようやく術前値まで回復するとの報告がある[16]．腰部の前面および外側面には腹直筋，内・外腹斜筋，腹横筋などの腹筋群があり，これらは総称してコアと呼ばれる．コアは，筋収縮により腹腔内圧を高める機能を有しており，脊柱の安定性に寄与している[17]．腹横筋は腹部筋のなかでも体幹深部筋として脊椎の分節的な支持やコントロールにおいて重要である[18]．腹横筋は解剖学的な筋線維の走行の違いから上・中・下部線維に分けられ，上部は胸郭の安定性，中部は胸腰筋膜の緊張を介して腰椎の安定性，下部は仙腸関節の安定性に関与するといわれている[19]．

腹部引き込み運動（ドローイン）は，背臥位で実施でき，簡便にコアを随意収縮させることができるエクササイズと考えられていることから，多くの研究でコアの変化をとらえるための運動課題

として用いられている[20]．ドローイン時の中部線維の筋厚増加率が上・下部に比べて有意に大きかったことから，ドローインは特に中部線維のトレーニング，つまり腰椎の安定性向上を目的としたトレーニングとして有用である可能性が示唆されている．実際に，腰痛患者ではドローイン時における中部線維の筋厚増加率は44.6％であり，腰痛のない者の65.5％に比べて有意に小さく，腰痛とドローイン時の腹横筋変化との関連性が示唆されており，腹横筋は腰痛予防にも関与するとされている[21]．

5 ブリッジ・エクササイズ

疼痛が軽減しトレーニングが可能となってから開始する（図10〜12）．慢性腰痛患者において下位腰椎（L4〜5）レベルの腰部多裂筋が，脊柱を構成する関節由来の痛みによる疼痛性抑制反射（reflex-inhibition）などの誘因によって萎縮し，脂肪化する[22, 23]と報告されている．画像診断機器を用いた研究によると，腰痛患者における腰部多裂筋の断面積は，腰痛の出現した側と同側において，傷害された椎間板や関節包の分節レベルと同じ高位に限局して減少するとされる[24, 25]．また，体幹筋は，脊柱にトルクを発生させる「global筋」

腰痛の外科的治療を理解し術後理学療法に挑む　87

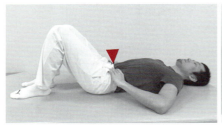
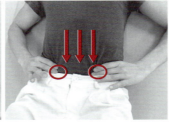

図7 ドローイン・エクササイズ
腹部を凹ませたまま呼吸を継続することで腹横筋の収縮を促す。患者自身で上前腸骨棘（anterior superior iliac spine：ASIS）の内下方それぞれ2横指の部分を触れながら行ってもらう。

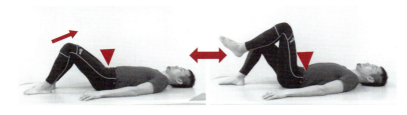

図8 ドローイン＋下肢挙上運動
ドローインしながら下肢を屈曲位のまま交互に挙上する。

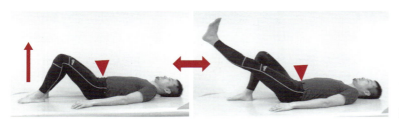

図9 ドローイン＋下肢屈伸運動
ドローインは持続したまま下肢の屈伸運動を交互に行う。

と分節的な安定性を生む「local筋」に大別され、腰部多裂筋はlocal筋に分類される[26]。腰痛患者における腰痛出現側の腰部多裂筋の断面積は、最長筋や腸肋筋といった近傍のglobal筋から独立して減少し[27]、疼痛治癒後も自然回復しないと報告される[28]。武政らの報告では、腰椎術後症例において、除圧術では腰部多裂筋の断面積は術前値までの回復に6カ月を要し、固定術の場合は24カ月経過しても術前値を上回らなかった。固定術で回復が遅れる要因として、廃用症候群に加え筋実質への侵襲が大きいことや可動セグメントの固定による伸筋作用の減弱化などが考えられる[16]。

収縮組織である腹横筋・多裂筋の同時収縮と、非収縮組織である腰椎骨盤領域を囲む胸腰筋膜との間に形成される深部の筋-筋膜コルセットが機能することにより、腰椎骨盤領域の安定性が向上する。腹横筋が両側性に収縮すると同時に、後方の腰部多裂筋が等尺性に収縮することにより胸腰筋膜を緊張させることができる[29]。

上記ドローインで賦活した腹横筋の収縮を維持したままブリッジすることでコアユニットとしての体幹筋強化を図っている。除圧術・固定術ともに早期からの積極的な体幹伸筋強化が重要となる。しかし、腰部からの侵襲手術では、腰背筋の収縮は痛みが強く困難な症例も散見される。そのため疼痛に応じて環境や負荷量は調整する必要がある。

6 筋力強化トレーニング

術前評価で確認した筋力低下筋に対して集中的に筋力トレーニングを行い、その後に必ず筋力を評価することでその変化を確認する。各神経支配のキーマッスル（L2：腸腰筋，L3：大腿四頭筋，

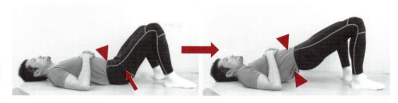

図10 ブリッジ・エクササイズ
ドローインで獲得した腹横筋を働かせたままヒップアップする．両肘で支持して可．

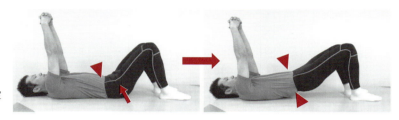

図11 ブリッジ＋上肢挙上運動
支持基底面が狭くなり腰背部筋での安定性が求められる．

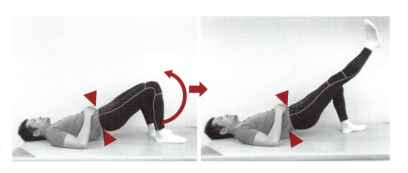

図12 ブリッジ＋SLR運動
下肢側の支持面が狭くなり不安定な姿勢．この姿勢を保持するために腰背部筋での安定性がより求められる．

L4：前脛骨筋，L5：長母趾伸筋，S1：下腿三頭筋）の筋力低下に対する強化は必須である．また，歩行時の側方安定性に関与する中殿筋や姿勢保持筋である大殿筋などの筋力低下に対するアプローチも重要である．

7 ADLトレーニング

- 階段昇降：術後筋力の回復が不十分の場合は2足1段動作を指導する．
- 床の物品を拾う動作：腰椎屈曲を最小限にした動作を指導する（図13）．
- 更衣動作（特に靴や靴下）：体幹前傾時は極力腰椎伸展位を保持したまま股関節屈曲する動作を指導する（図14）．
- 患者の生活環境を問診し必要なADLに対して介入を行う．

8 術後理学療法のまとめ

　腰椎術後急性期のリハビリテーションは，初回離床時の術後疼痛と全身状態の管理が重要になる．その後，離床動作が安定するとさらなる機能改善および歩行練習が中心となる．股関節の柔軟性と体幹筋強化による腰椎の安定性獲得を目的とした運動療法を行う．セルフ・エクササイズでも継続できるようなメニューを提供し，患者自らADL向上と再発予防に取り組むことを促すように指導している．最近は脊椎手術患者も高齢化しており，運動の負荷量は患者に合わせて調節しなければいけない．

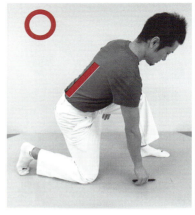
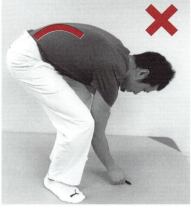

図13 床の物品を拾う動作

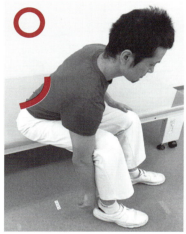
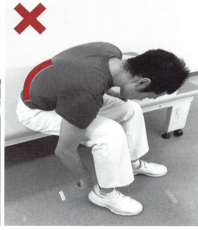

図14 靴の更衣動作

Ⅲ 腰椎手術の経過

1 症例提示と術前計画

　21歳,男性.大学ラグビー部で,ポジションはプロップ(スクラム時の最前列の端).身長171 cm,体重91 kg.既往に左膝前十字靱帯(anterior cruciate ligament：ACL)損傷のため,18歳で関節鏡下靱帯再建術を受けている.以前より腰痛を繰り返していたが,1週間ほどで軽快していた.右腰痛が出現し,同じように様子をみていたが改善せず,1週後には右下肢のしびれ感が出現し右下肢痛も生じた.近医を受診し1カ月ほど鎮痛剤の内服治療をしていたが,症状は改善することなく増悪してきた.日常生活に支障はないが,体動に伴い下肢痛としびれ感が増悪しラグビーを続けることができなかった.右SLRは20°陽性,FFD(腰椎最大前屈時の指先と床との距離)は床上30 cmであった.右中殿筋・長母趾伸筋・前脛骨筋の筋力はMMT 4と筋力低下を認め,右下腿外側の知覚鈍麻を認めた.MRIで

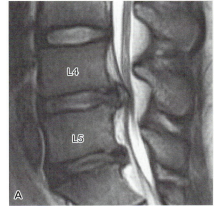
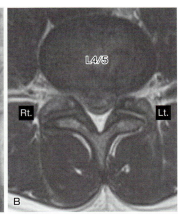

図15 術前のMRI
A：T2W sagittal．L4/5腰椎椎間板ヘルニアが後縦靱帯を破り脊柱管内へ脱出している．
B：T2W axial．ヘルニアは正中からやや右優位に脊柱管内へ脱出し，馬尾・L5神経根を圧迫している．

L4/5の大きな腰椎椎間板ヘルニアを認めた．ヘルニアは正中から右優位に脊柱管内へ脱出していた（図15）．右L4/5ナビゲーション支援脊椎内視鏡下椎間板摘出術（microendoscopic discectomy：MED）を計画した．

2 手術と術後経過

L4とL5棘突起間，正中やや右側に18 mmの縦切開を加え，多裂筋をスプリットし，椎弓後面へ達した．体幹の分厚いアスリートのため，皮膚から椎弓後面までが深く，通常より長い円筒型レトラクターを使用しなければならなかった．ナビゲーションで確認しながら脊椎内視鏡下手術を施行し，余分な椎間関節切除を防ぎ，ヘルニアの部位を探りながら手術を施行できた（図16）[30]．ヘルニアは後縦靱帯を破り脊柱管内へ脱出していた．術後のCTでは右L4/5の椎間関節は十分に温存されていた（図17）．術直後からドローイン・ブリッジエクササイズ・肩甲骨と股関節周囲のストレッチングを施行，術後3週でランニング・上肢と下肢の筋力強化を開始，術後2カ月でダッシュ・アジリティ・体幹の筋力強化・ボールプレーを許可，術後3カ月でコンタクトの練習も許可した（図18）．術後経過は良好で，手術直後から下肢痛は消失した．術後2カ月で下肢しびれ感は完全消失，筋力低下もMMT 5へ改善した．SLRは60°陰性，FFDは床下10 cm，腰痛・下肢痛の訴えもなく，術後4カ月で試合に復帰している．

本症例は低侵襲手術の脊椎内視鏡下手術であり，手術による背筋へのダメージは多裂筋の18 mmのスプリットのみである．椎間関節はナビゲーション手術を使用し，可能な限り温存したが左L4/5椎間関節の内側縁は切除している．靱帯組織の破綻は，脱出ヘルニアによる後縦靱帯と手術進入路の黄色靱帯の一部のみである．膨隆したヘルニアの退縮と組織の修復のため，コンタクトの練習は術後3カ月あけたが，上記の組織侵襲であれば大きな制限は不要であり，通常のリハビリテーションプログラムどおりに術後計画を進めた．

3 術後の理学療法

中学生よりラグビーを始め，高校でも高いレベルでプレーしていた．18歳でACL断裂-関節鏡下靱帯再建術を経験し，今回右の腰椎椎間板ヘルニアに対して手術を施行した．以前から腰痛を自覚していたことからも膝関節の故障による身体的

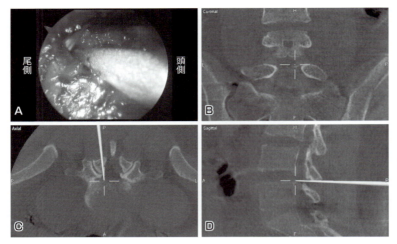

図16 術中のMED画像とナビゲーション画像

A：術中のMED画像．右L5神経根を画面頭側（正中）へよけ，ポインターで椎間板を探っている．
B〜D：ナビゲーション画面

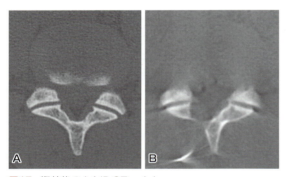

図17 術前後のL4/5 CT axial
A：術前．
B：術後．右L4/5椎間関節（左側の椎間関節）の切除は最小限にとどめ，十分に温存されている．

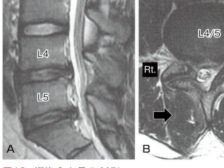

図18 術後3カ月のMRI
A：T2W sagittal．L4/5腰椎椎間板ヘルニアは摘出され，図15に比し明らかに縮小している．
B：T2W axial．ヘルニアは摘出され，脊柱管内の除圧は良好である．右多裂筋に軽度の腫脹と変性がみられる（➡）．

アンバランスが疑われた．術前評価は上記のとおりであるが，そのほかには既往のACL断裂術後の左膝関節に屈曲制限（屈曲100°，伸展0°）を認めた．股関節には著明な関節可動域制限を認めなかった．右Ely test陽性．立位姿勢は右下肢荷重による下肢痛への逃避姿勢として左重心が著明であった．

術翌日より介入開始．術創部の疼痛はあったものの離床は可能であり歩行器歩行が可能であった．右下肢の疼痛は消失し，筋力は長母趾伸筋のみMMT 4レベルで，その他の筋力はすべてMMT 5レベルまで改善していた．術後1日目よりドローインを開始．術前より指導していたこともありスムーズに開始できた．その後，術後3〜4日以降に術創部痛が軽減したためブリッジエクササイズも開始し，セルフ・エクササイズの取り組みも良好であった．

本症例は術前SLR 20°陽性と著明な制限がみられ，術翌日SLR 30°であったため徐々にストレッチを開始した．ストレッチ開始時，殿部〜腰部にかけて疼痛を訴えたため，リラクセーション併用でのストレッチを実施．退院後も外来リハビリテーションを継続し，術後2カ月でSLR 60°陰性となり左右差もなくなり，ダッシュ・アジリ

ティ・ボールプレーが許可となり術後4カ月でスポーツ復帰を果たした.今後もウエイトトレーニングに加え,ドローイン・ブリッジエクササイズ・ストレッチに関しては再発予防の観点からも,継続して行うよう指導した.

術後に創部痛はみられたが,早期離床により活動性が維持できたことで,その疼痛も早期に収束した.術前介入において,術後のリハビリテーションメニューについて十分な説明と実践を行ったことでドローイン・ブリッジエクササイズ・ストレッチといった術後メニューも問題なく遂行でき,良好な経過をたどり早期のスポーツ復帰を果たせた.

脊椎外科医から最後に

当院での代表的な腰椎疾患に対する手術療法と術後の理学療法について記載した.あくまで定型的な手術についての内容であり,多椎間の固定術や骨粗鬆症患者の手術などでは医師側から理学療法の内容を制限することもある.現時点で,当院での理学療法による有害事象は生じていない.今後は臨床研究により,その有用性をさらに検証する予定である.

文献

1）Johnsson KE et al：The effect of decompression on the natural course of spinal stenosis. A comparison of surgically treated and untreated patients. Spine 16：615-619, 1991

2）Amundsen T et al：Lumbar spinal stenosis：conservative or surgical management? A prospective 10-year study. Spine 25：1424-1435；discussion 1435-1436, 2000

3）Haig AJ et al：Predictors of pain and function in persons with spinal stenosis, low back pain, and no back pain. Spine 31：2950-2957, 2006

4）Weinstein JN et al：Surgical versus nonsurgical therapy for lumbar spinal stenosis. N Engl J Med 358：794-810, 2008

5）Autio RA et al：Determinants of spontaneous resorption of intervertebral disc herniations. Spine 31：1247-1252, 2006

6）Peul WC et al：Surgery versus prolonged conservative treatment for sciatica. N Engl J Med 356：2245-2256, 2007

7）野村和教ほか：内視鏡下椎弓切除術：片側進入両側除圧.カラーアトラス 脊椎・脊髄外科,山下敏彦（編）,中外医学社,東京,308-318, 2013

8）出沢 明：内視鏡下経椎間孔椎間板切除術.カラーアトラス 脊椎・脊髄外科,山下敏彦（編）,中外医学社,東京,358-365, 2013

9）Yone K et al：Usefulness of Posner's definition of spinal instability for selection of surgical treatment for lumbar spinal stenosis. J Spinal Disord 12：40-44, 1999

10）Filiz M et al：The effectiveness of exercise programmes after lumbar disc surgery：a randomized controlled study. Clin Rehabil 19：4-11, 2005

11）Carragee EJ et al：Activity restrictions after posterior lumbar discectomy. A prospective study of outcomes in 152 cases with no postoperative restrictions. Spine 24：2346-2351, 1999

12）Offierski CM et al：Hip-spine syndrome. Spine 8：316-321, 1983

13）Esola MA et al：Analysis of lumbar spine and hip motion during forward bending in subjects with and without a history of low back pain. Spine 21：71-78, 1996

14）Kendall F et al：Abdomiral Muscles. Muscles, testing and function, 5th ed, Lippincott Williams & Wilkins, Philadelphia, 187-218, 2005

15）Butler DS：臨床における神経バイオメカニクス.バトラー・神経系モビライゼーション,伊藤直榮（監訳）,協同医書出版社,東京,33-51, 2000

16）武政龍一ほか：臨床的見地から見た体幹筋力測定結果の解釈.日腰痛会誌7：40-44, 2001

17）Kibler WB et al：The role of core stability in athletic function. Sports Med 36：189-198, 2006

18）Richardson C et al：腹部メカニズムと腰椎・骨盤の支持.腰痛に対するモーターコントロールアプローチ―腰椎骨盤の安定性のための運動療法―,齋藤昭彦（訳）,医学書院,東京,36-42, 2002

19）Urquhart DM et al：Regional morphology of the transversus abdominis and obliquus internus and externus abdominis muscles. Clin Biomech 20：233-241, 2005

20）森 奈津子ほか：体幹運動による腹横筋の筋厚変化―上・中・下部線維別検討―.体力科学 60：319-326, 2011

21）Teyhen DS et al：Changes in lateral abdominal muscle thickness during the abdominal drawing-in maneuver in those with lumbopelvic pain. J Orthop Sports Phys Ther 39：791-798, 2009.

22) Hides J et al：Multifidus size and symmetry among chrollic LBP and healthy asymptomatic subjects. Man Ther 13：43-49, 2008

23) Kjaer P et al：Are MRI-defined fat infiltrations in the multifidus muscles associated with low back pain? BMC Med 5：2, 2007

24) Hides JA et al：Evidence of lumbar multifidus muscle wasting ipsilateral to symptoms in patients with acute/subacute low back pain. Spine 19：165-172, 2009

25) Macintosh JE et al：The morphology of the human lumbar multifidus. Clin Biomech 1：196-204, 1986

26) Bergmark A：Stability of the lumbar spine. A study in mechanical engineering. Acta Orthop Scand Suppl 230：1-54, 1989

27) Danneels LA et al：CT imaging of trunk muscles in chronic low back pain patients and healthy control subjects. Eur spine J 9：266-272, 2000

28) Hides JA et al：Multifidus muscle recovery is not automatic after resolution of acute, first-episode low back pain. Spine 21：2763-2769, 1996

29) 斎藤昭彦：体幹機能障害の分析および治療—腰椎の分節安定性—．理療科 22：1-6，2007

30) 山崎良二ほか：Hybrid 手術室における脊椎ナビゲーション手術．整・災外 61：1151-1161，2018

成長期スポーツ選手の腰痛の特徴を踏まえ介入する

中尾 英俊，濱田 太朗

スポーツ選手の腰痛症を改善するための**着眼点**

➤ スポーツ現場での腰痛症に対する評価方法を理解する．
➤ 腰痛を有するスポーツ選手への理学療法アプローチを実践する．

　腰痛を有するスポーツ選手の評価は，痛みの程度に大きな幅があることから，スポーツ現場では継続か中止かその判断が求められる．スポーツの動きには多様性があり，腰痛を有するスポーツ選手のダイナミックなパフォーマンスの評価は，どのような動きが腰痛の原因となるか見極めることが重要となる．理学療法士は選手に対して，体幹機能を中心に運動機能の問題点をとらえ，機能的かつ協調的な理学療法アプローチを実践することで腰痛症の改善につながるものと考えている．

Ⅰ スポーツ現場で起きやすい腰痛症に対する運動機能の評価方法

1 スポーツ選手に多い腰痛症の特徴

　一般的にスポーツを継続すると何らかの傷害になるリスクが高まるが，腰痛は発生頻度が高い症状である．国立スポーツ科学センタースポーツクリニックによる全競技種目の選手に最も多い罹患部位は膝関節部（22.7％）であり，次いで，腰背部（13.5％）となっている[1]．また，スポーツ種目別の椎間板変性の危険因子について，スポーツ活動をしていない者と比較したHangaiらの研究によると，そのオッズ比はバレーボールが最も高く，次いで野球，陸上競技であることを報告している[2]．

　発育期に生じやすい腰痛症の原因に腰椎分離症

があげられるが，これは主に椎弓の関節突起間部に発生する疲労骨折である．分離症の発生頻度は5.9％と報告され，女子3.9％よりも男子7.9％と男子に多い[3]．腰椎分離症の発生機序として，腰椎の伸展と回旋の複合運動によって生じる椎間関節への圧縮力による力学的ストレスの高まりが原因とされている[4]．

　しかし，発育期や成長期のみならず，腰痛症の原因は多岐にわたる．また，原因が特定できない非特異的腰痛の診断率が高いことや，慢性腰痛症など，臨床やスポーツ現場における腰痛症への対策はむずかしい．理学療法アプローチによって腰痛症を改善するためには，なるべく器質的問題に関連した運動機能を評価することが重要であると考える．

以下の項目に2つ以上当てはまる場合には，医療機関の受診を勧める

① 腰痛によりプレーに明らかな支障がある
② プレーは可能であるが2週間以上腰痛が継続
③ 腰痛が左か右の片側に限局している（利き手の反対が多い）
④ 腰椎分離症の家族歴がある
⑤ 夜間や安静時にも腰痛がある

＊腰痛のみでなく下肢痛を伴う場合は上記の条件にかかわらず医療機関の受診を勧める

図1 高校生以下の選手が医療機関を受診すべき yellow flag sign
（文献5）より引用，一部改変）

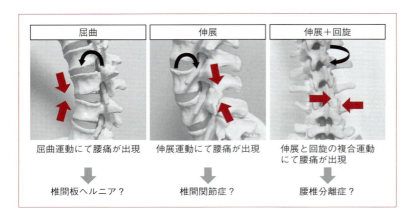

図2 腰椎の運動タイプによる腰痛症状

屈曲運動で強い腰痛を起こす場合，腰椎の前方要素である椎間板への圧縮ストレスが生じるので椎間板性由来の腰痛が発生しやすい．また，伸展時の腰痛では椎間関節への圧縮ストレス，伸展と回旋の複合運動では，分離症などに伴う腰痛と考え，腰椎のアライメントや動作と腰痛の原因を関連づけながら評価を行う．

2 スポーツ選手の腰痛評価

1）スポーツ選手の腰痛をどのように評価するか

スポーツ選手の腰痛症の主な原因には，腰痛症（非特定的腰痛），筋・筋膜性腰痛，椎間板ヘルニア，腰椎終板障害，腰椎分離症，仙腸関節炎などがあげられる．スポーツ現場で腰痛を有する選手を評価する場合，理学療法士は，腰痛を起こしている原因をなるべく予測し，早急に医療機関に行く必要があるかどうかの判断が求められる．われわれは医療機関の受診を勧めるタイミングとしては，加藤らによる基準を参考にしている（図1）[5]．特に中学生以下の骨癒合可能な病期の腰椎分離症に対して，スポーツ現場で練習を中止するかどうかの判断に重要な基準であると考えられる．

急性腰痛（いわゆるギックリ腰）など激しい腰痛以外の場合，特定の動作で腰痛を訴える選手が多い．腰痛評価を行う際，腰椎の構造上，屈曲運動と伸展運動，それに伸展に回旋運動を加える3つの運動タイプに分けて考えている（図2）．腰痛の原因となる障害は，椎間板ヘルニアに代表される前方要素の問題と，腰椎分離症や椎間関節症などの後方要素の障害に大別され，前者は腰椎の屈曲位で，後者は腰椎の伸展位において，荷重分担が増加することで障害が起こるとされる[6]．評価の際は腰痛が生じる動作と障害を関連させることが重要である．

2）腰痛の程度を評価

腰痛評価のおおまかな順序を図3に示す．評価は問診から始まり，痛みの箇所について局所評価をし，姿勢観察や運動機能評価などから腰痛の程度や変化を確認する．特に腰痛症の関連症状として神経性疼痛を生じることがあり，代償性の姿勢変化や異常歩行がみられることがある．このような場合は，腰椎の器質的な問題も大きいことが予測され神経学的所見を評価することは重要である．神経症状の評価方法として代表的なものを図4

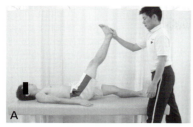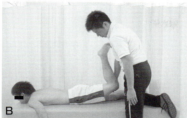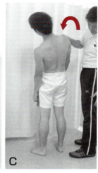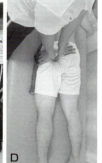

図4 神経学的所見の確認
A：下肢伸展挙上テスト（SLR-T），B：大腿伸張テスト（FNS-T），C：Kemp手技，D：坐骨神経に沿ったVallex圧痛点

図3 スポーツ選手の腰痛に対する理学療法評価の順序

問診評価
- 腰痛の種類（安静時痛，動作時痛，放散痛）
- 腰痛の発症時期と継続期間
- スポーツ種目およびポジション，練習内容，今後の予定（直近の大会など）

局所評価（疼痛の再現性を確認）
- 腰痛の部位（palmerまたはpin-point）
- 関連症状（神経症状の有無）
- 痛みの出現する動作の確認

運動機能評価
- 姿勢の確認（痛みの有無と増減）
- 運動機能評価（体幹・骨盤・股関節のmobility instability）

理学療法アプローチ内容の決定
- 腰痛緩和（テーピング，徒手療法，物理療法など）
- 運動療法（柔軟性改善，体幹の安定化など）

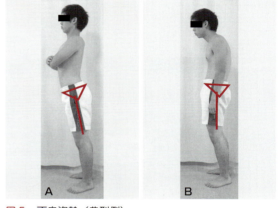

図5 不良姿勢（典型例）
A：骨盤前傾姿勢．腰椎前彎増強，腸腰筋の短縮
B：骨盤後傾姿勢．腰椎前彎減少，ハムストリングス，殿筋群の短縮

に示す．重度の坐骨神経症状であれば，わずかなSLR-T（SLR-test：straight leg raising test）やFNS-T（femoral nerve stretch test）にて神経性疼痛が生じるため，その判別は比較的容易である．ほかにも神経症状を判別する評価方法には，Kemp手技やValleaxの圧痛点を確認し，下肢への放散痛が生じるかを確認する．

3）腰椎アライメントの評価

不良姿勢の典型例として，過度な腰椎前彎と後彎アライメントがあげられる（図5）．不良姿勢が直接的に腰痛の原因になる場合や，痛みを回避するための代償的な姿勢となっている場合がある．また姿勢変化によって筋が短縮するなど軟部組織にも影響を及ぼす．

通常，腰椎アライメント評価はX線画像によって行われるが，スポーツ現場でX線を用いた評価はむずかしいため，目視による姿勢観察や徒手的にアライメントを確認することがある．また自在曲線定規や仙骨の前傾角を使用した方法がある[7]．自在曲線定規による方法（図6-A，B）では，自然立位での前彎角は21〜49°が正常値と報告している[8]．仙骨傾斜を評価する腰椎前彎と骨盤

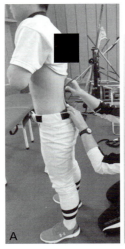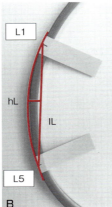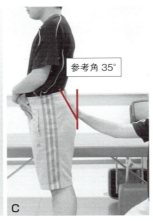

図6 スポーツ現場で行えるアライメント評価

A, B：自在曲線定規による腰椎前彎角計測．自在曲線定規による腰椎前彎角の計測方法（A）は，被検者を立位とし第1腰椎と第5腰椎棘突起を触察した後，ペンにてマーキングを行う．マーキングした棘突起を基準に自在曲線定規を体表に当てる（B）．定規上に第1腰椎と第5腰椎を投影した印を付け，用紙にトレースを行う．トレースした用紙から腰椎の長さ（hL）と彎曲の高さ（lL）を計測し，前彎角（∠θ）＝4×arctan（2×hL/lL）の計算式にて算出した[7]．

C：仙骨傾斜角は腰椎前彎角と強い相関があるとされる．腰椎アライメント評価はX線画像評価が望ましいが，むずかしい場合，体表から仙骨後面に手を当て，仙骨の前傾角を評価する．

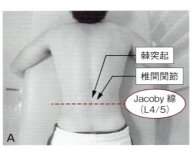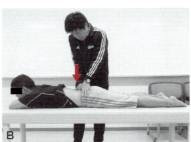

図7 腹臥位での腰椎アライメント確認

A：腹臥位にて，最初にJacoby線とL4棘突起を確認し，次にL3棘突起を確認する．腰椎アライメントは棘突起と，椎間関節の位置を触察し前彎位を呈するか確認する．

B：腰椎が前彎位を呈する場合，通常L3棘突起が頂点となる．腰椎前彎が減少しているflatbackとの鑑別は比較的簡易に行えるが，過前彎かどうかの判別はむずかしい．正常の前彎角であれば背部より理学療法士の両母指（または手掌）にて，椎間関節をベッド方向（↓）に圧迫するとわずかに可撓性がある．過前彎している場合，可撓性が減少している．

前傾と仙骨傾斜角が相関しているとのことでおおむねの腰椎アライメントをみる方法がある（**図6-C**）[9]．仙骨傾斜角について，立位での仙骨前傾角が平均35°であることが報告されている[10]．ただしこれらの方法の信頼性評価についての報告も少なく，今後も検討の余地はあるものと思われる．さらに筆者は徒手的な腰椎前彎位の確認方法として，腹臥位にてJacoby線を基準に腰椎L4棘突起を確認し，腰椎L3棘突起を確認する．前彎位を呈する場合，通常頂点はL3棘突起となる（**図7**）．

4）腰痛を有するスポーツ選手の姿勢と介入方法

腰痛に伴う動きの制限に関連する股関節機能を評価する場合，動的な評価にて痛みの増減を確認する．動きの評価として自動運動による腰椎屈曲（finger floor distance：FFD）や，逆に腰椎伸展運動と伸展・回旋の複合運動は必ず確認する．FFDにて腰痛症状が生じ制限させる場合，主な機能的問題としてハムストリングスや脊柱起立筋群の伸張痛および伸張性低下があげられる．このFFDの制限に対し，理学療法士が介入することで柔軟性が改善するか確認する（**図8-A**）．次に立位で

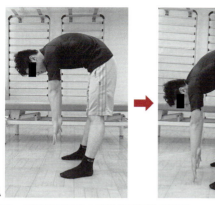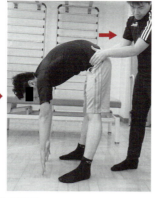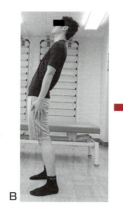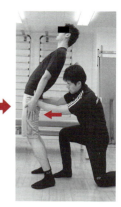

図8 腰椎前屈運動と腰椎伸展運動の確認
A：FFDと介入による変化の確認．介入方法の一例として，前屈運動が止まる前に，骨盤を把持しゆっくり後方に引く（➡）ことで身体重心を後方化させる．この方法は，カウンターウエイトの作用で，下肢の重量を利用し前方への回転運動が行いやすくなる．腰痛の軽減に伴い前屈の動きが改善する場合は，股関節の屈曲，内旋の可動域を改善することが有効となりやすい．FFDは仙骨後面が頂点となる可動性が理想である．
B：腰椎伸展運動と介入による変化の確認．伸展運動への介入方法の一例として，理学療法士が大転子を軽く把持し，前方に軽く誘導（➡）することで，腰椎の伸展運動が生じやすくなり，腰痛が軽減する場合には，股関節伸展可動域にアプローチすることが有効となりやすい．

の体幹伸展運動を確認する（図8-B）．伸展運動に伴う腰痛では，筋・筋膜性腰痛だけでなく，腰椎分離症や椎間関節症などが考えられる．体幹回旋運動は，脊椎の構造的特徴として腰椎の椎間関節の面は矢状面に近いため，回旋の可動性は少ない．よって回旋運動に左右差がありどちらか一方が減少している場合，胸椎もしくは股関節の可動性低下が生じていると考え，胸椎と股関節の回旋可動域の評価とアプローチを検討する．

5）骨盤の運動機能評価

パフォーマンスを行ううえで，骨盤の可動性を保つことが重要と考える．骨盤の可動性の向上には坐骨結節が支点となる座位姿勢が実施しやすい（図9）．骨盤の可動性は，運動連鎖の起点となり近位関節から遠位関節へと伝達され，上方へは腰椎から頭部まで，下方へは股関節から足部まで広がる[11]．骨盤は腰椎と股関節の間にあり，隣接する腰椎と股関節の可動域低下が影響するため，特に胸椎と股関節の回旋可動性を向上させる必要がある．腰痛を有する選手に立位での体幹伸展運動を行わせると，胸腰椎の伸展に依存し骨盤をうまく前傾できないことが多い．骨盤は脊柱の土台を形成しており，前後傾の可動性が低下すると腰椎に過剰な動きを強いるため，腰痛の原因となりやすい．骨盤前傾運動は，腰椎を支持する筋（大腰筋，多裂筋）と腹部内圧を高める深部筋（腹横筋，内腹斜筋，骨盤底筋，横隔膜）による下部体幹の安定化によって，骨盤支持に働く．このように骨盤の可動性および安定性の向上は，腰痛症の改善だけでなくパフォーマンスの改善につながる．

6）腰椎の安定化作用

脊柱の安定化機構は，受動的システム，能動的システム，神経系システムの協調的作用によって構成される．Santaguidaによると正常な前弯角が保たれている場合，腰椎に付着する腸腰筋には，腰椎の垂直安定化作用があることを示している[12]．前弯が増強している例では大腰筋の収縮によって上位腰椎が前弯方向に牽引されるため腰椎椎間関節に圧縮力が高まる．反対に，前弯が減少している例では腰椎が後弯する方向に牽引されるため椎間板への圧縮力が高まる．受動的システムである腰椎は適度な前弯を保持し，腸腰筋が作用することで安定するため，これらシステムの協調的作用が重要である．

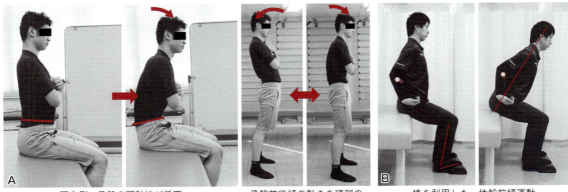

不良例：骨盤の可動性が低下　　骨盤前後傾の動きを頭部の　　棒を利用した，体幹前傾運動
　　　　　　　　　　　　　　　　動きにて代償

図9　骨盤の可動性評価

A：腰痛症を有する選手は，座位および立位での骨盤前後傾の動きが低下していることがある．図の立位では，骨盤の可動性低下の代償運動として，頭部が前後に動いている．頭部から骨盤までが大きく動かず前後傾運動ができれば，脊柱全体の動きが良好と判断できる．

B：座位にて体幹前傾運動を確認する．殿部支持面を浅くし坐骨結節を支点とした場合，股関節屈曲運動が生じやすくなり，骨盤前傾の運動が行いやすい．骨盤の前傾の場合，腰椎の前彎を棒やタオルなどを使用し，重心を前方に促す．さらに足関節背屈位にすると下腿が前傾し，より骨盤の前傾運動が行いやすくなる．

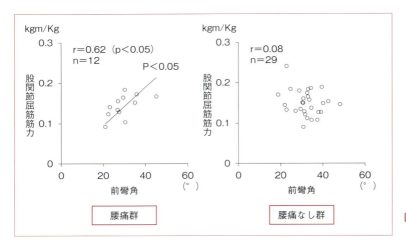

図10　股関節屈筋筋力と前彎角（自然立位）との相関

　われわれが行った高校野球選手を対象とした，股関節筋力と腰椎前彎角の横断調査では，腰痛群では腰椎前彎角と股関節屈曲筋力に相関を認めたが，非腰痛群では相関を認めなかった[13]（図10）．腰痛のあるスポーツ選手は，能動的システムである股関節屈曲筋力の発揮が，受動的システムである腰椎の前彎化に依存している可能性があり，腰痛の要因の1つにこの安定化モデルの破綻が考えられる．

図11 回旋運動の確認（立位，座位）

A：図の立位での回旋運動では，左回旋に比べ右回旋量が少ない．右回旋時に頭部の前屈と胸椎後彎による屈曲運動が代償運動としてみられる（図の○）．

B：座位での回旋運動は，左右への回旋運動と体重移動量を観察する．体重支持側の股関節は内旋位，非体重支持側が外旋していることが望ましい．図の回旋運動では，左回旋に対し，体重移動量と右回旋量が少ない．

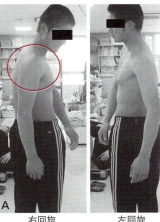
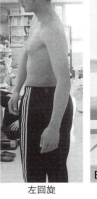
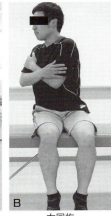
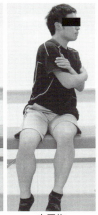

A　右回旋　　左回旋　　B　右回旋　　左回旋

クリニカル・テクニック
回旋運動の評価とアプローチ

1．回旋運動の評価と介入方法からアプローチ

　立位と座位にて回旋運動の評価を行う（図11）．立位での回旋運動は，骨盤の動きに伴う回旋運動と，左右への回旋量と代償運動がないか確認する．座位で行う回旋運動の場合，骨盤後傾位では可動域が減少するため，なるべく中間位からやや前傾位のポジションにて回旋運動を評価する．

　回旋運動の評価に対する介入方法とトレーニングへの応用について紹介する．座位での回旋運動に対する介入方法として，支持側への外力を用いた評価を行う．外から理学療法士が押し，選手はその肢位を保持させ回旋運動を行うと，股関節外転・外旋モーメントが生じ体重移動と脊柱の回旋運動が生じやすい．内から理学療法士が押し，選手が回旋運動を行うと，股関節内転・内旋モーメントが生じ，体重移動よりも脊柱軸での回旋運動が生じやすい．腰痛症がある場合，どちらの介入方法で腰痛が減少するかを判断する．さらに，パフォーマンスを改善する目的として，上記の外力を用いた方法を取り入れたトレーニングを行う（図12）．

2．胸椎主体の回旋運動

　腰痛症を有する選手に対する異なったポジションでの胸椎回旋運動として，胸椎のセルフモビライゼーションを紹介する．座位で行う方法は，スポーツ現場でもタオルがあればできるので簡便かつ，即時効果が期待できる．Deep Lunge Sequence は，half kneeling で実施し，開始肢位は両手が前方の床に接地するぐらい前方に踏み込む．この位置から，前方の膝が外に移動しないよう股関節を固定させ胸椎回旋運動を行わせる．この方法は立位でのステップ肢位など，さまざまな動きで行える（図13）．

3．骨盤主体の回旋運動

　骨盤の回旋運動は，上部体幹の動きを安定させるような支持面を考慮しながら行う．背臥位で行う方法は，股関節の回旋を抑制しながら胸椎回旋を行うために，股関節を外旋位での足を組んだ状態を保持しながら回旋運動を行う．四つ這いでの方法は両上肢を支持し上部体幹を固定させた状態で，なるべく素早い回旋運動を行わせる（図14）．

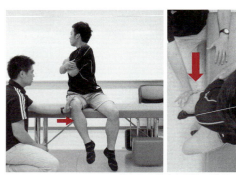
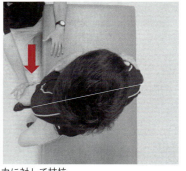
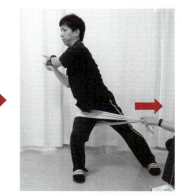

外からの外力に対して拮抗

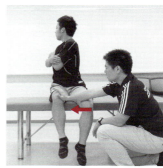
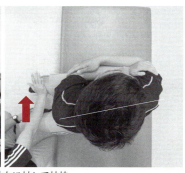
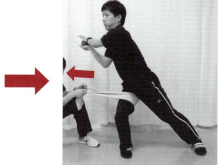

内からの外力に対して拮抗

図12 外力を加えた回旋運動評価とトレーニング

外力を加える方向に対して，体幹の体重移動と回旋運動を評価する．この評価を用い，立位での回旋運動を行う．外もしくは内からセラバンドなどを用いた外力を加え，回旋運動を行うことで目的とする動きのアシストとなる．

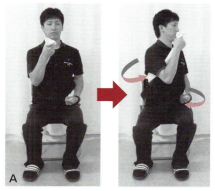
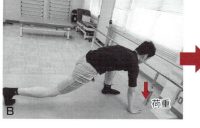
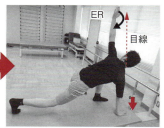

図13 胸椎主体の回旋運動

A：座位での胸椎回旋運動．回旋側と反対の腋下から内上方タオルを出し，非回旋側は腰部を固定するため内下方にタオルを出す．雑巾絞りのように上肢で牽引しながら，回旋運動を行うことで，胸椎の回旋運動が行える．
B：Deep Lunge Sequence．運動のポイントは支持側上肢での床面への荷重，胸椎回旋を意識させることである．野球であれば投球側への体幹回旋運動を促す．また，上肢，肩甲帯・体幹の連動性が乏しい場合に有効である．

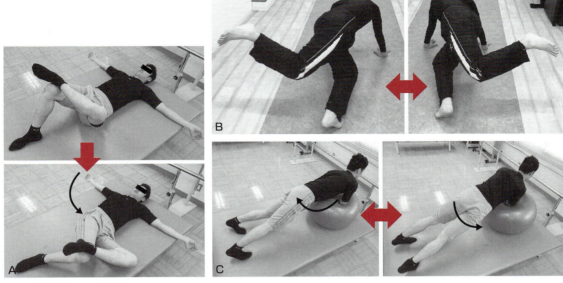

図14 骨盤主体の回旋運動
A：背臥位での骨盤回旋エクササイズ．上側下肢の股関節を最大外旋位とし，下側下肢は膝が内側に入らないようにする．図の骨盤回旋運動では下肢側の左腰背部筋が伸張される．
B：四つ這い位での骨盤回旋エクササイズ．下位胸椎レベルでの回旋を意識し，空中で骨盤を回転させて素早く脚を入れ替える．
C：バルーンを使った骨盤回旋エクササイズ．両上肢をバルーンなどで支持しながら，体幹の安定化トレーニングと骨盤を素早く回旋させる運動を行う．

Ⅱ 理学療法プログラムの実際

1 股関節の可動域に対するアプローチ

1）股関節屈曲可動域の改善

　前屈運動にて腰痛症状が出現する例や，FFDの制限が著しい場合，股関節屈曲可動性を改善させる．背臥位で行う股関節屈曲可動域は，通常骨盤後傾を伴う．吉尾によると真の股関節屈曲角度は93°であると報告しており，関節可動域測定の基準値である125°のうち，おおよそ40°は骨盤後傾と腰椎後彎が含まれている[14]．股関節屈曲可動域を改善するには股関節伸筋群のストレッチが効果的である．大殿筋のストレッチはさまざまな方法がある．大殿筋は股関節を上下にまたぐ幅広い筋肉であり，1つの方法でなく股関節を外転位や内転位にて行うよう数種類のストレッチを実施させる．また，股関節の前方つまり感がある場合，股関節伸筋群のストレッチをする前に，深層外旋筋である梨状筋，大腿方形筋へのダイレクトストレッチを行う（図15，16）．

2）股関節伸展可動域の改善

　腹臥位で股関節伸展の可動域評価を行う．選手の殿部を固定し，もう片方の手で同側の大腿遠位部を把持し伸展方向に誘導，同側の膝関節は屈曲位を保つ．大腿骨頭を寛骨臼に押し込むようにしながらゆっくりと股関節伸展運動を行う．

　股関節伸展可動域を目的とする場合，Thomas testのポジションによる評価とストレッチが伸展可動域の改善に効果的である．非伸張側を抱きかかえるようにし，伸張側の大腿骨遠位部の内側上

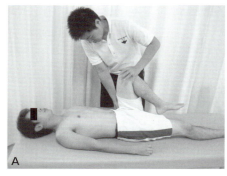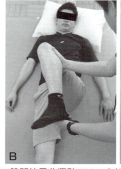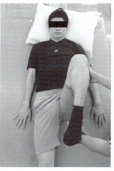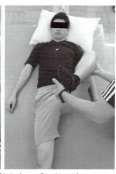

股関節屈曲運動では，内転，外転，内旋，外旋の運動を少しずつ組み合わせる

図15　股関節屈曲可動域
A：股関節屈曲運動に伴う骨盤後傾運動の確認．通常，股関節の屈曲約60°から骨盤は後傾するものとされているため，そのタイミングで骨盤が後傾するか確認する．股関節は前方のインピンジメント様のつまり感が生じやすい．
B：股関節屈曲可動域エクササイズ．股関節を屈曲する際，上前腸骨棘-膝蓋骨中央-脛骨中央-第2中足骨を基準とし，対象者個々に応じ，外・内転，外・内旋を組み合わせながらつまり感が出ないスムースな屈曲可動域が生じるポイントを見つける．

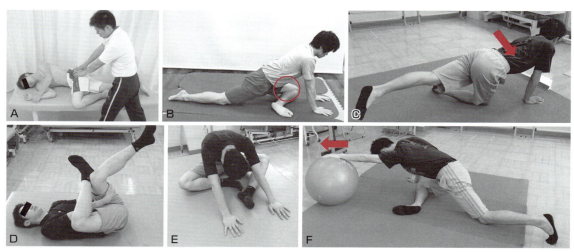

図16　股関節伸筋群のストレッチ
A：殿筋群（深部）の圧痛をチェック：殿部の深層に位置する梨状筋などの硬さや圧痛の確認．
B：股関節屈曲＋外旋：両手を前方床面につけ，骨盤前傾姿勢と前方の膝を90°屈曲位で保つ．
C：股関節屈曲＋内転：四つ這い位にて骨盤前傾姿勢と，股関節90°屈曲位，外旋位から内転方向に体重を掛ける．
D：背臥位での股関節屈曲＋外旋：背臥位にて上に組んだ側の殿筋群をストレッチする．非伸張側の膝を抱きかかえる．
E：股関節屈曲＋外旋：あぐら肢位に近いポジションを取り，体幹を前屈させることで前方下肢の殿筋群をストレッチする．
F：殿筋群と広背筋のストレッチ：Bのポジションから，バルーンを使用し，肩を屈曲方向に伸ばしていくことで背部と殿部を同時にストレッチできる．

顆と外側上顆を把持して，大腿骨長軸に牽引を行う．大腿骨近位部を腹側へ，大腿骨遠位部を前方から背側に押すことで，股関節を伸展方向に徒手誘導する．腸腰筋のパートナーストレッチは，坐骨結節周辺をベッド端の支点に置くことで，より股関節前面が伸張される．大腿筋膜張筋は骨盤を固定し，大腿遠位を内転方向に誘導する．またセルフストレッチを行うことが重要であり，腸腰筋，大腿筋膜張筋，股関節内転筋群などに対して実施する（図17〜19）．

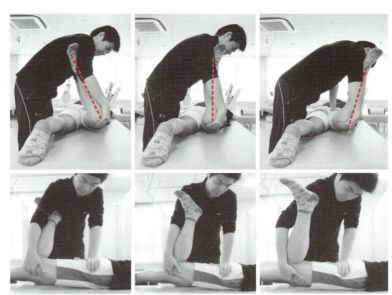

図17 股関節伸展可動域
大腿骨頭を寛骨臼に押し込むようにしながらゆっくりと股関節伸展運動を行う．股関節中間位から内旋，外旋の各運動方向を組み合わせながら，股関節伸展方向にストレッチを行い，選手個々に可動性が出やすいポジションを確認する．股関節屈曲方向に抵抗を加えながらゆっくりと床面に下ろしていくと，股関節の伸展運動の改善が得られやすい．

外旋位　　　　中間位　　　　内旋位

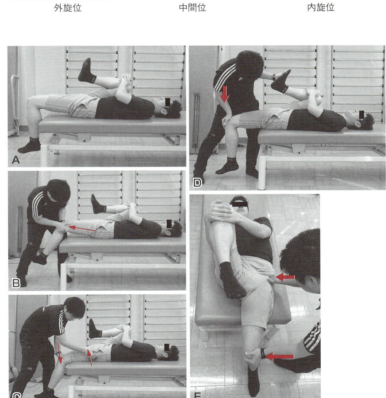

図18 Thomas test を用いた股関節ストレッチ
A：Thomas test のポジションで評価する．
B：挙上した大腿部を把持して牽引する．
C：大腿近位部を腹側に，遠位部を背側に誘導する．
D：腸腰筋のパートナーストレッチ
E：大腿筋膜張筋のパートナーストレッチ

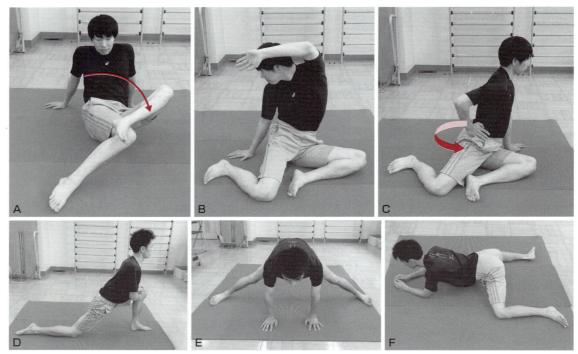

図19 股関節屈筋群のストレッチ
A：股関節内旋
B：股関節内旋＋側屈
C：骨盤回旋，股関節伸展＋外旋
D：腸腰筋セルフストレッチ
E：股関節内転筋群セルフストレッチ（膝伸展位）
F：股関節内転筋群セルフストレッチ（膝屈曲位）

2 腰背部筋の柔軟性改善

1）ストレッチ方法

　腰背部にある筋の短縮例や圧痛症状がある選手や，胸腰椎の回旋運動が低下している選手には胸腰椎に付着する筋群のストレッチを行う．セルフストレッチとして，ウイングストレッチやプローンツイストが効果的である．セルフストレッチでは，腰背部筋の伸張感が少ない場合，パートナーストレッチを行う．また，回旋運動に左右差がないか確認することで，ウイングストレッチは腰部後側面，プローンツイストは腰部前面の柔軟性を評価できる．

　腰背部筋への徒手的に行うストレッチとして，脊柱起立筋群や腰方形筋，腹斜筋群への圧迫ストレッチを行う．腹側または背側にある筋の場合，選手の胸部下にやわらかいクッションを置き側屈位にする．さらに大腿部から下をベッドから降ろすことで，腰方形筋を伸張位にできる．筋全体を伸張位にした状態から圧痛点を確認し，徒手にて圧迫伸張を行う．腹斜筋のストレッチは，体幹をやや前傾位とした側臥位となり，下側の股関節を屈曲し支持面を安定させ，上側の下肢を伸展内転させる．この状態で前腹側部にある腹斜筋が全体的に伸張され，徒手にて圧迫伸張する（図20，21）．

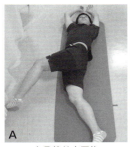 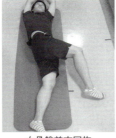 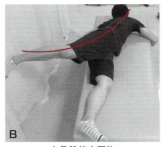 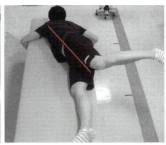

A 　左骨盤前方回旋　　　　右骨盤前方回旋　　　B 　右骨盤後方回旋　　　　左骨盤後方回旋

図20　腰背部筋へのセルフストレッチ

A：ウイングストレッチ．背臥位にて行うウイングストレッチは両上肢を挙上位とし，伸張側の肩甲骨を床面となるべく離さないよう運動指示する．腰椎の過剰な回旋を避けるため，1つの面となるよう骨盤が回旋する運動が望ましい．選手自身で行うのがむずかしい場合，理学療法士が肩甲骨を固定し，腰部と骨盤を誘導してもよい．背臥位にて，胸郭から股関節まで，対側への回旋運動をさせ，左右差を確認する．図の右骨盤前方回旋は，左骨盤前方回旋に対しての回旋運動が低下している．

B：プローンツイスト．腹臥位にて行うプローンツイストは，伸張側の下肢を伸展と回旋させる．両上肢はベッドを把持させる．胸部，骨盤，股関節が後方に回旋することで，腹斜筋群，体幹側面筋をストレッチできる．胸椎から下肢まで曲線的に後方に回旋できるか確認し，図の左骨盤後方回旋は右骨盤後方回旋に比べ直線的な動きに見える．

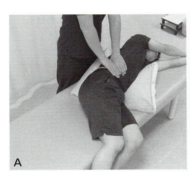 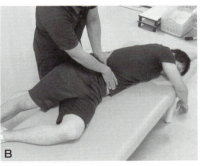

図21　腰背部筋への徒手的なストレッチ

A：腰方形筋への圧迫ストレッチ
B：腹斜筋への圧迫ストレッチ

3　筋機能の改善

　スポーツ活動を行ううえで体幹機能のスタビリティの獲得の必要性は，選手および指導者において重要視されている．長時間のスポーツ活動に耐えうる体幹機能に求められることは，瞬発力と耐久力に優れ，かつダイナミックな四肢の動きをコントロールする神経系の働きによる協調性の賦活であると考えている．よって，多くの椎骨で構成されている脊椎をコントロールするコアマッスルと，大きな力を発揮させるアウターマッスルの両方の働きが必要であり，体幹屈曲，伸展，回旋，股関節筋力のそれぞれの動きをターゲットにトレーニングを行うことが重要であると考える．

　慢性腰痛症ではコアマッスルの活動性低下があげられる．体幹の内圧を上昇させるためには，腹横筋や多裂筋，腹斜筋群と連動して胸腰筋膜を緊張させる必要があり，呼気と連動して行うドローインによる，コアエクササイズが一般的に実施される．本稿では，スポーツ選手が行うべき協調性が求められる体幹屈筋群，体幹伸筋群のトレーニングを紹介する（**図22～24**）．

　さらに股関節屈曲筋トレーニングでは，大腰筋への働きかけと腰椎アライメントの適正化を目的とする（**図25**）．股関節屈曲運動は腰痛の程度に配慮しながら，可動範囲を十分に行うことがポイントである．股関節屈曲角度が増すと，骨盤後傾

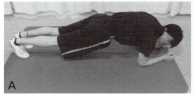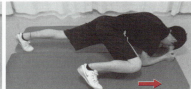
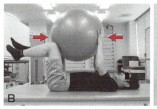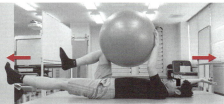

図22 体幹屈曲トレーニング

A：プランク肢位から片側股関節の屈曲・外転．プランク肢位を保持しながら，股関節屈曲・外転運動を伴う動的なトレーニングを実施させる．

B：デッドバグ．背臥位にて75 cmバルーンを両手，両膝で固定し，ボールを押しつぶすように圧縮させる．呼気に連動させながら圧縮運動を行うと体幹深部筋の賦活が行える．この運動で痛みなく行えるのであれば，上肢挙上や下肢伸展を空間保持させながらリーチングさせる．負荷量の設定は1側ずつ挙上運動から始め，対側上下肢，同側上下肢の順で実施させる．

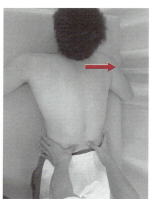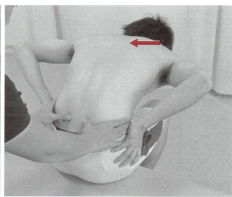

図23 多裂筋の収縮確認

腰痛症状を有する場合の多裂筋の収縮確認は，座位もしくは腹臥位にて体幹前屈位でL3から外側下方に走行する両側の多裂筋を触察し，押し返すように体幹を伸展運動（→）を行わせる．腰痛を有する場合，多裂筋は萎縮するといわれており，筋収縮の左右差を確認する．

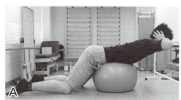
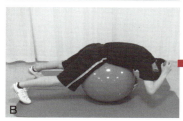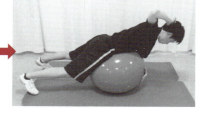
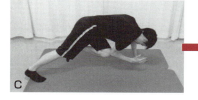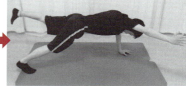

図24 体幹伸展，伸展回旋トレーニング

A：バックエクステンション．腰背部の強化を目的に実施する．下腹部にバルーンを置き，運動の支点を下位胸椎とし，過度な腰椎前彎を抑制させる．腰痛症にて困難な場合，両手支持とし下肢1側ずつから挙上運動を行う．

B：ツイストバックエクステンション．胸椎屈曲位から体幹を回旋させながら伸展していく．

C：対側挙上．hand-toe肢位からの上下肢挙上運動を行う．上下肢の挙上角度は体幹となるべく平行位となるように行う．さらに挙上保持した上下肢の外転運動を行うと，体幹に回旋負荷が生じるため，より多裂筋に負荷が増す．挙上した状態で徒手的に外乱運動を加える．また1～2 kgダンベルの軽負荷にて実施するとより体幹の安定化が要求される．

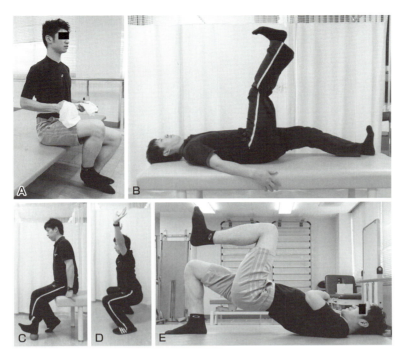

図25 股関節屈曲トレーニング
A：座位での股関節屈曲．端座位にてタオルやセラバンドを用い腰椎前彎させながら，なるべく股関節単独の屈曲運動を行う．股関節の近位部となる骨盤と腰椎の動きをなるべく固定させ，股関節の屈曲運動を行わせることである．深い座位姿勢で行うと，股関節屈曲運動よりも骨盤後傾運動が生じやすくなるため，浅い座位姿勢で行い大腿部がわずかに持ち上がる程度の運動から行わせる．
B：active-SLR．背臥位で行う自動運動による股関節屈曲運動では，急激な運動では腰椎前彎が強まりストレスが大きいため，膝屈曲位から伸展運動を行わせる．さらにバスタオルなどの介達物を膝後面に入れ牽引しながら行うと，安定性が増し行いやすい．運動は股関節を最大屈曲位にて等尺性収縮の後，ゆっくりと下ろしていく．
C：ball-push．座位にてボールを踏ませて行うトレーニングは，浅い座位姿勢とし両上肢をプッシュアップし体幹を安定させ，足関節を背屈位にて固定し，大腿部でボールを踏んでいる感覚で実施させる．
D：deep-スクワット．スクワット動作にて骨盤後傾運動が生じやすい場合，棒を両上肢にて把持し挙上させながら運動することで，体幹伸展モーメントが生じ，後傾運動を抑制させる．腸腰筋と多裂筋が同時収縮を促すためにも脊柱が丸くならない範囲で行う．
E：マーチングブリッジ．両足部支持のバックブリッジの肢位から，片側股関節の屈曲運動を行う．体幹支持に働く背筋，殿筋群と，屈曲に働く腸腰筋の活動による姿勢保持に必要な協調的活動を促す．

と腰椎後彎が連動しながら動くタイミングが適切であるか確認しながら非荷重位または荷重位での運動を実施する（図25）．

4 パフォーマンスエクササイズ

1）アライメントの改善目的のためのパフォーマンスエクササイズ

腰痛による不良姿勢を改善するための，棒体操によるアライメント修正のエクササイズを行う（図26）．座位もしくは立位にて，背面に棒を立て頭部，胸部，仙骨が接するように把持する．その姿勢を保持しながら座位であれば体幹前屈させる．立位の場合，片脚支持しながら体幹を前方に倒していく．股関節屈曲運動にて，T字を保持できるよう運動を行う．

T字バランスにて姿勢保持ができるようになれば，ステップ脚の股関節内旋と外旋を繰り返す．この運動はknee-inとknee-outが生じやすいため，できない場合は理学療法士が膝を補助的に固定する．

2）動作改善目的のパフォーマンスエクササイズ

スローイングランジは体重移動を良姿勢で行うエクササイズとして，軸足の股関節外転運動を促すランジ動作を行う．また軸足保持からステップ

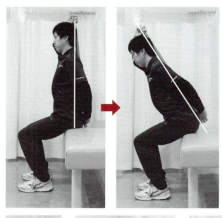
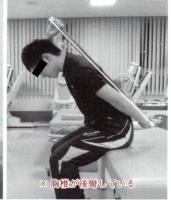
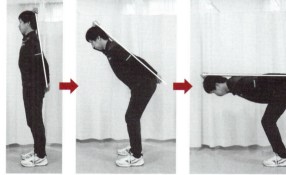
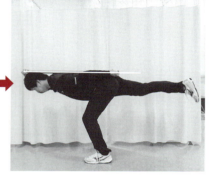

図26 アライメントの改善を目的とした棒エクササイズ
A：座位で行うアライメント改善エクササイズ．姿勢は浅い面にて殿部支持し，背部の棒は後頭部と仙骨面を接触させる．このポジションを維持したままできるだけ股関節屈曲運動を行わせる．股関節屈曲が不十分であると，棒から頭が離れ，胸椎が後彎した姿勢となる．
B：片脚バランスによるアライメント改善エクササイズ．棒を利用したTの字をイメージしたバランスエクササイズを行う．座位と同様に棒を後頭部と仙骨面に接触させたまま，片脚にて股関節の屈曲運動を行わせる．

脚への移行の際，足部距骨下関節の回外運動による外側荷重から回内運動による足部内側荷重へと連動することが重要であり，股関節と足関節の協調的な動きを促すことができる．

　シングルホップは左右への体重移動による，股関節の内旋運動にて重心を制動できるか確認する．股関節の内旋運動が少ない場合，いわゆる膝割れ肢位となり股関節外旋位，膝が外側偏位し脊柱が十分に回旋できない．エクササイズは立位から始め，片脚立位，左右へのステップ動作に移行していく．サイドベンディングではステップ脚の安定化を図るため，体幹側屈と股関節内転運動を組み合わせて行う．棒支持にて行うと脊柱が伸展位にて行える．シングルレッグバランスはT字バランス動作の保持姿勢から軸足股関節の外旋と内旋運動をゆっくり行わせ，骨盤が大きく回旋できるように行わせる．難易度が高い場合は，上肢に支持物を与え安定させた状態で行うとよい（図27）．

5　腰痛症に対するテーピング

1）急性腰痛に対するテーピング

　急性腰痛に対するテーピングは，脊柱の可動性を制動することを目的に実施する．特に体幹装具がない環境で行うことが多く，装具装着にて腰痛軽減する場合はテーピングを実施しなくてもよい．テーピングはキネシオテープ75 mmを使用し，腰痛部位を中心に上下に3〜4本程度貼付する．キネシオテープは走行に対して平行方向の伸張性に富んでいるが，垂直方向への伸張性は乏しいため，脊柱に対して横方向に貼ると前後屈に対し固定性が高まる（図28）．

2）脊柱起立筋サポートテープ

　軽度の腰痛症や腰痛の悪化を予防するときに，キネシオテープにて，腰背部脊柱起立筋のサポートテープを行う．テープの走行は，関節を制動し

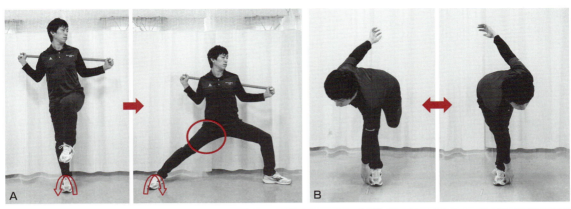
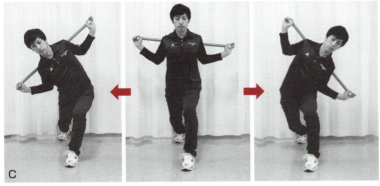
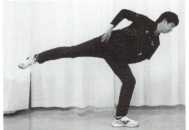
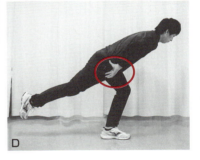

図27 動作改善目的のパフォーマンスエクササイズ
A：スローイングランジ．右軸足の足部外側から内側へ体重移動に伴う股関節の伸展・外転運動をゆっくり行わせる．
B：シングルステップ．ステップ脚股関節への体重移動を意識し，股関節の屈曲・内転運動を行う．
C：サイドベンディング．下肢を前後に開いたポジションにて，体幹を左右に側屈させる．過度なknee-inに注意する．
D：シングルレッグバランス．T字バランスでの軸足の股関節を外旋-内旋する．knee-in/outに注意する．

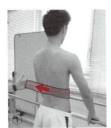
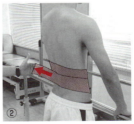
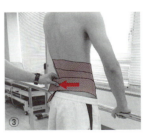
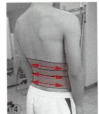
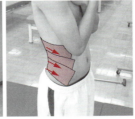

図28 急性腰痛に対するテーピング
貼付方法はテープの真ん中をスプリットし，腰椎を中心に左右の腹部前面まで貼付する．下位肋骨から腸骨に向かって，上部から順番にテープを貼付する．またテーピングを行うポジションは，屈曲時腰痛の場合は体幹伸展位，伸展時腰痛の場合は体幹屈曲させて貼付するとよい．図は屈曲時の腰痛を想定して貼付している．

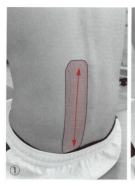 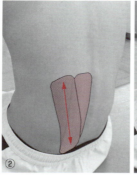 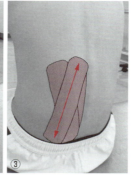

図29 脊柱起立筋群のサポートテープ
脊柱起立筋群の走行に沿って貼付する．上からクロステープを行うことでテーピングの強度が増す．

ないよう，腰椎をまたがないように貼付する．また肋骨に掛かると呼吸運動や胸椎回旋運動時に違和感が生じるため，筋の走行中心にテープを貼付する．前屈運動を伴うスポーツの場合には，前屈位で貼付すると動きの妨げになりにくい（**図29**）．

6 スポーツ復帰

ここまで腰痛を有するスポーツ選手に対する運動機能評価と運動療法を中心に説明した．スポーツ復帰は医師による判断のもと，理学療法士は選手に対し，再発防止のための腰痛の危険因子について説明する必要性がある．特に競技の特異性に伴う，慢性的な力学的ストレスが生じやすい動きの改善やセルフコンディションを徹底させることが重要と考える．また発育期と成人期では腰痛の原因も異なり，それぞれ対応も異なってくる．腰痛の緩和にのみ主眼を置くと競技復帰に影響を及ぼすため，病態や腰痛の状況に応じた運動機能とパフォーマンスの改善が重要と考える．

文献

1) 髙橋佐江子ほか：スポーツ医科学センターリハビリテーション科におけるスポーツ損傷の疫学的研究（第1報）：スポーツ損傷の全般的統計．日臨スポーツ医会誌 18：518-525，2010
2) Hangai M et al：Lumbar intervertebral disk degeneration in athletes. Am J Sports Med 37：149-155, 2009
3) Sakai T et al：Incidence of lumbar spondylolysis in the general population in Japan based on multidetector computed tomography scans from two thousand subjects. Spine 34：2346-2350, 2009
4) 西良浩一ほか：腰椎分離症の疫学と発生メカニズム．臨スポーツ医 25：1345-1351，2008
5) 加藤鉄志ほか：腰部障害―腰椎分離症と腰椎椎間板ヘルニア―．臨スポーツ医 32（臨時増刊号）：213-219，2015
6) 金岡恒治：スポーツによる腰痛の予防．スポーツと腰痛：メカニズム＆マネジメント，山下敏彦（編），金原出版，東京，131-143，2011
7) Pearsaii DJ et al：Line of gravity relative to upright vertebral posture. Clin Biomech 7：80-86, 1992
8) Youdas JW et al：Reliability of measurements of lumbar spine sagittal mobility obtained with the flexible curve. J Orthop Sports Phys Ther 21：13-20, 1995
9) 樋口貴広ほか：姿勢と歩行 協調からひも解く．三輪書店，東京，2015
10) 金村德相ほか：立位脊柱矢状面 alignment：日本人の基準値と欧米人との比較．J Spine Res 2：52-58，2011
11) 福井 勉：膝関節．整形外科理学療法の理論と技術，山嵜 勉（編），メジカルビュー社，東京，84-114，1997
12) Santaguida PL et al：The psoas major muscle：a three-dimensional geometric study. J Biomech 28：339-345, 1995
13) 中尾英俊ほか：腰痛を有する高校野球選手における体幹・股関節筋力と腰椎アライメントの関係性．日臨スポーツ医会誌 27：27-33，2019
14) 吉尾雅春：【解剖の真実 セラピストの治療を変える解剖学】セラピストのための解剖学：根本から治療に携わるために必要な知識．Sportsmed 25（2）：4-16，2013

非特異的腰痛の特徴を踏まえ介入する

森藤 武, 橋本 雅至

非特異的腰痛を予防・改善するための着眼点

➤ 脊柱−骨盤アライメント制御に働くアウターマッスルの機能改善を図る.
➤ 脊柱−骨盤の安定化に働くインナーユニットの賦活化を図る.
➤ 脊柱全体を使用した運動により下部腰椎へのメカニカルストレスを軽減する.
➤ 股関節の柔軟性改善により腰部へのメカニカルストレスを軽減する.

　腰痛を予防・改善するには, マルアライメントを修正し, 腰部へのメカニカルストレスが少ない身体の使い方を学習する必要がある. そのためには, 脊柱−骨盤アライメント制御に働く筋群の機能や柔軟性を獲得することが重要である.

I 非特異的腰痛と運動療法

　腰痛は, 発症からの期間によって, 急性期, 亜急性期, 慢性期に分類される. 発症後4週未満を急性期, 4週以上3カ月未満を亜急性期, 3カ月以上継続するものを慢性期とすることが一般的である. 多くの腰痛は, 理学療法を含めた治療に反応して, 急性期・亜急性期の間に改善するが, 一部3カ月以上, 腰痛が継続する場合があり, これを慢性腰痛と定義している[1]. 慢性腰痛は, 日常生活活動, 経済活動, 余暇活動, 社会活動などを制限し, 生活の質を低下させるため, 患者に与える不利益は深刻なものである. また, 腰痛は, 原因が明らかな腰痛と明らかでない非特異的腰痛に分類され, 原因が明らかな腰痛には, 腫瘍, 感染, 外傷などのほか, 腰椎椎間板ヘルニア, 腰部脊柱管狭窄症, 脊椎すべり症など理学療法士が臨床場面で頻回に出合う疾患も含まれる. 一方, 非

特異的腰痛は, 画像診断にて器質的な変化をとらえることがむずかしく, 心理的, 社会的, 機能的, 環境的因子など多岐にわたる原因が関与していると考えられる. 2012年に日本整形外科学会および日本腰痛学会によって策定された『腰痛診療ガイドライン』において, 慢性腰痛に対する治療として運動療法は, 薬物療法や認知行動療法などと同様に強く推奨される介入手段と位置づけられている[2]. しかしながら, 非特異的腰痛には, 精神・心理的要因などの原因も含まれるため, 運動療法によって, すべての症例が反応するとは限らない. そのため, 本稿では, 身体のマルアライメントや使い方の不良, および機能不全に起因した非特異的腰痛に絞って, 運動療法の考え方と実践を展開していく.

　非特異的腰痛における器質的変化は, 画像所見

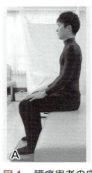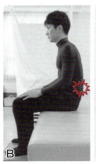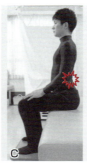

図1　腰痛患者の座位姿勢
A：適切に脊柱の彎曲が形成され，骨盤が前後傾中間位に保持されている座位では，体幹筋，骨盤周囲筋の活動度は大きいが，椎間板や椎間関節への負荷が小さくなる．
B：腰椎前彎の減少，骨盤後傾が顕著な座位では，椎間関節の関節包，椎体より後方に位置する靱帯への伸張ストレス，椎間板への圧縮ストレスが増大する．
C：腰椎前彎の増大，骨盤前傾が顕著な座位では，椎間関節への圧縮ストレスが増大する．

などで特定することはむずかしい．しかし，腰部のマルアライメントや繰り返される運動は椎間板や椎間関節などに対するメカニカルストレスを増大させる[3]．そのため，これらのストレスは，腰部周囲組織の微細損傷を引き起こし，非特異的腰痛の原因になっていることが考えられる．特に，圧縮負荷が加わった状況下での腰部の屈伸や回旋運動の繰り返しは椎間板へのメカニカルストレスを増大させる．また，腰部伸展運動では椎間関節を狭小化し圧縮ストレスを増大させ，腰部の過剰な屈曲運動では椎体中心より後方に位置する靱帯や椎間関節の関節包への伸張ストレスおよび椎間板への圧縮ストレスを増大させる．さらに，体幹屈伸動作の繰り返しやマルアライメントの継続は，腰背筋群へのストレスを増加させる．このように，腰部へのメカニカルストレスが引き起こす微細損傷は，炎症性サイトカインを誘発するとともに，侵害受容器を刺激することで腰痛を惹起する．以上のように，腰痛を引き起こすメカニカルストレスを理解し，それらを軽減するための身体アライメント，身体の使い方，身体運動機能を構築することが腰痛予防や改善につながると考えられる．

II 腰痛を引き起こすマルアライメントと脊柱-骨盤アライメント制御に働くアウターマッスル

　適切な脊柱-骨盤アライメントを保持した座位では，椎間板や椎間関節などへの負荷は最小限に抑えられている（図1-A）．この姿勢では，背筋群・腹筋群，および股関節屈筋群・伸筋群の適切な同時収縮が継続されている．しかし，腰痛患者では，これらの筋群以外の組織への依存度が高くなっていることが多く，不良な座位姿勢の継続は，椎間板や椎間関節などへのメカニカルストレスを増大させる（図1-B, C）．
　同様に，立位においても，適切に脊柱-骨盤アライメントが保持されている場合，腹筋群・背筋群，および股関節屈筋群・伸筋群の同時収縮が保持されており，椎間板や椎間関節へのメカニカルストレスは小さくなる（図2-A）．腰痛を大別すると，腰椎前彎が減少した腰椎屈曲型障害と，前彎が増強した腰椎伸展型障害があり，前者では，円背姿勢となり，重心線が腰椎の前方を通過し（図2-B），後者では，凹背傾向であることが多く，重心線が腰椎の後方を通過するため（図2-C），腰部へのメカニカルストレスが増大する．以上のように，座位や立位において体幹の同時収縮を保持できない体幹・骨盤周囲筋の機能不全がある場合にはマルアライメントを呈し，腰痛が出現しやすくなると考えられる．

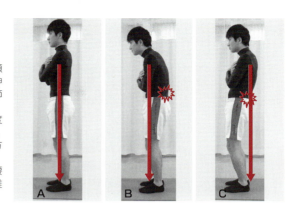

図2　腰痛患者の立位姿勢
A：適切な脊柱彎曲が保持されている立位では，骨盤は前後傾中間位にあり，腹筋群・背筋群，および股関節屈筋群・伸筋群の同時収縮が保持されているため，椎間板や椎間関節への圧縮ストレスは小さい．
B：胸椎後彎の増強，腰椎前彎の減少，骨盤後傾，膝関節軽度屈曲位にある円背姿勢では，重心線が腰部の前方を通過し，椎間板への圧縮ストレス，椎間関節包，椎体中心より後方に位置する靱帯への伸張ストレスを増大させる．
C：腰椎前彎の増強，骨盤前傾位である凹背では，重心線が腰部の後方を通過し，椎間関節への圧縮ストレス，下部腰椎の剪断力は増大する．

クリニカル・テクニック
脊柱−骨盤アライメントの制御機能の評価

　骨盤と下肢骨前面を走行する腸腰筋，大腿直筋，骨盤と下肢骨後面を走行する大殿筋，ハムストリングスなどは，下肢の運動に関与するだけでなく，骨盤の前後傾にも関与している．歩行や走行時には，下肢骨を可動させることにより前方への推進力を得ているが，荷重反応期，大殿筋の強力な収縮は，股関節の伸展トルクのみならず，骨盤を後傾させるトルクを発生させる．骨盤後傾を制動する背筋群や腸腰筋などが機能不全に陥っている場合，過度な骨盤後傾や腰椎後彎を引き起こすことになる．また，前遊脚期から遊脚初期にかけて，腸腰筋の活動増加は，股関節の屈曲トルクのみならず，骨盤を前傾させるトルクを発生させる．骨盤前傾を制動する腹筋群や大殿筋，ハムストリングスなどが機能不全に陥っている場合，過度な骨盤前傾や腰椎前彎の増大を引き起こすことになる．すなわち，下肢骨の運動の際，土台である骨盤を適切に制御できない場合には，不必要な腰椎前彎の増強や減少を繰り返し，椎間板や椎間関節へのメカニカルストレスを増悪させる．

　座位や立位の抗重力下で，腰椎前彎と骨盤前傾を同時に制御するためには，多裂筋と腸腰筋の共同作用が重要である[4]．多裂筋により腰椎前彎が形成され，その後，腸腰筋が適切な腰椎前彎や骨盤前傾を保持するように働くことで腰椎と骨盤の動きを制御している．もちろん，この際，腹筋群や股関節伸筋群が適切な拮抗作用を有していることも重要である．脊柱−骨盤アライメント制御機能の評価として，座位で股関節屈曲運動に抵抗を加える方法が簡便である（図3-A）．この際，正常な脊柱−骨盤アライメントを保持できない場合，制御機能の低下を疑う（図3-B，C）．また，ヒトの動作では，求心性収縮ばかりでなく，遠心性収縮にて脊柱や骨盤の運動を制御する場面があるため，遠心性収縮下においても評価することが大切である（図4-A）．さらに，さまざまな動作中，求心性と遠心性収縮とを交互に繰り返し使用する場面もあるため，求心性と遠心性収縮とを繰り返し評価する必要もある（図4-B）．まれに，腰方形筋を過度に働かせ，骨盤の左右傾斜が出現する場合があるので，矢状面だけでなく，前額面からも観察することを忘れてはならない．立位において，脊柱−骨盤アライメントの制御機能を評価するためには，軽いスクワットを実施してもらうとよい（図5-A）．この際，正常な脊柱−骨盤アライメントを保持できない場合，制御機能の低下が疑われる（図5-B，C）．

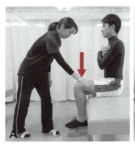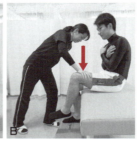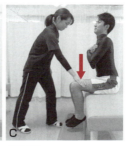

図3　座位における脊柱-骨盤アライメントの制御機能の評価①

A：多裂筋と腸腰筋を機能させるため，骨盤前後傾中間位にて適切な腰椎前彎を保持して座ってもらう．股関節屈曲に抵抗を加え腸腰筋の求心性収縮を促す．腰椎前彎，骨盤前傾に作用する腸腰筋や多裂筋，拮抗する腹筋群や殿筋群が適切に機能している場合，正常なアライメントを保持することが可能である．

B：腰椎後彎，骨盤後傾が出現する場合，腸腰筋や多裂筋による脊柱-骨盤アライメントの制御機能の低下が疑われる．

C：腰椎前彎の増強や骨盤前傾が出現する場合，腸腰筋や多裂筋の収縮に拮抗している腹筋群や殿筋群の機能不全を疑う．

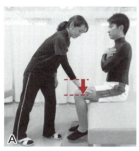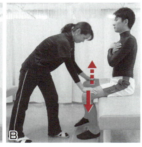

図4　座位における脊柱-骨盤アライメントの制御機能の評価②

A：腸腰筋，多裂筋の遠心性収縮を促すため，股関節屈曲位より伸展方向に抵抗を加えていく．この際，ゆっくりと地面に足を接地するように誘導する．

B：求心性と遠心性収縮を繰り返して，その際，腰椎や骨盤のアライメントを適切に保持できるかどうか評価する．理学療法士は大腿部に加える抵抗の量を調節して，求心性と遠心性収縮をコントロールする．

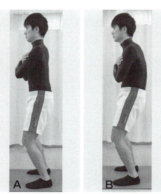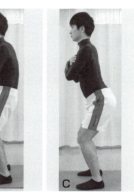

図5　立位における脊柱-骨盤アライメントの制御機能の評価

A：肩幅程度に足を開き，体幹・骨盤前後傾中間位にて適切な腰椎前彎を保持した状態のまま，軽いスクワットを実施してもらう．腰椎前彎，骨盤前傾に作用する腸腰筋や多裂筋，拮抗する腹筋群や殿筋群が適切に機能している場合，正常なアライメントを保持することが可能である．

B：腰椎前彎の減少，骨盤後傾が出現する場合，腸腰筋や多裂筋による脊柱-骨盤アライメントの制御機能の低下が疑われる．

C：腰椎前彎の増強や骨盤前傾が出現する場合，腸腰筋や多裂筋の収縮に拮抗している腹筋群や殿筋群の機能不全を疑う．

III インナーユニットの賦活化と脊柱-骨盤アライメントの安定化

　腹横筋，多裂筋，横隔膜，骨盤底筋群により構成されるインナーユニットは身体動作における予備動作に関係している．すなわち，インナーユニットは，歩行や動作時，四肢の運動に伴い，過度に脊柱や骨盤が運動することを制御することで，脊柱-骨盤の安定化に働いている．一方，腰痛患

図6 インナーユニット機能不全の評価

A：バードドッグを実施してもらう．インナーユニットが賦活されている場合，適切な脊柱彎曲を制御した状態で，挙上した上下肢と体幹が一直線になるように保持される．
B，C：インナーユニットが機能不全を呈している場合，指先からつま先までを一直線に保持することがむずかしくなる．
D：不安定な状況下が続く場合，腸骨稜のやや上を軽く把持し，腹部を締めるようにわずかにサポートを加える．これにより，安定性が向上した場合もインナーユニットの機能不全を疑う．ただし，過度なサポートを加えないように注意する．

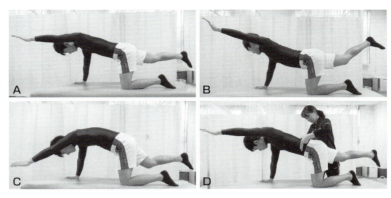

者や高齢者では，動作前の準備段階に働くインナーユニットの活動遅延や低下があることが報告されており[5]，動作開始時に脊柱-骨盤の安定性を得ることが困難であると考えられる．そのため，このような場合，動作開始前より適切にインナーユニットが機能するようトレーニングを実施する必要がある．

インナーユニットの評価はいくつか試みられているが，簡易で妥当性がある評価は確立されていない．そのため，筆者らはバードドッグを利用してインナーユニットの評価を試みている．バードドッグは比較的平易に実施でき，また，運動により腹横筋の活動増加が確認されているからである[6]．適切にインナーユニットが賦活化されている場合，バードドッグを実施した際，脊柱-骨盤アライメントを保持することができる（図6-A）．一方，アライメントの保持が困難な場合や時間とともに姿勢が崩れてくる場合などはインナーユニットの機能不全が疑われる（図6-B, C）．また，腹横筋に少しのサポートを加えることにより，安定性が向上した場合もインナーユニットの機能不全を疑うことができる（図6-D）．

Ⅳ 下部腰椎の局所的な運動とメカニカルストレスの関係

前屈みになり地面にある物を持ち上げるなど，日常生活の動作において，体幹の前傾・前屈運動を伴うことは多い．もちろん，患者には下肢の関節を屈伸させて物を持ち上げるよう指導することは周知されているが，体幹を前傾もしくは前屈して動作や作業が強いられる職業に就いているなど，日常生活において回避できないことは十分考えられる．そのため，患者が自然に行っている前屈み動作を観察することは重要である．腰痛患者の前屈み動作を観察すると，下部腰椎レベルでの屈曲に依存している場合が認められ（図7-A），この姿勢では腰背筋群や椎間板へのメカニカルストレスが増大する．胸椎は12個，腰椎は5個，仙骨は1個あり，これらすべての間の関節と下肢関節を可動させることにより，局所つまり下位腰椎部へのメカニカルストレスを軽減できる（図7-B）．このように，日常の生活中の動作や作業において，適切に体幹を用いることが，腰痛改善につながる．

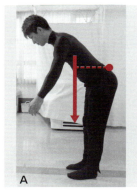 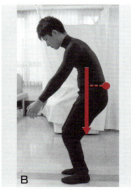 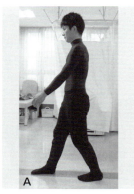 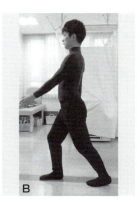

図7　下部腰椎の局所的な運動の例
A：下位腰椎レベルの屈曲に依存している前傾姿勢では，体幹，骨盤の前傾角度が増加する．この姿勢では，下位腰椎から上半身の質量中心を通る重心線との間に長い外的モーメントアームが形成される．これに従って，腰背筋群の強力な伸展トルクが発生し，腰背筋群の筋疲労を助長することに加え，椎間板への圧縮ストレスが大きくなる．
B：腹部を引き込み，胸椎や上部腰椎の屈曲を伴い脊柱すべての椎体間を屈曲している姿勢では，外的モーメントアームが短くなり，腰背筋群の過度な収縮を抑制できるとともに，椎間板への圧縮ストレス，下部腰椎への剪断力を減少することができる．

図8　腰痛患者の歩行例
A：適切な脊柱彎曲を保持した歩行
B：腰椎伸展型障害の腰痛患者では，股関節伸展の可動域低下を認めることが多く，腰椎の前彎と骨盤の前傾の増加により代償した歩行が観察される．この姿勢での歩行では，腰椎（特に下部）への剪断力や椎間関節への圧縮ストレスが増大する．

V 股関節の柔軟性低下と動作や歩行時のメカニカルストレスの関係

　腸腰筋など股関節前面の軟部組織が短縮している場合，長時間の歩行により，腰痛が増悪することがある．歩行の立脚後期では股関節伸展角度が約15〜20°必要であるが[7]，股関節伸展の可動域低下を認める場合，代償的に腰椎の前彎と骨盤の前傾が増加した歩行が観察される（図8-A, B）．このような歩行パターンでは，歩行自体が腰痛のトリガーになっている．長期的戦略では，股関節の伸展可動域を改善することを目標とするが，短期的戦略では，歩幅を小さくする，骨盤の回旋動作を誘導するなどの指導が必要になる．

　一方，ハムストリングスの短縮がある場合，前屈みの動作を行った際，骨盤の前傾を妨げ，過度な腰椎屈曲を出現させ，腰椎骨盤リズムを破綻させる（図9-A, B）．以上のように，股関節の柔軟性低下はマルアライメントや腰部へのメカニカルストレスを増大させる可能性があるため，股関節周囲筋群の柔軟性を確保しておくことが必要である．

VI 理学療法プログラムの実際

1 ストレッチの考え方

　ストレッチは，軟部組織の柔軟性の改善，血液循環の改善，疼痛緩和，リラクゼーションなどの目的で実施される．また，筋が最適な機能を発揮するためには，筋のコンディションを良好に保つ必要があり，そのためにもストレッチは効果的で

あると考えられる．体幹と股関節の周囲筋群の伸張性が低下している場合，重力下でのマルアライメントを引き起こし，腰椎骨盤リズムの破綻をきたすことが報告されている[8]．そのため，特に，腰痛患者において，体幹と骨盤周囲筋群の柔軟性を確保しておくことは重要である．

体幹や骨盤周囲筋へのストレッチを実施する際には，関節由来の疼痛か，筋などの軟部組織の伸張痛かについて細心の注意を払うことが肝要である．椎間関節の過度の伸張などにより疼痛が出現している場合には不適切なストレッチを実施していると考えられるため，直ちに休止するべきである．さもなければ，ストレッチ自体が腰痛増悪の因子になってしまうおそれがあるからである．

また，柔軟性改善のためには，毎日ストレッチを実施することが望ましい．そのため，患者がセルフストレッチを学習し，自己にて実施できるよう指導することを忘れてはならない．

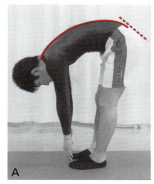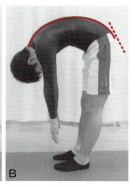

図9　股関節柔軟性低下を伴う場合の前屈み動作
A：正常な前屈み動作では，ハムストリングスの柔軟性が確保されているため骨盤前傾が十分に起こり，体幹の過度な屈曲が出現していない．
B：ハムストリングスの短縮がある場合，骨盤の前傾が制限され，過度な腰椎屈曲が出現し，椎間関節包や椎体より後方に位置する靱帯への伸張ストレス，椎間板へのメカニカルストレスが増大する．

2　腰部の局所的なメカニカルストレス軽減を目指した脊柱全体の可動性改善へのアプローチ

1）体幹屈筋群のストレッチ

脊柱の伸展に拮抗する組織には，腹直筋，内外腹斜筋などの腹筋群，および前縦靱帯などの軟部組織がある．これらの軟部組織の短縮がある場合，円背となり腰部屈曲型障害を引き起こしやすくなる．また，腹筋群は，荷重下で腰椎の過前彎や骨盤前傾を制御する機能があるため，ストレッチを実施し，これらのコンディションを良好に保つことは，脊柱-骨盤アライメントを保持する観点からも重要である．

腹筋群を含めた腰部前面の軟部組織のストレッチは，腹臥位にて，上肢で体幹を起こしていく方法が実施しやすい．腰椎屈曲型障害の腰痛患者では，脊柱伸展可動性の低下が想起されるため，まずは，on elbowより開始し，徐々にon handへ移行することが安全に実施するコツである（図10-A, B）．この方法にて腰部前面軟部組織の伸張がむずかしい場合や，腰痛を助長してしまう場合，四つ這いの姿勢にて柔軟運動を実施することを勧める（図10-C）．以上のような手段にて，脊柱全体の伸張性を獲得することに加えて，腰痛患者自身に対して，動作時に脊柱全体を可動するよう意識し，学習してもらうことも必要である．

2）体幹伸筋群のストレッチ

脊柱の屈曲に拮抗する組織には，多裂筋など深部に位置する短回旋筋群，および脊柱起立筋群，腰方形筋などに加え，椎間関節の関節包や椎体より後方に位置する靱帯などがある．そのため，これらの脊柱後方に位置する軟部組織の伸張性を獲得することは，脊柱全体を用いた屈曲運動を実施し，下部腰椎にかかる局所的なメカニカルストレスを回避するために重要である．また，腰背筋のコンディションを良好に保つためにも，ストレッチを実施することが望まれる．

筆者らは安全性に配慮して，まず，四つ這いの肢位で，腰椎部を屈曲，骨盤を後傾させ，脊柱後方軟部組織の伸張運動を実施するようにしている（図11-A）．腰部周囲の筋を特に伸張したい場合，四つ這いの肢位より，膝を屈曲させていく方法が

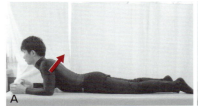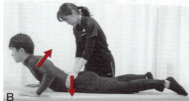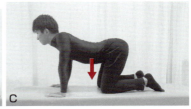

図10 腰椎前彎に作用する体幹筋のストレッチ
A：腰椎屈曲型障害の腰痛患者では，脊柱伸展可動性の低下が想起できるため，まずは，on elbow で体幹を起こし，体幹前面筋を伸張する．
B：腰痛の有無や脊柱伸展の可動域に応じて徐々に on hand での伸張運動に移行していく．胸椎部の伸展を強調するように意識し，脊柱が弧を描くように体幹の伸展を促す．腰椎の前彎が助長される場合，Jacoby 線よりやや下方で骨盤を固定して腹部が床面より離れないようにする．また，胸部の円背が顕著で，胸部前面の軟部組織の柔軟性が低下している場合には，胸椎部の伸展を強調するように実施するとよい．
C：四つ這いにより，腰椎の伸展と骨盤の前傾を誘導して伸張を実施する方法では，自己で動きをコントロールしやすく安全性が高い．

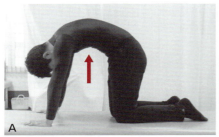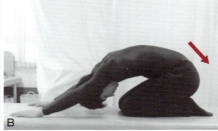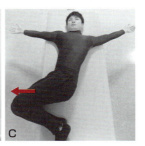

図11 腰椎前彎に作用する体幹筋のストレッチ
A：四つ這いの肢位より，腹部を上方へ持ち上げるように腰椎部を屈曲，骨盤を後傾させて，ゆっくりと息を吐くことで，背筋群を伸張する．この方法では，患者自身が動きをコントロールしやすく，腰痛が出現しない範囲で実施することが容易である．しかし，適切な脊柱の動きを行うことができない場合，ハンドリングにて適切な運動を誘導する必要がある．
B：正座するように膝を屈曲させることで，特に腰背筋群を伸張できる．
C：背臥位で体幹を回旋させる．腰部の椎体間における個々の回旋可動域は小さいため，過度に腰椎回旋を強調しないよう注意する．また，肩が床面から浮かないように留意し，胸椎レベルの回旋を意識することで，胸椎と腰椎レベル両方の体幹筋，および股関節外側の筋群も伸張できる．

有効である（図11-B）．また，胸椎から腰椎まで脊柱全体の回旋可動域を獲得したい場合，体幹を回旋させる方法が有効である（図11-C）．

腰方形筋は，左右への腰椎側屈や骨盤傾斜だけでなく，腰椎前彎に作用する体幹の深部筋であり，筋スパズムを惹起し腰痛の原因となりやすい筋である．そのため，腰方形筋の短縮や過緊張がある場合，積極的に伸張運動や緊張緩和を図る必要がある．腰方形筋のストレッチは，側臥位にて，腹側部にクッションや枕などを入れて，下肢をベッドから下垂して実施する（図12-A）．セルフストレッチでは，側臥位より体幹を起こす方法が実施しやすい（図12-B）．この方法では，腰椎の前彎の増悪や減少が出現しにくく，骨盤への操作を行いやすいのが利点である．

3 腰部のメカニカルストレス軽減を目指した股関節筋群の柔軟性改善へのアプローチ

1）股関節屈筋群のストレッチ

腰椎前彎が増強した姿勢の継続は，腰部への剪断力を増加させ，椎間板や椎間関節へのメカニカルストレスを増悪させる．そのため，股関節屈曲拘縮を有している場合，股関節の屈筋，前方の関節包，腸骨大腿靱帯などの軟部組織を伸張するス

図12 腰方形筋のストレッチ
A：側臥位にて，腹側部にクッションや枕などを入れて，下肢をベッドから下垂し伸張する．この際，肋骨部と骨盤部を引き離すとともに，腰椎が弧を描くように誘導すると効果的に伸長が得られやすい．また，骨盤を前後に回旋させることで，腰方形筋全体が伸張されやすくなる．
B：セルフストレッチでは，側臥位にて，下方にある上肢で体幹を起こし，上方にある上肢で腹側部を下方へ押し込むようにして伸張する．

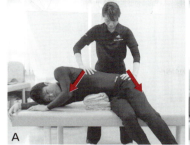
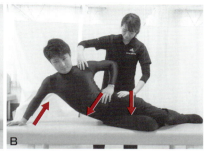

図13 腸腰筋のストレッチ
A：股関節を伸展する際，固定が不十分なため，腰椎前彎の出現が助長されている例である．
B：大腿骨頭を後方から前方に押し，また，寛骨臼方向へ大腿骨頭を押し込むように大腿骨へ長軸方向の力を加えることで，大腿骨頭の転がりを誘導している．
C：股関節屈曲拘縮が顕著である場合や，腹臥位を取ることがむずかしい場合には，Thomas肢位にて伸張する．患者自身に片側の膝を抱えてもらい，理学療法士は上前腸骨棘と大腿遠位を固定することで伸張を加える．
D：大腿筋膜張筋や腸脛靱帯の短縮の有無を確認するため，股関節内転の操作を加える．この際，股関節内転に制限や抵抗感がある場合，大腿筋膜張筋や腸脛靱帯の短縮を疑う．

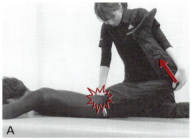
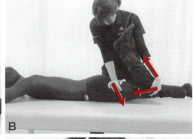
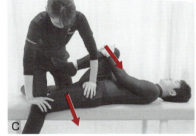
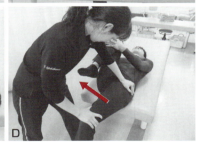

トレッチを実施する．

　股関節屈筋である腸腰筋へのストレッチは，腹臥位で股関節を伸展する方法がスタンダードであるが，固定が甘いと腰椎前彎を増悪させるので注意が必要である（図13-A）．一般的には，仙骨を固定することで腰椎前彎の増強を予防できるが，筆者らは股関節の関節包内運動を誘導するため大腿骨頭を操作しながら，伸張運動を実施している（図13-B）．しかし，股関節屈曲拘縮が顕著である場合や，腹臥位を取ることがむずかしい場合には，Thomas肢位において腸腰筋のストレッチを実施する（図13-C）．どちらの方法においても，鼠径部前面の伸張感の訴えを確認することが重要である．また，股関節屈筋群の1つに大腿筋膜張筋があるが，大腿筋膜張筋や腸脛靱帯の短縮や過緊張は，骨盤前傾に働きマルアライメントを惹起する可能性があるため，上述のストレッチの際，同筋の短縮の有無も確認しておく（図13-D）．腸腰筋のセルフストレッチでは，片膝立ちで骨盤を前方へ並進させる方法を指導している（図14-A）．その他の方法として，インナーユニットの賦活効果も期待できる戦士のポーズを指導している（図14-B）．腸腰筋のセルフストレッチにおいて留意することは，腰椎前彎が増強しないよう，適切な方法を十分指導することである．

　大腿直筋の短縮や過緊張も，骨盤前傾を誘導し

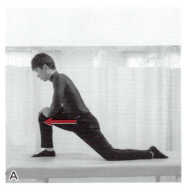
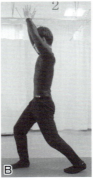

図14 腸腰筋のセルフストレッチ
A：片膝立ちで両手を膝についてもらい，骨盤を前方へ並進運動する．不安定な場合，椅子などに手を置いてもらう．注意する点は，骨盤を前方へ並進させる際，腰椎前彎を増強させないことである．そのため，やや体幹を前傾にするように指導すると腰椎の前彎が増強しにくくなる．
B：立位で下肢を前後に開いて上肢を挙上した肢位をキープする戦士のポーズでは，股関節屈筋群の伸張に加え，下腿三頭筋も伸張できる．また，腰椎前彎の増強を予防し適切な脊柱-骨盤アライメントを保持することにより，インナーユニットの賦活効果も期待できる．股関節の可動性が乏しい場合は，ステップ幅を小さくして実施するのがコツである．

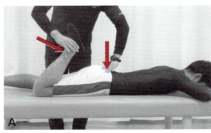
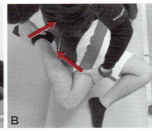
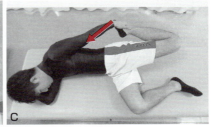

図15 大腿直筋のストレッチ
A：Ely テストの肢位にて大腿直筋を伸張する．殿部を固定しながら膝関節を屈曲するだけで容易にストレッチが可能である．
B：側臥位で股関節を軽度伸展させてから膝関節を屈曲させると，小さな股関節の屈曲角度で大腿直筋を伸張することができる．この際，下方に置かれている股関節を屈曲して腰椎の前彎を予防する．変形性膝関節症を合併している患者では，膝関節へのストレスを軽減できる有効な手段である．
C：Bと同様の肢位で自己にて膝関節を屈曲するセルフストレッチである．

腰椎前彎を増悪させ，脊柱-骨盤アライメントを破綻させるため，柔軟性を確保しておく必要がある．大腿直筋の伸張は，Ely テストの肢位にて容易に伸張することができる（図15-A）．ただし，変形性関節症や膝関節痛を有する場合，側臥位で股関節を軽度伸展させながら膝関節を屈曲させる方法を行うと，膝関節への負担が軽減できる（図15-B）．セルフストレッチも，同様の肢位にて実施することが可能である（図15-C）．

2）股関節伸筋群のストレッチ

股関節伸筋群の柔軟性低下は，荷重下において円背を導きやすくなり，腰部屈曲型障害を引き起こしやすい．また，前屈み動作などにおいて骨盤前傾を妨げ，腰椎骨盤リズムの破綻を導く．そのため，股関節伸筋群の伸張性を確保しておく必要がある．

大殿筋のストレッチでは，背臥位にて股関節を屈曲させて実施する．大殿筋は，広範囲に殿部を被う筋であるため，運動方向が異なる2種類のストレッチを実施する．股関節屈曲位から内転を加えることにより上方の線維を伸張することができ（図16-A），また，股関節外転・外旋位より屈曲方向へ誘導することにより下方の線維を伸張できる（図16-B）．セルフストレッチにおいても，上方線維と下方線維を伸張するため2つの方法を提案する．四つ這いから，伸張側の股関節を屈曲，内転，内旋させながら殿部を外側かつ下方へ移動させていく方法では，上方線維を伸張できる（図17-A）．また，伸張する側の股関節を屈曲，外転，外旋位，膝関節を屈曲位，対側の下肢を伸展位とし後方に投げ出した座位より体幹，骨盤を前傾させていく方法では，下方線維を伸張できる

図16 大殿筋のストレッチ

A：股関節を約90°屈曲させた肢位より，内転を加えることにより上方の線維を伸張することができる．ストレッチ中，伸張感を得る前に鼠径部に詰まったような疼痛を訴える場合は，大腿骨近位を外側へ牽引し，大腿骨頭を寛骨臼より離解させると，疼痛を抑制することができる．

B：股関節外転・外旋位より屈曲方向へ誘導することにより下方の線維を伸張できる．この際，下腿遠位のみを押すと膝内反を助長するおそれがあるので，必ず膝関節を押すようにして大殿筋を伸張する．

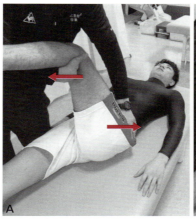 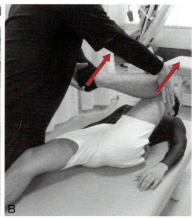

図17 大殿筋のセルフストレッチ

A：四つ這いから，伸長側の股関節を屈曲，内転，内旋させながら殿部を外側かつ下方へ移動させていくことにより，上方線維を伸張する．この際，腰椎-骨盤アライメントを保持するように留意してもらう．

B：伸長する側の股関節を屈曲，外転，外旋位，膝関節を屈曲位，対側の下肢を伸展位とし後方に投げ出した座位より体幹，骨盤を前傾させていくことにより，下方線維を伸張する．この際，腰部屈曲を最小限に抑え，骨盤前傾を実施してもらうように指導する．

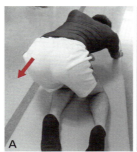 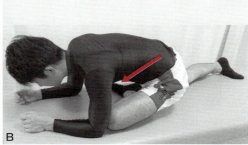

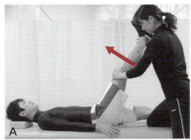 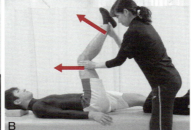 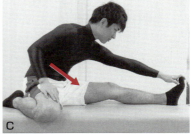

図18 ハムストリングスのストレッチ

A：膝関節伸展位で股関節を屈曲させた場合，膝後面のハムストリングスの腱付近に伸張感が出現しやすい．
B：膝関節屈曲位で股関節を十分屈曲させた後，膝関節を伸展させていくと，ハムストリングス筋腹の伸張感を得やすい．
C：伸張したい下肢を前方に，対側の股関節を屈曲，外転，内旋位で後方へ投げ出した座位から，伸張する下肢と同側の上肢を前方へ伸ばす．この方法では，骨盤前傾を行いやすいため，過度の腰部屈曲を抑制しながら実施することができ，腰部へのメカニカルストレスが減少する．

（図17-B）．

ハムストリングスのストレッチでは，膝関節伸展位で股関節を屈曲させる方法が一般的である（図18-A）．加えて，ハムストリングス筋腹の伸張感を得るため，股関節を十分屈曲させた後，膝関節を伸展する方法を実施している（図18-B）．ハ

ムストリングスのセルフストレッチにはさまざまな方法があるが，筆者らは，伸張したい下肢を前方に，対側の股関節を屈曲，外転，内旋位で後方へ投げ出した座位から，伸張したい下肢と同側の上肢を前方へ伸ばす方法を推奨している（**図18-C**）．この方法では，骨盤前傾を行いやすいため，過度の腰椎屈曲を抑制できるからである．

4 腰痛患者の筋力トレーニングの考え方

　腰痛を改善するためには，インナーユニットを賦活化するとともに，適切に脊柱−骨盤アライメントを制御するアウターマッスルの機能を獲得する必要がある．われわれは，腰痛の状況，個々の患者の筋力レベルに合わせて，トレーニングメニューを選択している．第1段階は，適切な脊柱−骨盤アライメントを保持した状況で，インナーユニットを賦活化することを学習してもらう．第2段階では，静止肢位で体幹へ負荷を与え，インナーユニットを賦活させながら，アウターマッスルの収縮を促通することにより，脊柱−骨盤アライメントの制御機能の改善を目指す．腰痛患者で，体幹の等張性運動を実施した場合，腰痛を増悪させるおそれがあるため，基本的には等尺性のトレーニングを選択する．さらに，第3段階では四肢の運動下において，第4段階では抗重力下において，インナーユニットを賦活させながら，アウターマッスルを適切に機能させ，脊柱−骨盤アライメントを制御できることを目指している．

　日常生活では，腰部へのメカニカルストレスが少ない姿勢や動作を継続することが重要である．そのため，脊柱・骨盤の周囲筋群の筋持久力向上を目指すことが肝要である．そのため，トレーニングの回数や時間については，適切な脊柱−骨盤アライメントを保持し，運動を継続できる範囲で実施することが望ましい．四肢の運動を併用する際は，筋活動量を増加させるとともに，誤った動きの出現を予防するため，1回の運動を“ゆっく

り”実施するように指導する．トレーニングにはさまざまな方法があるが，そのなかでも，自主訓練として実施しやすいよう，できるだけ器具などを使用せず，平易に実施できる方法を提案する．

5 インナーユニットとアウターマッスルの筋機能改善による脊柱−骨盤アライメント制御の適正化

1）筋機能改善トレーニングの第1段階

　まず，インナーユニット（主に腹横筋）の活動を促通する基本であるドローインを学習する．はじめに，適切な腰椎−骨盤アライメントを患者に認識してもらうことが重要である．患者は自己の姿勢と適切な姿勢との間に乖離があり，正しい姿勢を指導すると違和感を訴えることがあるため，根気強い指導が必要である．次に，適切な脊柱−骨盤アライメントを保持した状態にて，ドローインを実施できるよう指導する（**図19-A**）．正しい姿勢でドローインを実施できるようになれば，ストレッチポールなどを利用して，不安定な状況下で，適切な姿勢をキープできるように指導する（**図19-B**）．慣れてくると，より不安定性を高めた状況下で姿勢を保持し難易度をアップしていく（**図19-C**）．不安定性を高めることで，インナーユニットの活動性を増加することができるからである．

2）筋機能改善トレーニングの第2段階

　インナーユニットを賦活しながら，アウターマッスルを働かせ，脊柱−骨盤アライメントを制御するトレーニングとしてバードドッグがある（**図20**）．バードドッグは腹筋群・背筋群，股関節屈筋群・伸筋群を同時に活動させることができることに加え，比較的低負荷で実施できるため，腰痛患者や高齢者においても行いやすい．

　腰椎前彎が大きい腰椎伸展型障害では，腰椎前彎や骨盤前傾を制動する腹筋群を賦活することにより，腰部へのメカニカルストレスを軽減することができる．そのため，腹筋群の活動性を高める

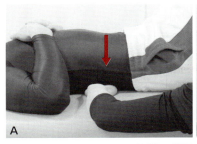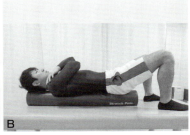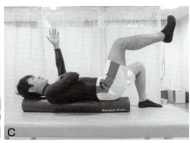

図19 インナーユニットの賦活化の学習
A：適切な脊柱-骨盤アライメントを保持した状態にて，息をゆっくり吐きながら腹部の引き込みを行い，ドローインを学習してもらう．適切な脊柱-骨盤アライメントを保持できない場合，理学療法士の手を腰部の下に置き，腰椎前彎を保持することを意識してもらう．
B：ストレッチポールを利用して，わずかに不安定な状況下で，適切な姿勢をキープできるように指導する．両手を床面についた状態より開始し，慣れてきたら，図のように手を胸の前で組んで実施できるようにする．
C：慣れてくると，不安定性を高めた状況下で姿勢保持ができるよう，上肢や下肢を片側ずつ挙上して実施する．上達すると，図のように対側上下肢を同時に挙上し，難易度をアップする．

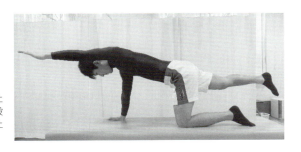

図20 バードドッグ
ドローインを行って適切な脊柱彎曲を保持した状態で，挙上した上下肢と体幹が一直線になるようにする．腰痛患者では，肩関節や股関節の挙上が不十分な場合を認めやすいので，体幹だけでなく，上下肢の挙上を意識してもらうことも大切である．

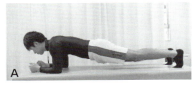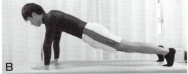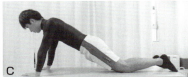

図21 プランク
A：ドローインをしながら，脊柱-骨盤アライメントをキープした状態で，前腕とつま先を床面につき，板のように肩関節，体幹，股関節を一直線に保持する．上肢を肩幅程度に，つま先を少し開いて接地すると安定性が得られる．
B：腹筋群の筋力低下を認める患者や高齢者では，Aの姿勢にて脊柱-骨盤アライメントを適切に保持できない場合がある．その場合，前腕ではなく手掌面で支えるストレートアームプランクにて実施すると，腹筋群への負荷が減少する．
C：ストレートアームプランクの実施が困難な場合，膝をついて実施すると容易になる．患者個々の筋力に応じて，適切な脊柱-骨盤アライメントが保持できる方法を選択するとよい．

トレーニングを実施する必要がある．バードドッグより腹筋群への負荷が大きくなるトレーニングとしてプランクがある（図21-A）．プランクは，バードドッグと比較して，上肢と下肢を接地した部位の距離が長くなるため，腹筋群への負荷が大きくなる．ただし，腹筋群の筋力低下を認める腰痛患者や高齢者の場合，体幹を水平位近くに保持することは容易ではない．この場合，体幹の傾斜を増加することにより，体幹への負荷を減少できる．すなわち，ストレートアームプランクを選択すると，腹筋群への負荷を減少することができる（図21-B）．さらに負荷を減少させたい場合，上下肢の接地部位の距離を短くするため，膝をついて実施するとよい（図21-C）．

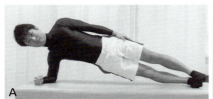
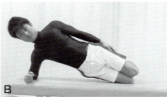

図22 サイドプランク
A：側臥位となり，下に位置する前腕と足外側を床面に接地して，体幹，骨盤を挙上した肢位をキープする．骨盤が下降したり，股関節が屈曲したりしないように留意して，下方に位置する肩関節から足関節ができるだけ一直線になるように心がける．
B：サイドプランクで適切な肢位を保持することが困難な場合，膝を床面につくと，脊柱-骨盤アライメントの保持が容易になる．

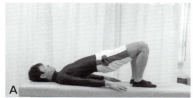
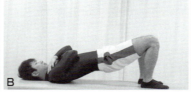
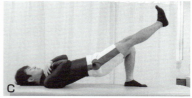

図23 バックブリッジ
A：肩関節から膝関節ができるだけ一直線になるように殿部を挙上する．この際，上部体幹の挙上を意識することで，脊柱-骨盤アライメントを適切に保持することが容易になる．背筋群への負荷を増加させたい場合，膝関節の屈曲角度を小さくし，足底を遠位に接地するとよい．
B：慣れてくれば，上肢を胸の前で組んでブリッジを保持することで不安定性が増加し，インナーユニットの活動が増大する．
C：さらに不安定性を増加させインナーユニットを賦活したい場合，片側下肢を挙上しブリッジを保持させる．

前額面での動揺を制御するためには，側腹部のスタビリティを向上させる必要がある．そのため，体幹および骨盤の側方筋群を賦活化するため，サイドプランクを実施する（図22-A）．サイドプランクは，側臥位にて on elbow となり，主に腹斜筋群や中殿筋の活動を賦活するトレーニングである．サイドプランクで適切な肢位を保持することが困難な場合，膝をついて実施すると容易になる（図22-B）．

腰椎前弯が減少している腰椎屈曲型障害では，腰椎後弯や骨盤後傾を制動する背筋群を賦活することにより，腰部へのメカニカルストレスを軽減することができる．そのため，背筋群の活動性を高めるトレーニングを実施する必要がある．背筋トレーニングの導入は，背筋群への負荷が小さく容易に実施でき，股関節伸筋群も促通できるバックブリッジを選択するとよい（図23-A）．不安定性を増加させ，インナーユニットの活動を増大させたい場合，上肢を胸の前で組んだり（図23-B），片側下肢を挙上したりして，ブリッジを保持させるとよい（図23-C）．

3）筋機能改善トレーニングの第3段階

静止下のトレーニングで，適切な脊柱-骨盤アライメントを保持できるようになれば，四肢の等張性運動下においても，インナーユニットを賦活しながら，アウターマッスルを働かせて脊柱-骨盤アライメントを制御できるようトレーニングの難易度をアップさせていく．

背臥位にて適切な脊柱-骨盤アライメントを保持した状態で，下肢を交互に挙上するマーチングを実施すると，体幹筋に加え，腸腰筋を賦活することができる（図24-A）．腸腰筋を構成する大腰筋は，正常な腰椎アライメントが保たれている場合においてのみ，腰椎の垂直安定作用があると報告されており[9]，適切な脊柱彎曲を保持した状態で腸腰筋を賦活化することが重要である．マーチングの実施において留意する点は，下肢を下降させていく際に腰椎前弯の増強を予防することであ

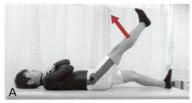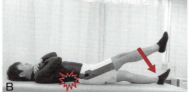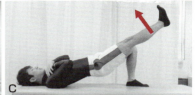

図24 マーチング
A：背臥位にて腰椎前彎を保持した状態で，下肢を交互に挙上するマーチングでは，体幹筋に加え，腸腰筋を賦活することができる．
B：腹筋群の筋力低下があり，下肢を下降させていく際に腰椎前彎が増強しやすい場合，慣れるまで，理学療法士の手を腰部と床面の隙間に入れるなど工夫を施し，適切な腰椎前彎を意識してもらう．また，マットなどを下肢の下に置き，股関節軽度屈曲位よりマーチングを実施することにより，腰椎の過前彎を予防しやすい．
C：ブリッジとマーチングを併用することで，体幹屈筋群と伸筋群の同時収縮効果が期待できる．不安定性が高くなるため，ドローインを意識して脊柱-骨盤アライメントの保持に留意してもらう．

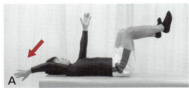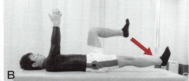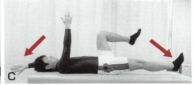

図25 デッドバグ
A，B：背臥位で両肩90°屈曲位，股，膝関節90°屈曲位より，上肢屈曲，下肢伸展を1つずつ実施する．この際，上下肢ともに完全伸展する必要はなく，患者個々の筋力などに応じて，脊柱の彎曲を適切に保持できる範囲までの実施にとどめる．下肢が床面につくまで下肢伸展を実施すると腰椎前彎が増強するため控えるように指導する．
C：慣れてくれば，両上肢の挙上と両下肢伸展を同時に実施し，腹筋への負荷を増加させていく．この際，上下肢ともに完全伸展する必要はない．

る（図24-B）．背臥位でのマーチングをうまく実施できるようになれば，ブリッジとマーチングを併用することで，体幹筋群，股関節周囲筋群の同時収縮を促通することができる（図24-C）．

マーチングでは，主に腹筋下部の収縮を促通するが，脊柱全体のアライメント制御を考慮すると，腹筋上部の収縮を促通する必要もある．そのため，上下肢の運動を組み合わせることにより腹筋群の上下部への負荷を与えることができ，比較的平易な運動であるデッドバグを実施する（図25-A～C）．

マーチングやデッドバグを適切に実施できるスポーツ選手など体幹筋力が高い患者では，負荷を徐々に増加させていくとよい．上述したプランクの肢位で，上下肢の運動を組み合わせると，アウターユニットに高い負荷がかかった状態で，インナーユニットを賦活することができる（図26-A，B）．

4）筋機能改善トレーニングの第4段階

臥位で，インナーユニットを賦活化するとともに，適切な脊柱-骨盤アライメントを制御できるようになれば，抗重力下での動作においても実施できるようにステップアップする．

抗重力下にて多裂筋と腸腰筋を機能させるため，適切なアライメントを保持した座位姿勢で，股関節屈曲に抵抗を加えて腸腰筋の求心性収縮を促通する（図27-A）．ヒトの動作を考慮し，求心性収縮下ばかりでなく，遠心性収縮下においても，多裂筋と腸腰筋による脊柱-骨盤アライメント制御を実施できるようにアプローチする（図27-B）．さらに，大殿筋やハムストリングスの収縮下で，拮抗的に腸腰筋と多裂筋を働かせることができるようにアプローチすることも，脊柱-骨盤アライメント制御の観点から重要である（図27-C）．

立位におけるトレーニングでは，スクワットや

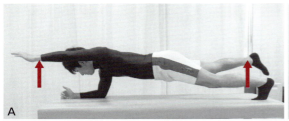
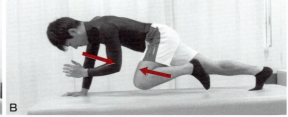

図26 プランクの応用
A：プランクの肢位より対側の上下肢を交互に挙上する．体幹の筋力が弱い場合は，実施を控える．体幹だけでなく，上下肢の筋力も強くなければ実施はむずかしい．
B：ストレートアームプランクの肢位より対側や同側の肘と膝を合わせることにより体幹への負荷を増加する．
ABともに，脊柱の適切な彎曲を保持できないまま，無理にトレーニングを継続した場合，腰痛を増悪させるおそれがあるので，適切に実施できているかどうか注意深くトレーニングを観察する必要がある．

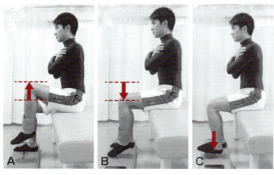

図27 多裂筋-腸腰筋を賦活するトレーニング
A：腰椎前彎，骨盤中間位を保持して多裂筋と腸腰筋を機能させた状態で，下腿に重錘バンドを装着し，股関節屈曲運動を行う．この際，腰椎前彎の増強や骨盤前傾，もしくは腰椎後彎，骨盤後傾が出現しないように負荷量をコントロールする．
B：多裂筋と腸腰筋の遠心性収縮下でも，脊柱-骨盤アライメント制御ができるように，挙上した下肢をゆっくりと下ろすトレーニングを実施する．
C：足底の下に置いたボールを押しつぶすように力を加え，大殿筋やハムストリングスの収縮を促すことにより，拮抗的に腸腰筋や多裂筋を働かせる．

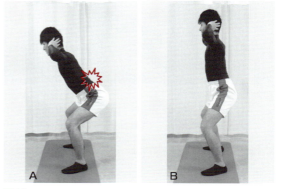

図28 スクワット
A：一般的なスクワットは，膝関節へのストレスを考慮に入れ，体幹を前傾して実施することが多い．しかし，この姿勢では，腰部へのストレスが増大する．
B：腰痛患者の場合，体幹・骨盤を中間位に保持しながら実施することにより，腰部へのメカニカルストレスを軽減できる．股関節を外転，外旋位に保持し肩幅より広く下肢を接地してスクワットを実施すると，体幹，骨盤を中間位に保持しやすくなる．腸腰筋や多裂筋による脊柱-骨盤アライメントの制御機能が低下している場合，腰椎前彎の減少と骨盤後傾が出現しやすい．一方，腸腰筋や多裂筋の収縮に拮抗している腹筋群や殿筋群の機能不全がある場合，腰椎前彎の増強や骨盤前傾が出現しやすいので注意する．

ランジ動作を応用するとよい．一般的なスクワットは，膝関節へのストレスを考慮に入れ，体幹を前傾して実施することが多いが，腰痛患者の場合，腰部へのストレスに配慮して，体幹・骨盤を中間位に保持しながら実施するとよい（図28-A, B）．

さまざまな日常の動作のなかで，体幹の運動への依存を減少させ，前後左右への重心移動を中心に動作を行うと，腰部へのストレスが減少すると考えられる．そのため，下肢を前後左右にステップして重心を移動させながら下肢筋をトレーニングするランジ動作を利用するとよい．ランジ動作では，下肢のステップに伴い，膝関節への負担を軽減するため体幹を前傾させることが一般的である（図29-A）．一方，腰痛を考慮したランジ動作では，骨盤の並進運動を念頭に置いているため，可能な限り脊柱-骨盤アライメントを中間位に保

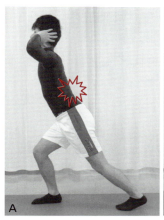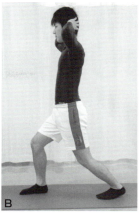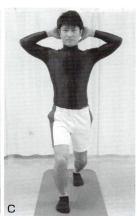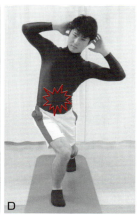

図29 ランジ
A：通常のランジでは，膝関節へのストレスを軽減するため，体幹の前傾を伴う．
B：腰痛を考慮したランジでは，可能な限り，体幹，骨盤中間位を保持したままランジを実施する．股関節の柔軟性が低下している場合，ステップ幅が大きくなると，腰椎前彎が増強するおそれがあるので，股関節伸展の可動域が不十分な場合，ステップ幅を小さくして実施するように指導する．
C：前額面で観察した適切な例
D：ランジに伴い体幹の側屈が出現している場合があるので，矢状面だけではなく，前額面でも観察する必要がある．

持したまま，ランジ動作を実施するよう指導する（図29-B）．また，ランジ動作の際，体幹の側屈が出現している場合があるので，矢状面だけではなく，前額面でも観察する必要がある（図29-C，D）．

おわりに

本稿では，非特異的腰痛の亜急性期以降の患者に対する運動療法を紹介した．患者個々に腰痛を惹起している要因を明確にすることが運動療法を展開するうえで重要である．そのためには，患者の生活や職業的な背景，頻回に行っている動作などについて丁寧に傾聴し，静止下，抗重力下でのアライメントを注意深く観察すること，また，個々の柔軟性や筋機能について把握することが必要である．今回紹介した運動療法のいくつかを患者の障害像に応じて展開していただければ幸いである．

文献

1) 日本整形外科学会・日本腰痛外科学会（監）：定義，腰痛はどのように定義されるか．腰痛診療ガイドライン 2012，南江堂，東京，12-14，2012
2) 日本整形外科学会・日本腰痛外科学会（監）：治療，腰痛に運動療法は有効か．腰痛診療ガイドライン 2012，南江堂，東京，48-53，2012
3) Bogduk N et al：腰椎の臨床解剖，四宮謙一（訳），医学書院，東京，10-65，1989
4) Porterfield JA et al：Mechanical Low Back Pain：Perspectives in Functional Anatomy, 2nd ed, WB Saunders, Philadelphia, 53-119, 1998
5) Moseley GL et al：Are the changes in postural control associated with low back pain caused by pain interference? Clin J Pain 21：323-329, 2005
6) 大久保 雄：体幹のスタビリティの向上．臨スポーツ医 33：936-941，2016
7) Kerrigan DC et al：Gender differences in joint biomechanics during walking：normative study in young adults. Am J Phys Med Rehabil 77：2-7, 1998
8) Levine D：The effects of pelvic movement on lumbar lordosis in the standing position. J Orthop Sports Phys Ther 24：130-135, 1996
9) Santaguida PL et al：The psoas major muscle：a three-de-mensional geometric study. J Biomechanics 28：339-345, 1995

身体アライメントと隣接関節の運動連鎖を理解し腰痛に介入する

伊佐地 弘基

運動連鎖アプローチによる腰部障害改善のための着眼点

➤ 力学的観点より腰部痛の要因とそのストレスの要因を明確にする.

➤ 運動連鎖によって腰部に影響を与える隣接関節や他関節の運動機能をとらえ，アプローチする.

　非特異的腰痛は，腰部周囲筋群のオーバーユース（過活動・異常活動）や椎間関節などへの力学的ストレスによって起こり，身体アライメントと動的姿勢制御能，隣接関節との運動連鎖についての評価と分析が重要である．そこで，上行性および下行性運動連鎖の破綻による腰部周囲への力学的ストレスについて，そしてそれらを軽減させるための運動連鎖を考慮したアプローチについて解説する.

I 姿勢と運動連鎖

1 姿勢と腰部障害

1）腰痛と身体アライメント

　一生のうちに日常生活やスポーツ活動中にいわゆる「腰痛」を一過性に経験することは多い．そのほとんどは非特異的腰痛である筋・筋膜性由来であるとされている．この筋・筋膜性腰痛の局所の病態としては，腰部周囲筋の過剰収縮などのオーバーユースによる筋の微細損傷や循環不全が考えられる．よって，疼痛改善に向けた方針としては「腰部周囲筋の過活動の抑制」となる．この過活動は，一過性の強度の高い収縮や繰り返しの持続的な過剰収縮が考えられるが，その根本的な要因は「姿勢」である身体アライメントが影響している場合が多いことを筆者は経験上感じている.

　姿勢を示す全身の身体アライメントは，腰部筋群の過活動の要因を推察することが可能であり，足部からの上行性運動連鎖の影響や頸部・胸椎からの下行性運動連鎖の影響，胸郭の形状が反映する呼吸機能とそれに伴う体幹の stability，骨盤肢位と股関節の可動性および股関節周囲筋の筋機能などの機能障害を推察するヒントを与え，アプローチの組み立てにおいて重要な要素となる．身体アライメントが何らかの要因で正中位から逸脱し，左右差が過度になることで関節構成体への力学的ストレスが増大し，全身の筋群のインバランスを引き起こす．その異常姿勢を強いられるなかで過度な活動を強いられる筋もあれば，活動を必要とされない筋も混在し，身体各部位の筋・筋膜の協調的な活動が制限され，パターン化した動的姿勢制御活動が慢性化し定着してしまうことになる.

そのため，まず腰痛が発生する機序を把握する必要があり，特に動作中の腰部の非生理的な異常運動による局所への力学的ストレスの観察と分析が重要となる．そして，その異常運動を引き起こす問題の根源となるのが非生理的な身体アライメントであることが多い．まずは身体アライメントの全体像である姿勢の特徴や左右差を把握する．さらに，骨と骨の位置関係を示す関節アライメントを確認するが，腰椎のみでなく隣接関節や各分節間の関係性も機能評価によって詳細に把握していく．それらの異常アライメントが要因となって動作時に腰部の異常運動が表出され，腰部周囲筋および関節構成体に力学的ストレスが発生することで疼痛が出現すると考える．

2）身体アライメントの観察と評価

非特異的腰痛（筋・筋膜性腰痛）の評価において，前述したとおり身体アライメントである姿勢と各分節のアライメントの把握が重要となる．まずは，自然立位や片脚立位，端座位，膝立ち位などの観察と触診により抗重力位である静的な姿勢制御パターンを把握する．自然立位は，その場での足踏みを数回行い，自然と静止した立位を確認する．緊張状態での姿勢評価ではなく，無意識下でのリラックスした姿勢観察が重要で左右差も確認しやすい場合が多い（図1）．日常生活内でのいつもの姿勢制御とそのアライメントを確認するように心がける．骨・関節アライメントを触診にて確認していく際の注意点として，より不安定な立位姿勢とリラックスした臥位姿勢では，姿勢制御の観点から同一条件ではないため，立位と臥位では異なる条件下でのアライメント評価であることを理解しておきたい．臥位では，骨盤や胸郭の形状の左右差や仙腸関節の弛緩性がある場合，床面から受ける反力によってアライメントが変化する．また立位などは姿勢制御による筋緊張の変化によりアライメントが変化することも多く，臥位などのリラックスポジションを取ることで筋緊張が低下するとアライメントが変化することもよく経験する．そのため，荷重下でのアライメント評価は，

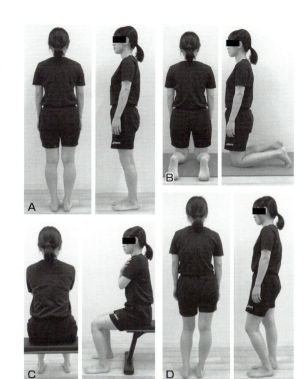

図1　アライメントの観察
日常生活におけるアライメントを再現し確認する．腰部への力学的ストレスの要因となるアライメントを予測する．
A：自然立位，B：膝立ち位，C：座位，D：リラックス立位
A：自然立位は，足踏みを数回行い，自然と静止したときの姿勢を確認する．
B：膝立ち位は，股関節の内外転角に注意し，立位の肢位を参考にする．
C：座位は，いつもよく行う姿勢を取れるようリラックスした肢位とする．
D：普段の生活中（エレベーター待ちなど）でのリラックスした立位姿勢は左右差を認めやすい．

身体重心を安定させるための姿勢制御が常に行われていることを想定し，各分節のアライメントや筋緊張をとらえていくことが必要となる．そして，背臥位と腹臥位によるアライメントも確認し，立位とのアライメントの違い，変化を比較して分析していくことが必要となる（図2）．また，姿勢制御パターンをとらえるなかで，上半身重心位置と腰部の位置関係を想定した姿勢観察が重要となる．まず，立位姿勢における矢状面上の姿勢分析において，腰椎部に対する上半身重心線の位置が前方を通るか後方を通るかで腰部筋群の活動性は変化

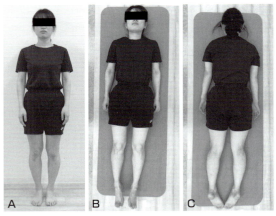

図2 アライメントの確認

骨盤の前後傾，左右傾斜，回旋などを上前腸骨棘（ASIS）や上後腸骨棘（PSIS），腸骨稜の高さの左右差を触診し，脊柱アライメントも確認する．
A：立位，B：背臥位，C：腹臥位
A：立位では，矢状面・前額面・水平面ともに確認できる．
B：背臥位では，ASISと腸骨稜にて寛骨の前後傾や回旋を確認し，腰椎前後彎と骨盤前後傾の関係を確認する．
C：腹臥位では，PSISと仙骨の傾斜，腰椎棘突起について確認する．

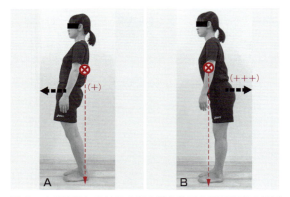

図4 立位姿勢における上半身重心位置と腰部筋群の筋活動の関係②

頭部の位置を固定し，上半身に対して骨盤を前後に移動した際の腰部筋群の筋活動を推察する．
A：骨盤の前方位．上半身に対し骨盤が前方に位置することで，上半身重心は後方化するため腰部筋群の活動性は減少する．
B：骨盤の後方位．上半身に対し骨盤が後方に位置することで，上半身重心は前方化するため腰部筋群の活動性は増大する．

する．骨盤帯以下を固定し上半身を前方に位置させた場合，腰椎部に対して上半身重心線が前方を通ることとなるため，前方に移動した上半身重心を制御するために腰部筋群の活動性は増大する

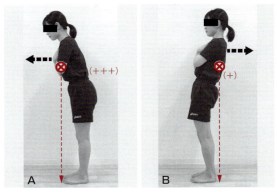

図3 立位姿勢における上半身重心位置と腰部筋群の筋活動の関係①

骨盤帯以下を固定し，骨盤に対して上半身を前後に移動した際の腰部筋群の筋活動を推察する．
A：上半身の前方位．骨盤に対し上半身が前方に位置することで，上半身重心は前方化するため腰部筋群の活動性は増大する．
B：上半身の後方位．骨盤に対し上半身が後方に位置することで，上半身重心は後方化するため腰部筋群の活動性は減少する．

（図3-A）．逆に，骨盤帯以下を固定し上半身を後方に位置させた場合，腰椎部に対して上半身重心線が後方を通ることとなるため，後方に移動した上半身重心を制御するために身体前面の腹筋群などの活動性は増大し，腰部筋群の活動は減少する（図3-B）．また，頭部を固定し骨盤帯を前方に位置させた場合，腰椎部に対して上半身重心線が後方を通ることとなるため，後方に移動した上半身重心を制御するために身体前面の腹筋群などの活動性は増大し，腰部筋群の活動は減少する（図4-A）．逆に，頭部を固定し骨盤帯を後方に位置させた場合，腰椎部に対して上半身重心線が前方を通ることとなるため，前方に移動した上半身重心を制御するために腰部筋群の活動は増大する（図4-B）．また，片脚立位姿勢における前額面上の姿勢分析においても立位矢状面姿勢分析と同様の考え方にて腰部筋群の活動性を推察することが可能である．詳細は図5を参照してほしい．このように姿勢という外観から身体アライメントを観察し，身体重心の位置と筋活動を推察することは理学療法評価を行ううえで重要な要素となる．各種姿勢の課題を与えることで筋群へ収縮による

図5 左側片脚立位における上半身重心位置と腰部筋群の筋活動の関係

A：頭部の内方位．骨盤帯を固定し，頭部を内方に位置させることで，上半身重心は内方化するため腰部筋群の左側の活動性が増大する．
B：頭部の外方位．骨盤帯を固定し，頭部を外方に位置させることで，上半身重心は外方化するため腰部筋群の右側の活動性が増大する．
C：骨盤の内方位．頭部を固定し，骨盤を内方に位置させることで上半身重心は外方化するため腰部筋群の右側の活動性が増大する．
D：骨盤の外方位．頭部を固定し，骨盤を外方に位置させることで上半身重心は内方化するため腰部筋群の左側の活動性が増大する．

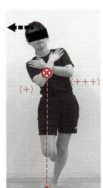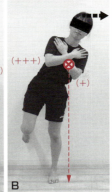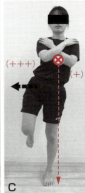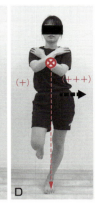

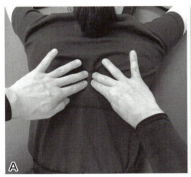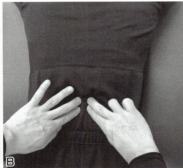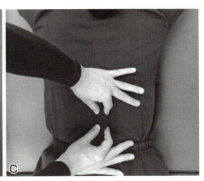

図6 棘突起の触診
A：胸椎棘突起，B：腰椎棘突起，C：腰椎棘突起の変位
棘突起の傾斜や回旋位を左右から触診しつつ，頸椎から胸椎・腰椎へと進めていく．一見，側彎がなく脊柱が正中位であるように観察できても触知することで変位を確認することもよくある．

負荷をかけることもできるが，同時に関節への圧縮・剪断ストレスをかけることも行っていることになる．ある姿勢課題で疼痛が発生することがわかれば，そのときにどの筋群に，どの関節に，どのような力学的ストレスが加わっているのかを推察することが可能である．そして疼痛の軽減するアライメントも確認することで疼痛発生のメカニズムおよび力学的ストレスの要因を明確化していくことが治療介入の重大なヒントとなると考える．

3）胸椎・胸郭のアライメント評価と運動連鎖

骨・関節の細かな位置関係については，骨の触診にて確認していく．脊柱であれば，棘突起を確認しその位置によって各椎骨の傾斜や回旋位を把握できる（図6）．立位姿勢で肩の高さに明らかな左右差がある場合，脊柱の側彎や脚長差の存在を疑う必要がある（図7-A）．その場合，端座位にて下肢の影響を除外したうえで，脊柱棘突起の触診や胸郭の形状を視診・触診にて確認する．棘突起の回旋や傾斜は，椎骨の回旋・傾斜変位を認めることとなるため，側彎を要因とする肩の高さの違いを疑うこととなる（図7-B）．また前額面のみならず水平面での左右差を呈していることとなり，肋骨アライメントの左右差も確認できるため，肩甲骨の位置にも左右差が生じる．骨・関節アラ

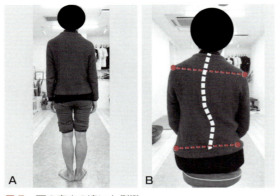

図7 肩の高さの違いと側彎
A：立位姿勢．立位で肩の高さに明らかな左右差がある場合，側彎や脚長差の存在を疑う．
B：座位姿勢．端座位では下肢の影響を除けるため，骨盤および脊柱のアライメントを触診にて確認する．

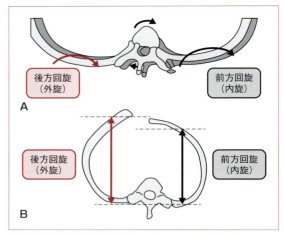

図8 肋骨肢位と椎骨のアライメント
A：肋骨肢位と椎骨の動き．椎骨肢位は肋骨の肢位に影響を受け，左側肋骨が後方回旋（外旋）し，右側肋骨が前方回旋（内旋）することで右回旋位となる．
B：肋骨肢位と前後径．肋骨は肢位によって前後径が変化し，後方回旋（外旋）位で大きく，前方回旋（内旋）位で小さくなる．

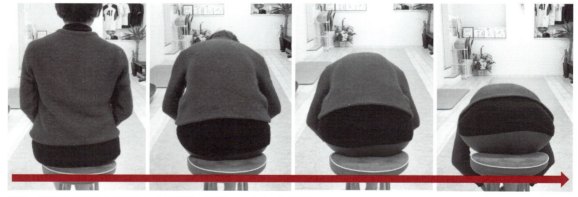

図9 端座位での体前屈運動による脊柱・胸郭アライメント評価
脊柱を上位より屈曲させていくことで各脊柱レベルでの胸郭の前後径の左右差を確認することができる．上位胸椎と下位胸椎に分けて胸郭のアライメントを確認することで，肋骨の回旋位を評価できる．

イメントの左右差を認めることで骨と骨を連結する靱帯や筋，椎間関節や肋椎関節の関節包などにも伸張や短縮などの隔たりが起きることは想定でき，異常な筋緊張を呈する要因の1つであると考えられる．また，椎骨の肢位を把握する方法として肋骨の肢位も重要な要素である．例えば，左側肋骨の後方回旋（外旋）位と右側肋骨の前方回旋（内旋）位となることで椎骨は右回旋位となる（図8-A）．また肋骨の肢位は胸郭全体の前後径を変化させ，後方回旋（外旋）位で大きく，前方回旋（内旋）位で小さくなる（図8-B）．端座位での体前屈運動にて胸郭の前後径を簡便に確認できる（図9）．これらを参考に椎骨の肢位を明確にすることでどのレベルでどの方向に側彎があるのかを評価できる．胸郭のアライメント評価は腰椎アライメントにも影響を及ぼしていることが多く，

図10 骨盤のアライメントと姿勢変化

A：立位での骨盤前傾位のアライメント．仙骨の前傾により腰椎も前彎を強め，膝関節は伸展位，足関節底屈位となりやすい．

B：立位での骨盤後傾位のアライメント．仙骨の後傾により腰椎も後彎を強め，膝関節は屈曲位，足関節背屈位となりやすい．

C：座位での骨盤前傾位のアライメント．仙骨の前傾により腰椎も前彎を強め，胸椎伸展，頸椎屈曲により頭部後方位となりやすい．

D：座位での骨盤後傾位のアライメント．仙骨の後傾により腰椎も後彎を強め，胸椎屈曲，頸椎伸展により頭部前方位となりやすい．

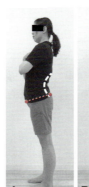
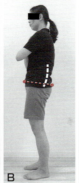
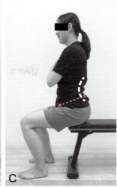
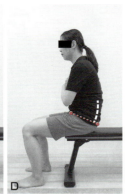

特に下位胸椎と腰椎アライメントには関連があると考える．胸椎中位レベルにある上半身重心の位置は頭部・頸椎・胸椎・胸郭によって変化するため，脊柱および胸郭アライメントを詳細に把握することは非常に重要である．

4）骨盤アライメント評価と運動連鎖

腰椎に隣接している仙骨，それに隣接している寛骨（腸骨・恥骨・坐骨）についてもアライメントの確認が必要となる．骨盤は腰椎と連結しており，骨盤のアライメントは腰椎のアライメントに影響していることから，矢状面における骨盤の前傾角度と腰椎の前彎角度の間には正の相関があるといわれている[1]．第5腰椎と仙骨は，直接的に連結しているためいずれかの変位により肢位の影響を受け合う．立位と座位における骨盤前後傾位による身体アライメントを図10に示す．骨盤の前傾位は腰椎を前彎（伸展）させ，胸椎の前彎（伸展），頸椎の後彎（屈曲）と運動連鎖が波及し，下肢においては寛骨が前傾することで大腿骨近位部が後方に移動し膝関節は伸展，足関節は底屈方向へと運動を引き起こしやすい（図10-A）．骨盤の後傾位は腰椎を後彎（屈曲）させ，胸椎の後彎（屈曲），頸椎の前彎（伸展）と運動連鎖が波及し，下肢においては寛骨が後傾することで大腿骨近位部が前方に移動し膝関節は屈曲，足関節は背屈方向へと運動を引き起こしやすい（図10-B）．同様に座位での骨盤前後傾位による脊柱アライメントを確認することで骨盤帯と脊柱における運動連鎖を評価できる（図10-C, D）．また，仙骨は仙腸関節を構成する寛骨と連結しているため左右の寛骨の肢位により仙骨肢位は影響を受け，また仙骨肢位によって寛骨肢位も影響を受ける．そして，仙腸関節の安定性は，主に仙骨と寛骨の骨性支持，各靱帯組織の緊張によって保たれており，間接的に各筋群（大殿筋，腹横筋，内腹斜筋，多裂筋，脊柱起立筋，梨状筋など）の活動によって補われている．よって，空間的な仙骨と寛骨の肢位と相対的な仙骨と寛骨の肢位を把握していくことが重要となる．立位における仙骨と寛骨，それに隣接する分節の運動連鎖を図11に示す．まず，仙骨前傾-寛骨前傾位の場合，空間的に骨盤全体が前傾方向に運動することで腰椎の前彎，大腿骨近位部の前方移動が生じやすい．この場合，仙骨と寛骨が同方向に回転するため仙腸関節の剪断ストレスは軽度で骨性安定化は比較的維持されていると考える．しかし，過度に前傾位をとることで，仙骨上部の腰椎の前彎が増強する．前彎増強に伴い腰椎間の椎間関節に圧縮負荷が加わり，関節面の適合不全が起きることで関節性の腰部痛が出現する[2]．その結果，周囲筋の防御性収縮が起こることで筋緊張増大による2次的な筋の過活動性疼痛が生じると考える（図11-A）．仙骨前傾-寛骨

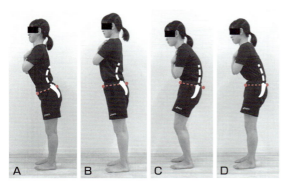

図11 立位姿勢と骨盤アライメント
A：空間的な仙骨前傾-寛骨前傾位に伴う腰椎前彎，大腿骨近位部の後方移動．仙腸関節は，比較的安定している．
B：相対的な仙骨前傾-寛骨後傾位に伴う腰椎前彎，大腿骨近位部の前方移動．仙腸関節の骨性安定化は増大する．
C：空間的な仙骨後傾-寛骨後傾位に伴う腰椎後彎，大腿骨近位部の前方移動．仙腸関節は，比較的安定している．
D：相対的な仙骨後傾-寛骨前傾位に伴う腰椎後彎，大腿骨近位部の後方移動．仙腸関節の骨性安定化は低下する．

後傾位の場合，仙骨前傾に伴い腰椎は前彎し，寛骨後傾に伴い大腿骨近位部は前方移動しやすい．仙骨と寛骨が相対的に捻れ，仙骨前傾（ニューテーション）位となり仙腸関節の骨性安定化が向上する肢位となるため周囲筋の過活動は軽減する．また，寛骨は後傾に伴い内方化（インフレア）するため，仙腸関節後方の靱帯組織が伸張され，さらに関節性に安定する．しかし，靱帯組織に過度な伸張ストレスが加わり続けることで微細損傷などの問題が起こると，仙腸関節の安定性に関与する筋群の活動にて靱帯の伸張ストレスを軽減させる．その筋群の活動が持続的に強いられることで筋疲労やスパズムが起こり，腰部痛の発生につながると考える（図11-B）．次に，仙骨後傾-寛骨後傾位の場合，空間的に骨盤全体が後傾方向に運動することで腰椎の後彎，大腿骨近位部の前方移動が生じやすい．この場合，仙骨と寛骨が同方向に回転するため仙腸関節の剪断ストレスは軽度で骨性安定化は比較的維持されていると考える．しかし，仙骨の後傾が増強することで腰椎の後彎も増強し，腰椎の棘上靱帯や椎間関節周囲の靱帯，関節包に持続的な伸張負荷が加わる[3]．その伸張負荷が過度になることでそれら受動的支持組織の微細損傷が起こり，関節の不安定性が増大することで多裂筋や脊柱起立筋群の活動性が2次的に増大し，持続的な活動性を強いられることが腰部痛の発生要因の1つと考える（図11-C）．仙骨後傾-寛骨前傾位の場合，仙骨後傾に伴い腰椎は後彎し，寛骨前傾に伴い大腿骨近位部は後方移動しやすい．仙骨と寛骨が相対的に捻れ，仙骨後傾（カウンターニューテーション）位となり仙腸関節の骨性安定化は低下し不安定性が生じるため，筋群の活動による安定性依存が増す．筋群の過剰活動が強いられることで筋疲労やスパズムが起こり，腰部痛の発生につながると考える（図11-D）．図11で示した骨盤アライメントは前後傾の空間的および相対的な矢状面運動によるものであるが，左右の寛骨が逆方向へ回転するような左右差を認めることが非常に多い．寛骨アライメントに左右差が生まれることで仙骨肢位も回転や傾斜を伴い，それに隣接する大腿骨および腰椎アライメントにも左右差を認めることとなる．このように仙骨と寛骨のアライメントは，仙骨-腰椎，寛骨-大腿骨の関節肢位を変化させ，さらにその近位部に隣接する胸椎や胸郭アライメント，またその遠位部に隣接する下腿骨（膝関節）へと運動が波及し影響を与えることとなるため，骨盤帯のアライメント評価は重要となる．

5）脚長差と脚長補正による姿勢制御

脚長差には機能的脚長差と構造的脚長差があり，前者は，後足部アライメントである踵骨の傾斜角や距骨下関節の回内および回外位によるもの（図12-A）や骨盤の寛骨の前後傾位によるもの（図12-B）である．これらは，左右の関節肢位の違いにより脚長差が生まれるもので，身体重心の正中化を図るための姿勢制御であったり，疼痛を回避するための代償反応であったりする．後者は，骨自体の長さや関節間隙の左右差があることで生まれる脚長差（図13-A, B）である．先天的なものもあれば，関節の変形や骨折などの術後のアライメント変化によるものが要因であるものもある．前者と後者は密接にかかわっていることが多い．

図12 機能的脚長差

構造的脚長差を補正するための脚長補正や姿勢調整のために生じることが多いため，左右差がある場合はその要因が何であるのかを明確にする必要がある．

A：後足部アライメントと脚長差．後足部である踵骨，距骨，下腿骨のアライメントによって生じる脚長差．後足部外反（回内）位にて脚短縮が，内反（回外）位にて脚延長が起こる．
B：寛骨アライメントと脚長差．寛骨の前後傾アライメントの左右差によって生じる脚長差．寛骨の前傾にて脚延長が，後傾にて脚短縮が起こる．

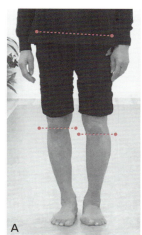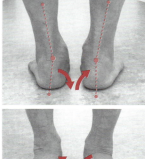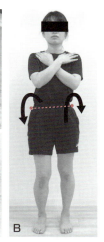

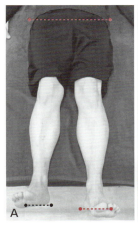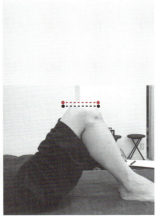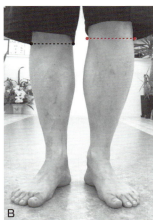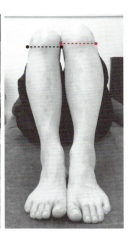

図13 構造的脚長差

A：大腿骨または股関節による脚長差．大腿骨の短縮または股関節の関節裂隙の狭小化などが要因の右下肢の構造的脚短縮
B：下腿骨による脚長差．下腿骨の短縮が要因の右下肢の構造的脚短縮

意図的に右下肢を1cm補高した立位姿勢を設定し，よく見受けられる2つの姿勢制御パターンを提示する．まず，1つ目は「下肢による脚長補正」である．脚延長している右下肢の膝関節屈曲，足関節背屈，足部回内位により右下肢の短縮位を作り出すことで，骨盤・腰椎から頭部までのアライメントの正中化を図った姿勢制御パターンである（図14-A）．よって，腰部のアライメントは正中位を保持できるため，片側性の関節への圧縮ストレスや靱帯群への伸張ストレスなどは回避できることが予測される．しかし，右下肢の各関節アライメントが不安定な状態となるため，歩行などの荷重動作場面で股関節屈曲・内転・内旋，膝関節外反，足部過回内ストレスが予測され，それに伴う関節構成体および筋群の2次的な障害が発生する可能性が高くなる．2つ目は「体幹部による脚長補正」である．脚延長している右側骨盤の挙上，脊柱の左側屈，右肩甲帯の下制により体幹部で脚延長に対する補正を行って，頭部の正中化を図った姿勢制御パターンである（図14-B）．よって，骨盤の右側挙上に伴い仙骨および腰椎は左側に傾斜するため，腰椎椎間関節の右側は圧縮

身体アライメントと隣接関節の運動連鎖を理解し腰痛に介入する

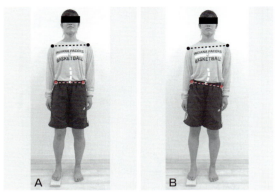

図14 脚長差による運動連鎖と姿勢制御の一例
右下肢を1cm補高したアライメントを意図的に作った際の2つの脚長補正パターンを示す．
A：下肢での脚長補正．脚長差の補正のため，膝関節屈曲，足関節背屈，足部回内位により右下肢短縮位とした姿勢制御パターン．結果，骨盤・腰椎から頭部までの正中位を維持することが可能となるが，歩行時などの荷重場面で膝関節外反，足部過回内ストレスが予測される．
B：体幹部での脚長補正．脚長差の補正のため，右側骨盤の挙上，脊柱の左側屈，右肩甲帯の下制による体幹部での姿勢制御パターン．結果，頭部の正中化を維持するも，腰椎・胸椎部の右側屈ストレスと左側下肢への荷重変位による問題が予測される．

ストレスが，左側は伸張ストレスが発生することが予測される．また，歩行などの荷重動作場面では足底接地時の床反力を脊柱の側屈運動で衝撃吸収するような骨盤の突き上げ運動が生じやすいため，腰椎や股関節への荷重・圧縮ストレスが過剰に発生することが予測される．また，身体重心は左下肢へ変位しやすくなるため，左下肢への荷重依存によるストレスが問題となることもある．いずれも無意識下での姿勢制御にはなるが，前額面上の左右差だけでなく同時に水平面や矢状面でも異なる運動が各分節で起こるため，詳細なアライメント評価が必要となる．そのため，まずは脚長の左右差の確認を行い，脚長差の要因となっている分節（構造的または機能的）を明確にする．そして左右差のある分節と隣接分節，全身アライメントとの関連性を分析し，動的な姿勢制御パターンの要因を把握する．また，その左右差の根源となる要因を探るため，病歴や既往歴，生活歴などを聴取することはきわめて重要である．

クリニカル・テクニック
脚長差と動的姿勢制御の関連

筆者の経験では，ヒトの脚長差は必ず存在する．その差が0.5cmである場合は正常内と判断している．1cm以上の差がある場合は，歩行動作における正常範囲を逸脱した左右差が観察できるため，動的な姿勢制御におけるアライメントの特徴や腰部に限らず各関節に力学的ストレスが加わっている可能性が高いので注意が必要である．

2 上行性および下行性運動連鎖と腰部

1）運動連鎖と腰部

身体の各分節は，関節によって連結されており，1つの分節が運動を起こすことで隣接した分節関節を介して運動が波及する．その運動が身体の近位および遠位に波及することで上行性運動連鎖と下行性運動連鎖が起こるが，個々の元来保持している身体アライメントや関節の柔軟性，筋機能などによって各分節の運動量は異なり，同様の課題であってもまったく同じ運動の連鎖が起こるとは限らない．よって個々の身体機能に依存する部分があり，疼痛や可動域制限などの機能障害があればなおさら個々の姿勢・動作を観察し，上行性または下行性運動連鎖とその動的姿勢制御について分析を行う必要性がある．腰椎は矢状面上の運動が主であり，前額面・水平面上の運動はわずかである．例として，立位体前屈運動時に，股関節屈曲運動に可動域制限があることで腰椎による屈曲（後彎）運動や仙骨の前傾（仙腸関節のニューテーション）運動が過剰になる．その運動が持続的に

行われることで腰椎後面の軟部組織に伸張負荷が加わり，仙腸関節にも剪断ストレスが加わることになる．別の例では，振り向き動作などの回旋運動課題時に，頸椎・胸椎の回旋可動域が制限されていると腰椎による回旋運動の補償が行われやすく，生理的可動範囲を超えた運動が要求される可能性がある．その過度な回旋運動が腰椎の椎間関節や周囲筋群に力学的ストレスを与えることになりうる．これらの可動域制限の要因として，軟部組織性または関節性の拘縮による制限であるのか，動的姿勢制御における筋の過活動による制限であるのか，その要因によって介入方法は異なるため，局所の病態評価が重要となる．腰部痛の組織学的病態とどのような力学的ストレスが加わることで疼痛が出現しているのかを隣接関節機能や運動連鎖の観点からとらえていくことは非常に重要である．

2）足部から波及する上行性運動連鎖

足部は立位を取った際，唯一地面に接する身体部位であり地面の環境を感知し脳に情報を伝達する．その環境に身体を安定させ，目的動作を達成するために脳からの指令によって全身の筋群が活動を行う．その身体の土台である足部の可動性や動的安定性が得られていない場合，その不足している機能を身体各部位が補償することとなる．特に，足部に不安定性を認めると足部のみならず全身の筋機能によって安定性を補償しようとする．結果として，腰部の筋群に過度または持続的な筋活動が生じることで腰部痛が発生する場合がある．また，足部の可動性が制限されることで股関節の可動性が低下するケースを経験する．股関節運動に制限をきたすことにより隣接する骨盤や腰椎に可動性を補償させることで生理的可動範囲を超える関節運動が求められ，腰部痛が発生する場合も多い．そこで，足部の不安定性および運動連鎖における重要な機能を有する「後足部機能」について解説する．まず，後足部は下腿骨（脛骨・腓骨），距骨，踵骨からなり，足部の安定性と可動性の機能転換を行い，また上行性の運動連鎖の起

点となる．特に，地面に接する踵骨のアライメントとその踵骨と距骨からなる距骨下関節が重要である．距骨下関節の回外位は，足部全体の関節の適合性を高め，関節性に安定した足部構造となる．歩行周期では立脚初期の踵接地の際に円滑に重心を前方に移動させる機能，また立脚後期の蹴り出し期で前足部にて地面をしっかり蹴るための足部構造を固定させる機能がある．また，距骨下関節の回内位は，足部全体の関節の柔軟性を高め，可動性の高い足部構造となる．歩行周期では立脚初期以降の足底全接地時の衝撃緩衝を行い，隣接する関節などへの荷重負荷の分散作用がある．次に，距骨下関節の運動は下腿骨の運動と連動しており，距骨下関節の回外運動は下腿骨を外旋させ，回内運動は下腿骨を内旋させる（**図15**）．これらの運動量は，元来保有する身体アライメントの特徴により変化するため，静的アライメント評価である自然立位での踵骨傾斜角や leg-heel alignment などの後足部アライメント（**図16**）を確認し，さらに片脚立位や歩行・走行などより動的な姿勢制御課題を与えるなかでの全身への運動連鎖を確認する必要がある．一例として，距骨下関節の回内位と回外位を誘導した際の片脚立位姿勢を**図17**に示す．距骨下関節を回内誘導した場合，下腿は内旋＋前内側傾斜，大腿内旋，支持側骨盤前方回旋，遊脚側骨盤挙上，脊柱左側屈，右肩甲帯後方回旋位（**図17-A**）となり，距骨下関節を回外誘導した場合は，下腿は外旋＋後外側傾斜，大腿外旋，支持側骨盤後方回旋，遊脚側骨盤下制，脊柱右側屈，右肩甲帯後方回旋位（**図17-B**）を認める．次に，後足部（距骨下関節）をテーピングにて右側回外位，左側回内位に誘導した場合の体幹の回旋運動を**図18**に示す．立位での体幹回旋運動の場合，空間位における各分節の動きをとらえると，体幹の回旋方向に骨盤も回旋し，大腿骨，下腿骨と連動して外旋運動を行う．回旋方向と対側の下肢は，大腿骨，下腿骨と連動して内旋運動を行う．よって，下腿骨の外旋は距骨下関節の回外運動を，内旋は回内運動を引き起こす（**図18-A**）．

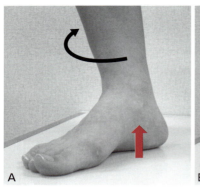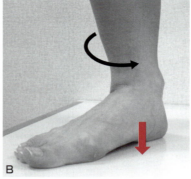

図15 距骨下関節と下腿骨の関係

A：距骨下関節の回外は，関節性に安定性が高まる肢位となり，足部全体の剛性を高める．また，回外運動に伴い，下腿骨の外旋運動が連動して起こる．

B：距骨下関節の回内は，関節性に安定性が低くなる肢位となり，足部全体の柔軟性を高める．また，回内運動に伴い，下腿骨の内旋運動が連動して起こる．

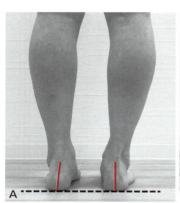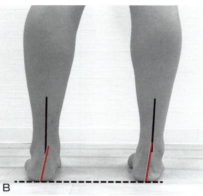

図16 静的アライメント評価

A：踵骨傾斜角は，正常では床面に対して踵骨が垂直に位置している（右側）．左側は若干内側に傾斜しており，後足部の外反位を示している．

B：leg-heel alignmentは，踵骨と下腿骨の遠位1/3とのなす鋭角で表し，5°外反位が正常値となる．図では左側が外反位，右側が内反位を示しているが，踵骨傾斜角との関係が重要である．

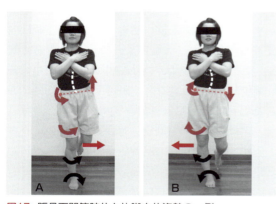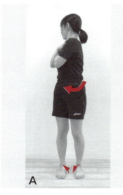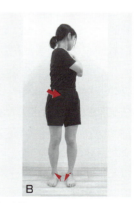

図17 距骨下関節肢位と片脚立位姿勢の一例

A：距骨下関節回内位の場合，下腿内旋＋前傾＋内側傾斜，大腿内旋，支持側骨盤前方回旋，遊脚側骨盤挙上，脊柱左側屈，右肩甲帯後方回旋位を呈する．

B：距骨下関節回外位の場合，下腿外旋＋後傾＋外側傾斜，大腿外旋，支持側骨盤後方回旋，遊脚側骨盤下制，脊柱右側屈，右肩甲帯後方回旋位を呈する．

図18 体幹の回旋運動と後足部肢位

A：体幹の右回旋運動，B：体幹の左回旋運動

後足部を右側回外位，左側回内位方向へテーピングにて誘導した状態での体幹の回旋運動を示す．頭部・肩甲帯を観察すると左右差はほぼ認めないが，骨盤帯を観察すると明らかに左右差を認める．Bは，骨盤と肩甲帯の回旋量が大きく異なっており，脊柱レベルでの回旋ストレスが大きくなっている．

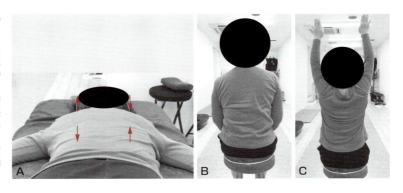

図19 胸郭形状と上肢運動機能への影響
A：胸郭形状の左右差．脊柱の側彎により，胸椎の傾斜や回旋に左右差が生じることで，上位胸郭と下位胸郭の上下左右の形状にも差が生じる．
B：座位での体幹後面アライメント．脊柱の側彎により，胸郭形状に左右差を生じることで，肩甲骨の位置にも左右差が生じる．
C：上肢挙上運動．肩甲骨の肢位に左右差が生じることで，肩関節の屈曲挙上運動にも影響を与える．

　この一連の運動連鎖が成り立つことで体幹の回旋運動が全身運動として円滑に行われる．しかし，後足部肢位を体幹の回旋運動と逆方向になるようにテーピングで誘導することで，体幹の回旋運動は起こっても骨盤の回旋運動が十分に認められない（図18-B）．肩甲帯の回旋量と骨盤の回旋量が大きく異なることで脊柱での回旋運動が優位に起こり，股関節での回旋運動が減少したことがわかる．このように後足部の運動性に左右差を作ることで股関節の回旋運動が制限され，脊柱への回旋要素に依存した体幹の回旋運動になることで，腰椎レベルに過度な回旋ストレスが加わる可能性がある．

　このように，足部肢位を変えることで下腿骨-膝関節-大腿骨-股関節-寛骨-仙腸関節-仙骨-腰椎-胸椎-頸椎へと運動の連鎖が上行性に波及することで全身アライメントが変化し，可動する分節やその量までも変化することがわかる．よって，アライメントや可動域制限の影響により，腰椎レベルも傾斜や回旋の左右差が生まれ，腰椎周囲の関節および靱帯組織，筋群への力学的ストレスが発生することで腰部痛につながることが予測される．

3）体幹から波及する下行性運動連鎖

　脊柱およびそれに連結する分節が運動することで下行性に運動の連鎖が波及する．静的なアライメントである脊柱に側彎を認める場合，胸郭・肋骨は左右で形状が異なり，肩甲骨の位置や肩の高さにも左右差を認める（図19-A, B）．このようにアライメントに左右差を認めれば，運動の左右差にもつながり，体幹や上肢のパフォーマンスにも影響を及ぼす（図19-C）．腰椎は，隣接する下位胸椎の影響を受けるため，下位胸椎に連結する下位肋骨，上位胸椎のアライメントや可動性，運動性も評価が必要となる．立位における体幹の回旋運動課題における運動連鎖を図20に示す．左右下肢の荷重量を同等とした立位のまま，右側への体幹回旋運動を行うことで骨盤は同方向へ回旋する．右下肢は，大腿骨外旋，下腿骨外旋，距骨下関節回外運動を，左下肢は，大腿骨内旋，下腿骨内旋，距骨下関節回内運動を呈する（図20）．この全身に及ぶ回旋運動は，体幹である頸椎・胸椎の回旋運動から起こった運動であり，それが腰

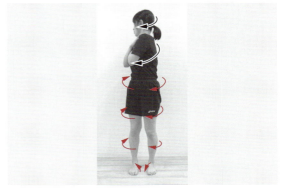

図20 立位での体幹右側回旋時の下行性運動連鎖
体幹を右側に回旋させる運動により骨盤は同方向に回旋を行う．それに伴い，右下肢は大腿骨外旋，下腿骨外旋，距骨下関節回外運動を，左下肢は大腿骨内旋，下腿骨内旋，距骨下関節回内運動を呈する．これらの運動連鎖と各分節の可動性が保たれることで，この体幹回旋運動が成立することとなる．

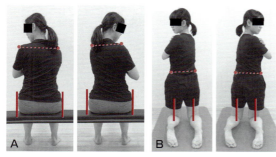

図21 体幹の回旋運動による分節性運動連鎖評価
A：座位での体幹回旋運動．両坐骨の荷重量を均等にした状態で体幹の回旋運動を行う．胸椎の回旋可動域に左右差があれば両肩を結ぶ直線を移動軸とした回旋量に左右差を認める．左回旋時に制限を認める．
B：膝立ちでの体幹回旋運動．立位姿勢程度の開脚位とし左右の荷重量を均等にした状態での体幹の回旋運動を行う．体幹の回旋運動に連動して骨盤の回旋運動が起こるが股関節の可動性に左右差を認めると骨盤の回旋運動にも左右差を認める．右回旋時に右下肢荷重や左股関節内旋運動などの代償運動が起こっている．

椎，骨盤，股関節，大腿骨，膝関節，下腿骨，足部へと下行性に生じた運動連鎖であり，どこかの分節に可動域制限を認めるとこの運動は成り立たない．もし，胸椎レベルに可動域制限を認めた場合，腰椎や股関節の回旋運動に依存する形となる．また，股関節にも可動域制限をきたしていると，腰椎や膝関節といった回旋系の可動性がもともと少ない関節に運動を依存することとなり，それが力学的ストレスとなって障害へと発展していく．そこで，どの分節に可動性の制限をきたしているのかを確認する評価方法として，座位および膝立ちでの体幹回旋運動（図21）がある．座位での体幹回旋運動は，左右の坐骨荷重量を均等にし両肩を結ぶ直線を移動軸とした体幹回旋運動を意識させて行う（図21-A）．これは主に胸椎の回旋運動量を評価していることになるため，左右差があれば胸椎および胸郭（肋骨）の運動に問題があることがわかる．胸椎・胸郭の可動域制限がある場合，すぐに左右の坐骨荷重量に差を認め，骨盤が回旋し両大腿骨の肢位の固定ができなくなるため指標とするとよい．また，膝立ちでの体幹回旋運動は，自然立位姿勢程度の開脚位とし，左右の荷重量を均等にし体幹の回旋運動を行う（図21-B）．体幹の回旋運動に連動して骨盤の回旋運動が起こるが，股関節の可動性に左右差があれば骨盤の回旋量に左右差を認めることとなる．図21-Bの右回旋時に右下肢への荷重変位や左股関節の内旋運動などの代償運動が起こっており，左股関節の外旋制限または右股関節の内旋制限があると予測される．ここで重要なのは，これらの評価のなかで腰部痛がどこに，どの肢位で生じるかを確認することである．各分節の回旋運動量の違いと腰部への力学的ストレスが他関節，他分節からの連鎖によるものであるかどうかを分析することが必要となる．

4）矢状面運動における運動連鎖

腰部痛の理学療法評価において腰椎の屈曲動作における疼痛確認を行うことが多い．長座位，端座位，立位での体前屈運動は，どの分節機能，どの筋機能が問題で腰部痛の原因になっているのかを確認するための簡便かつ重要な評価である．矢状面上の身体活動であり大きな運動を伴うため視覚的にも観察しやすいが，立位での体前屈運動は足底の支持基底面内に身体重心を維持させるための姿勢制御が必要で，当然ながら運動連鎖も起こっている．腰部痛との関連を探る際に，動的な姿勢制御であるため前方への上半身重心移動に対する後面筋の筋活動，また前屈運動に伴う胸椎，腰椎，骨盤，股関節の運動量や動きのタイミングなどを確認する．図22は，立位体前屈運動時の腰部痛出現相での静止画である．骨盤の前傾，腰椎の屈曲，胸椎の屈曲が少なく，胸腰椎移行部の過度な屈曲運動依存が確認できる（図22-A）．同時に胸腰椎移行部周囲の腰部筋群の疼痛の訴えがあり，筋の過度な遠心性収縮による筋損傷やスパズムが要因と考えられる．立位や歩行動作による評価に基づいて作製したインソールを装着した際の体前屈運動では腰部痛の訴えはなかった．胸腰椎移行部の過度な屈曲運動は認めず，骨盤前傾，腰椎屈曲，脊柱全体の屈曲運動を認めた（図22-B）．実際に足部は扁平足を認め，後足部の外反位も呈していた．矢状面の立位姿勢では，下肢お

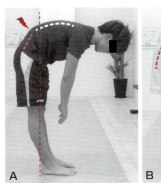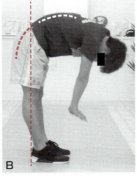

図22 立位体前屈運動と腰部痛
立位体前屈運動の動画より，腰部痛出現相を静止画とした．
A：裸足での体前屈で腰部痛出現．骨盤の前傾，腰椎・胸椎の屈曲が少なく，胸腰椎移行部での屈曲運動が過度となっている．
B：インソール装着時は骨盤前傾・腰椎屈曲を認め，腰部痛なく，脊柱全体の屈曲運動も認める．

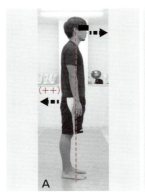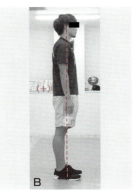

図23 足部肢位と立位姿勢
図22と同人物の裸足時およびインソール装着時の立位姿勢を示す．
A：裸足では，下肢・骨盤帯に対し頭部が前方位となり，上半身重心が前方に変位するため腰部筋は過度に活動する．
B：インソール装着時は，頭部前方位が軽減し骨盤上に位置しているため，腰部筋の過度な活動性は軽減する．

よび骨盤が後方位となり相対的に頭部が前方位となることで上半身重心が前方に変位することとなり，腰部筋群，ハムストリングス，腓腹筋など後面筋の過活動を認めた（**図23-A**）．また，インソールを装着することで頭部の前方位と下肢・骨盤の後方位が軽減し，上半身重心の前方変位が改善されたことで腰部筋群などの後面筋の過活動は軽減した（**図23-B**）．このように足部肢位や足部機能を変化させることで，骨盤や頭部の位置が変化し，身体重心位置が変化する．結果，姿勢制御に伴う筋の活動性を調整することが可能であり，腰部筋群の過活動性疼痛を軽減することも可能である．腰部筋群は身体の後面にあるため，下肢・骨盤に対して上半身重心が前方に位置することで筋活動は過度となりやすい．この下肢・骨盤と上半身重心の位置関係を把握し，身体の土台となる足部機能とそこからの上行性運動連鎖との関連を分析することで，動的な姿勢制御における腰部への力学的ストレスを軽減させる方向性を導き出せる．

5）歩行と運動連鎖

歩行はヒトの主な移動様式であり，無意識下での自動運動であるため身体機能の特徴を反映する最も重要な動作である．腰部障害のみならず，理学療法において必ず観察および分析を行う必要がある．各分節のアライメントや骨形状，自然立位における静的アライメントや姿勢制御機能などの情報を集約した基礎動作が歩行であり，動的アライメント評価や動的姿勢制御機能を評価するために欠かすことができない．腰部への力学的ストレスを考察するうえで，歩行による動的な姿勢制御の観察・分析は治療介入における多くのヒントが得られる．特に，骨盤の動きは観察がしやすく，その近位に隣接する腰椎の動きもイメージしやすい．歩行時に腰部痛を訴える方の特徴として，①前額面上での骨盤の挙上および下制運動による骨盤の突き上げ現象，②矢状面上の過度な骨盤前傾と腰椎前彎位，③上半身の揺れや不安定性および重心移動の左右差（量と速度）がよく観察される（**図24**）．原因はさまざまであり，体幹機能，股関節機能，足部機能を中心にアライメントやmobility, stabilityなどの機能評価から要因を探る必要がある．また，足部からの影響として過度な回内位は上半身の側方動揺を誘発する．右踵骨外反位，距骨下関節過回内位での荷重に伴い，下腿・大腿の外側傾斜が起きず，対側骨盤の下制により骨盤の右側方移動も制限される．そこで，右側

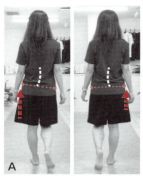
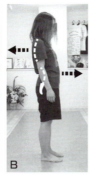
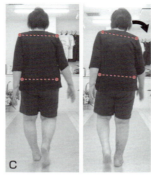

図24 腰部痛と歩行の特徴
A：骨盤の突き上げ現象．踵接地から立脚中期にかけての支持側骨盤の過度な挙上運動が認められる．
B：過度な骨盤前傾と腰椎前彎．胸椎は逆に後彎位となっている．
C：上半身の動的不安定性と左右差．右立脚相での頭部・体幹の右側変位を認め，左立脚相では股関節に十分に荷重が乗り切っていない．

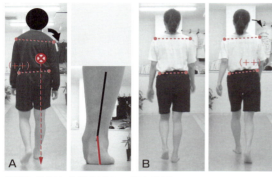

図25 歩行と上半身重心の側方動揺
A：後足部の過回内（右側）．右踵骨外反位，距骨下関節過回内位での荷重に伴い，対側骨盤の下制と体幹部の右側屈運動を認める．下腿・大腿の外側傾斜が起きず，骨盤の側方移動も制限されることで体幹部にて右への重心移動を代償している．
B：脚長差（左側下肢の脚短縮）があるため，右立脚後期から左踵接地に向けての左骨盤の下制と体幹の右傾斜にて急激な接地を回避している．また，左への加速がついているため，頭部の右側屈にて身体重心位置の調整を行っている．

への重心移動を行うため体幹部の右側屈運動にて右への重心移動を代償していると予測される（図25-A）．次に，脚長差があることで体幹の側方動揺を認めることは多い．左下肢の脚短縮があり，右下肢の立脚後期から左踵接地に向けて徐々に左骨盤と肩甲帯の下制運動を認める．それにより上半身重心は左側へと変位しやすいが，頭部を右側屈させることで加速のついた急激な左への重心移動と荷重を調整していると考えられる（図25-B）．よって，これらの動きが歩行のなかで繰り返し行われることで腰部のみならず，身体各部，各筋へ力学的ストレスが加わり続けることで組織の損傷，疼痛発生へとつながることとなる．そのため，歩行の基礎知識や基礎バイオメカニクスは必ず理解し，上行性運動連鎖の起点となる足部においても理解を深めておくとよい．後足部の回内外誘導と第1列の底背屈誘導における歩行時の運動連鎖[4]について図示する（図26，27）．

II 理学療法プログラムの実際

1 足部からの上行性運動連鎖を考慮したアライメント調整

1）足部テーピング

足部へのテーピングによる介入は機能評価として用いることが多い．テーピング評価にて足部肢位の誘導方向を決定し，最終的にインソールパッドを靴の中敷きなどに貼付して上行性の運動連鎖を活性化させる．前述のとおり，静的なアライメント評価から動的なアライメント評価，各動作における疼痛再現・軽減方向の確認などにより腰部への力学的ストレスの要因を明確にすることで誘導すべき運動方向は決まってくる．特に後足部である踵骨アライメントと距骨下関節，距腿関節は

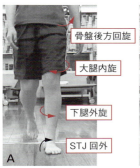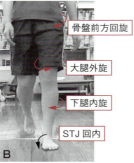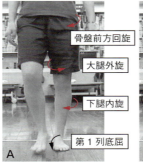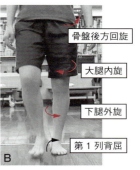

図26 歩行時における後足部肢位による上行性運動連鎖
歩行周期の立脚初期から中期までの後足部肢位による上行性運動連鎖を示す．
A：後足部回外誘導．後足部である距骨下関節（STJ）の回外誘導は，下腿骨を外旋，大腿骨を内旋，骨盤を後方回旋させる．また，足部の剛性が高まることで前方への推進力を向上させ，身体重心の前方移動を促す．
B：後足部回内誘導．距骨下関節（STJ）の回内誘導は，下腿骨を内旋，大腿骨を外旋，骨盤を前方回旋させる．また，足部の柔軟性が高まるため前方への推進力は低下し，身体重心の前方移動は遅延する．

図27 歩行時における第1列肢位による上行性運動連鎖
歩行周期の立脚中期から後期にかけての第1列肢位による上行性運動連鎖を示す．
A：第1列の底屈＋回内誘導は，下腿骨を内旋，大腿骨を外旋，骨盤を前方回旋させる．また，母趾球荷重が高まることで前足部の内側への荷重が優位となり，下腿の前傾（足関節背屈）が促される．
B：第1列の背屈＋回外誘導は，下腿骨を外旋，大腿骨を内旋，骨盤を後方回旋させる．また，母趾頭荷重が高まることで前足部の内側への荷重が軽減し，下腿の前傾（足関節背屈）も軽減する．

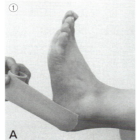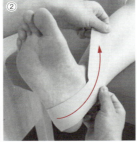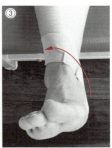
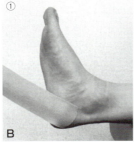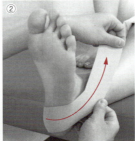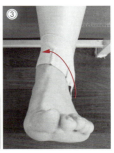

図28 後足部誘導テープ
A：回外誘導テープ．足関節底背屈中間位，足部を軽度回外位とし，踵骨外側から前下方に向かって開始する（①）．足底を通過し，載距突起（内果直下）を持ち上げるように走行（②）させ，内果を越えたあたりからテープを外側に向かわせ貼付する（③）．テープは載距突起を持ち上げる際のみ，軽く張力をかける．
B：回内誘導テープ．足関節底背屈中間位，足部を軽度回内位とし，踵骨内側から前下方に向かって開始する（①）．足底を通過し，外果直下を持ち上げるように走行（②）させ，外果を越えたあたりからテープを内側に向かわせ貼付する（③）．テープは外果直下を持ち上げる際のみ，軽く張力をかける．

重要である．後足部の誘導テープは，回外誘導と回内誘導である（図28）．後足部の回外誘導は，足部の剛性を高め，立脚初期での推進力と立脚後期での蹴り出しを促通し，下腿を外旋方向へ回旋させる．回内誘導は，足部の柔軟性を高め，着地による衝撃吸収を担い，下腿を内旋方向へ回旋させる．図20のように体幹の回旋や側屈運動に伴い下行性に波及する運動連鎖の結果であること，また姿勢制御のための代償運動として足部肢位を調整していることも多々あるため，このテーピングを実施し前後の変化を分析することでその因果関係が見えてくる．

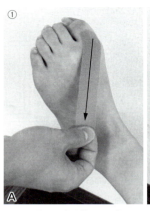 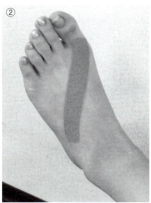 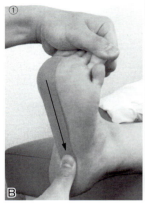 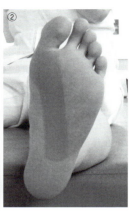

図29　第1列誘導テープ
A：背屈・回外誘導テープ．第1趾の中足趾節関節を屈曲位とし，基節骨背側部より立方骨に向かって開始する（①）．テープは，全体的に張力を軽くかけた状態で貼付する（②）．
B：底屈・回外誘導テープ．第1趾の中足趾節関節を伸展位とし，基節骨底側部より立方骨に向かって開始する（①）．テープは，全体的に張力を軽くかけた状態で貼付する（②）．

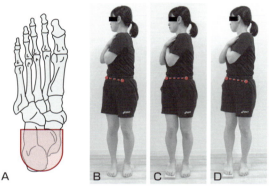

図30　脚長差による運動連鎖と体幹回旋運動の一例
A：踵骨底部への補高パッド，B：脚長差なし，C：補高＋膝屈曲位，D：補高＋膝伸展位
右下肢を1cm補高した状態を作り，2つの脚長補正パターンによる体幹回旋運動を示す．膝屈曲位とし骨盤を水平位としたパターン（C）と膝伸展位で脊柱を側屈位としたパターン（D）の体幹回旋運動による骨盤肢位や回旋量に差があることがわかる．どの分節の回旋が制限され，どの分節が回旋運動を強いられているのかを確認する．このように脚長差と姿勢制御方法によって，腰部への力学的ストレスが変化することがわかる．

前足部の第1列は，母趾球荷重を促す底屈・回内運動と母趾頭荷重を促す背屈・回外運動があり，その運動軸に沿ってテープして関節誘導を行う（図29）．第1列底屈誘導は，母趾球荷重および前足部内側荷重を促し，下腿骨を内旋させるため，大腿骨外旋，骨盤前方回旋させる．第1列背屈誘導は，母趾頭荷重および前足部内側荷重を軽減させ，下腿骨を外旋させるため，大腿骨内旋，骨盤後方回旋させる．矢状面上の動きでは，第1列底屈誘導は，足関節の背屈を促し，膝関節屈曲，股関節屈曲となる．背屈誘導は背屈を制動し，膝関節伸展，股関節伸展となる．前足部の支持性は，身体重心の前方移動に対する制御機能として重要である．歩行動作におけるウィンドラス機構や足趾の支持性（把持力・圧迫力）は，前足部である中足骨および足趾の機能が重要であり，特に第1列の肢位によって支持性は変化し，姿勢制御機能も左右される．中足骨レベルの横アーチとともに前足部機能を高めることで前方および側方動揺の姿勢制御に貢献している[4]．

2）インソールパッドの処方

まず，足部からの運動連鎖を考慮したアプローチを行う際，脚長差を機能的に合わせることが重要である．前述のように，構造的な脚長差がある場合，機能的な脚長差を無意識下で作ることで左右差を軽減するよう姿勢制御が行われている（図30-A）．そのため，構造的な脚長差が存在する場合，それを補正せずにアプローチを進めていってもねらった結果に結びつかないことが多い．そのため，アライメント評価において脚長差を認め

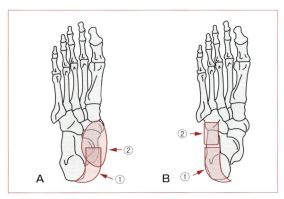

図31 後足部におけるパッドの処方
A：回外誘導パッド．①内側ヒールウェッジ，②内側縦アーチ載距突起部パッド
B：回内誘導パッド．①外側ヒールウェッジ，②外側アーチ踵骨-立方骨部パッド

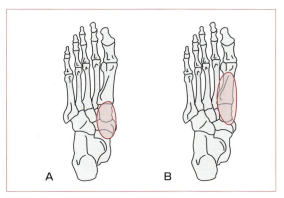

図32 第1列におけるパッドの処方
A：底屈誘導パッド．第1列の前方部分である第1中足骨が底屈位となるようその近位部にパッドを処方する．
B：背屈誘導パッド．第1列の前方部分である第1中足骨が背屈位となるよう母趾球近位部までパッドを処方する．

た場合，短縮側の踵底部にパッドを処方し，脚長の補正（補高）を行う．意図的に右下肢を1 cm補高し，脚長差なしのパターンと2つの脚長補正パターンによる体幹回旋運動を示す（図30-B〜D）．膝屈曲位とし骨盤を水平位としたパターン（図30-C）と膝伸展位で脊柱を側屈位としたパターン（図30-D）は，脚長差なしと比較しても骨盤肢位や回旋量に差があることがわかる．どの分節の回旋が制限され，どの分節が回旋運動を強いられているのか分析していくことが重要であり，脚長差と姿勢制御方法によって腰部への力学的ストレスが変化するため，まずは脚長の補正が必要と考える．また，後足部や第1列のアライメントを変化させることで腰部への力学的ストレスの軽減が図れるとテーピング評価などで判断された場合，その誘導方向にアライメントを調整するためのパッドを処方する．後足部回外誘導パッド（図31-A）と後足部回内誘導パッド（図31-B）にて，後足部のアライメントを調整するが，どのパッドを，どの部位に処方し，どの高さにするかは処方後の対象者の反応（静的，動的アライメントの変化）を観察し，微調整していく必要がある．

第1列の底背屈位誘導パッド（図32）についても後足部誘導パッド同様，動きに合わせてその高さを決定する．矢状面上である前後方向の身体重心のコントロールも重要であり，上半身重心が骨盤に対し前方に移動しやすい場合，腰部筋群の筋活動が増大することとなる．その場合，前足部での支持性が重要であり，中足骨レベルの横アーチパッド（図33-A）による足趾アライメント調整と床反力を考慮した姿勢制御反応の促通がポイントとなる．的確な高さ調整を行うことで，足趾アライメントが整い，前足部の支持性を高める．また，歩行においてはパッドの高低によって身体重心の前後方向の移動のタイミングや各分節の動きの変化をつけることができる（図33-B, C）．個々の身体アライメントや運動機能によって効果的に床反力を利用できる高さは異なるため，姿勢・動作の観察による分析が重要となる．さらに，足趾の支持性を高める必要がある場合は，各種足趾へのパッド（図34）を処方することで身体重心の前方移動における速度やタイミングの調整を行うことができる[5]．

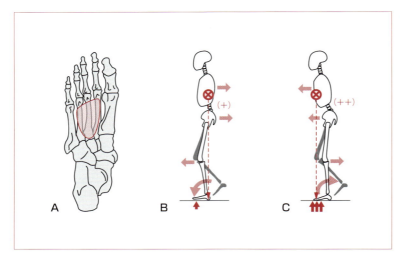

図33 中足骨レベルの横アーチパッド
A：中足骨パッド．第2列を頂点に滑らかにアーチを描くようなパッドで，中足骨頭にはかからないようその近位部に処方する．
B：中足骨パッド（低）と床反力（小）．歩行において，中足骨パッドを低く処方することで早期に足関節背屈が起こることにより膝が屈曲し，骨盤や上半身重心が後方に停滞する場合がある．このとき，腰部などの後面筋群の活動性は軽減する．
C：中足骨パッド（高）と床反力（大）．歩行において，中足骨パッドを高く処方することで足関節の背屈が制限され，下肢・骨盤が後方に停滞することで，上半身重心が前方に振られるように移動する場合がある．このとき，腰部などの後面筋群の活動性は増大しやすい．
※ B，Cの姿勢制御反応については一例であり，個々の運動機能に左右されることをご理解いただきたい．

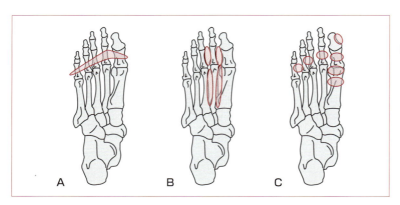

図34 足趾へのパッドの処方
A：基節骨パッド．中足趾節関節伸展，足趾屈曲位などの変形のある場合などに処方し，足趾の中間位を促す．
B：足趾間隙パッド．開張足による足趾間の間隙が著明な場合などに処方し，足趾機能の促通を図る．
C：接地促通パッド．外反母趾や足趾の屈曲拘縮によって荷重集中による胼胝部の疼痛がある場合，その荷重を分散する目的で地面と接地していない部分へパッドを処方する．

2 呼吸機能・胸郭アライメント調整による下行性運動連鎖アプローチ

　腰椎は構造上，矢状面上の屈曲-伸展運動が主であり，回旋運動はわずかである．よって，側彎や回旋位などの持続的な非生理的アライメントは，関節包や靱帯の伸張負荷，2次的な筋群の過活動を引き起こす可能性が高いため，安静時の生理的な前彎位と動作時の生理的可動範囲内にとどめておくようなmobilityとstabilityを機能的に獲得しておく必要がある．特に，stabilityを高めるこ とで過度なmobilityを誘発させないことが重要と考える．腰椎のstability機能を考えた際，重要となるのは横隔膜，腹横筋，多裂筋，骨盤底筋群で構成されるインナーユニット[6]である．インナーユニットが機能することで腹腔内圧が上昇し，腰椎・骨盤帯のstabilityに寄与する．特に，横隔膜と腹横筋は呼吸機能においても重要な役割を持っており，胸郭の可動性やアライメントとの関連も強い．横隔膜は，呼吸における最大の吸気筋であり吸気時に尾側に下降し平坦化しながら下位胸郭（下位肋骨）を外上方に拡張させる．対して腹横筋

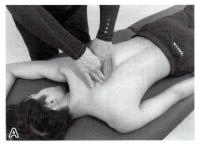
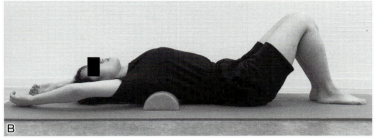
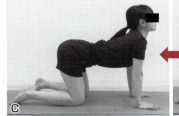
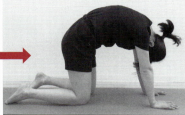
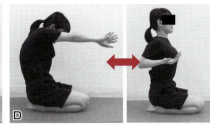

図35 椎間・肋椎関節 mobility 向上アプローチ
A：ダイレクトマッサージ，B：胸郭他動伸展エクササイズ，C，D：胸郭自動屈伸エクササイズ
A：可動性を制限している軟部組織の組織学的な柔軟性を高めることから始める．
B：胸椎の後彎がある場合，肋骨の動きも制限されるため，胸郭の伸展可動域を高める．
C：四つ這い位にて胸椎レベルの屈曲-伸展運動を意識して行う．腰椎の過度な前彎には注意する．
D：上肢のリーチ動作に伴う肩甲骨の内外転運動を加え，胸椎の屈曲-伸展運動を同期させる．

は呼吸時の呼気筋として作用し，下位胸郭（下位肋骨）を身体中心に引き寄せる内方化に関与しており，下位胸郭の安定性を高めるとともに横隔膜の収縮効率を向上させる[7]．よって，インナーユニットを活性化させることは腰部の stability を向上させ，インナーユニットを活性化させるためには，正常な呼吸機能が必要となる．そこで，呼吸機能にかかわる胸郭アライメントに対する下行性運動連鎖を考慮した腰部へのアプローチについて紹介する．アプローチの流れとしては，①椎間・肋椎関節 mobility の向上，②胸郭アライメントの正中化，③呼気による下位肋骨の内方化，④呼吸下での腰部 stability の向上である．以上より，呼吸による胸郭の動き（mobility）を保持しつつ，腹腔内圧の上昇に伴う体幹の stability を動的な課題遂行のなかで機能させることが腰部の安定化を効率的に機能させることにつながると考えている．

1）椎間・肋椎関節 mobility 向上アプローチ

胸椎レベルの軟部組織に対して徒手によるマッサージを行う．棘突起と横突起間のマッサージをして徐々に深層へと進めていき，肋椎関節は深層にあるため間接的にマッサージを加える（図35-A）．軟部組織の柔軟性が高まったところで深呼吸を行い，肋骨の動きが高まったことを確認する．また，胸椎の後彎位が強い場合は回旋運動が制限されるため，可能な範囲で胸椎の伸展可動域の獲得も必要となる（図35-B）．次に，自動運動による胸椎と肋骨の動きを促通する（図35-C, D）．屈曲-伸展の矢状面運動の可動性が高まってきたら，回旋系の動きを追加していく．下半身を固定した頭部・肩甲帯・上肢運動による回旋運動は上位胸郭を優位に回旋させ（図36-A, B），上半身を固定した下肢・骨盤帯運動による回旋運動は下位胸郭を優位に回旋させるエクササイズとなる（図36-C, D）．

2）胸郭アライメントの正中化アプローチ

1）のアプローチ前に胸郭の形状を評価し，上位胸郭と下位胸郭のアライメントを確認しておく．

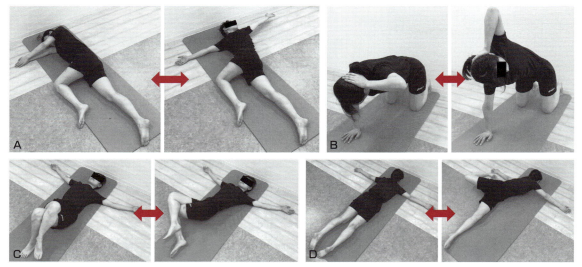

図36 胸郭 mobility 向上エクササイズ①
A，B：上位胸郭回旋エクササイズ，C，D：下位胸郭回旋エクササイズ
A：左図の開始肢位より，屈曲側の下肢および骨盤を固定したまま，頭部・肩甲帯・上肢の回旋運動を繰り返し行う．
B：四つ這い位より，一側の手部を後頭部に置き，肘を持ち上げるよう頭部・肩甲帯の回旋運動を繰り返し行う．
C：背臥位にて上半身を固定し，脚を組み，組んだ脚側へ下肢および骨盤帯を回旋させる運動を繰り返し行う．
D：腹臥位にて上半身を固定し，一側のつま先を対側の手部にリーチするよう下肢・骨盤の回旋運動を繰り返し行う．

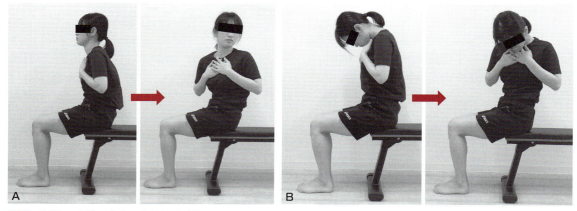

図37 胸郭 mobility 向上エクササイズ②
A：上位胸郭回旋エクササイズ．骨盤後傾位，腰椎後彎位，下位胸椎後彎位とし，頸椎から上位胸椎での回旋運動をねらった自動回旋エクササイズ．
B：下位胸郭回旋エクササイズ．頸椎後彎位，上位胸椎後彎位とし，下位胸椎での回旋をねらった自動回旋エクササイズ．
※いずれのエクササイズも骨盤・下肢は動かないよう固定を意識し，努力性とならないよう軽めの運動を繰り返し実施する．

胸郭の形状により肋骨の回旋方向，そして椎骨の回旋方向は決まってくるため，その左右差を把握したうえで，上位と下位の胸椎回旋に左右差があれば正中化を目指した徒手によるマッサージや回旋系の可動域エクササイズを実施する（**図35**，**36**）．また，座位にて上位胸椎と下位胸椎の回旋運動を各分節に分けて実施する．骨盤後傾，腰椎後彎，下位胸椎後彎位とした回旋は上位胸椎での回旋運動が優位（**図37-A**）となり，頸椎後彎，上位胸椎後彎位での回旋は下位胸椎での回旋運動が

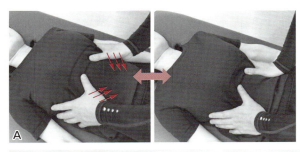
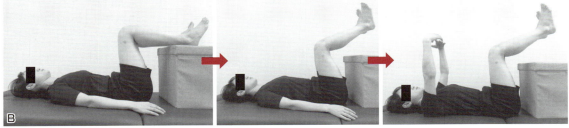

図38 下位肋骨の内方化アプローチ
A：徒手による下位肋骨の内方化誘導．下位肋骨を手掌全体で愛護的に包み込み，腹式呼吸の呼気に合わせて下内側方向へ肋骨の動きをアシストする．
B：呼気に伴う下位肋骨の内方化エクササイズ．下肢屈曲位→下肢屈曲挙上位→上肢・下肢屈曲挙上位へと段階的に負荷を上げて下位肋骨の内方化の自動運動を行う．

優位（図37-B）となる．上位胸椎は右回旋運動，下位胸椎は左回旋運動など胸郭の左右差を軽減する方向へ誘導することで脊柱も直立化が促通され，腰椎へのストレスが軽減すると考える．

3）呼気による下位肋骨の内方化アプローチ

胸郭，特に肋骨の可動性の向上が必要であり，下位肋骨の内旋運動を促通する必要がある．主に腹横筋や内腹斜筋の収縮による下位肋骨の内旋および内方化が重要であり，まずは呼吸の呼気（口から）に合わせて徒手的に内方化運動をアシストし，徐々に学習させる（図38-A）．このとき吸気は鼻から行うことで横隔膜による吸気方法を学習させる．呼吸に伴う下位胸郭の内方化運動が可能となれば，段階的にエクササイズの負荷を上げていく．下肢および上肢を空間位に保持し，体幹での支持のみで呼吸エクササイズを行うことで体幹深部筋のトレーニングにもつながる（図38-B）．

クリニカル・テクニック
下部体幹のアライメント調整

腰椎の前彎，骨盤の前傾位が強い姿勢は，下位肋骨の外旋位が強い場合が多く，呼気の際の下位肋骨の内旋運動がむずかしい．そこで，股関節屈曲位での骨盤後傾を作ることで腰椎前彎，下位肋骨の外旋を抑制できるため，図39のような肢位での呼吸エクササイズをすることから始めるとよい．

4）呼吸＋腰部 stability エクササイズ

口から呼気，鼻から吸気による腹式呼吸にて横隔膜と腹横筋，内腹斜筋を用いた呼吸を学習できてきたら，静的な姿勢変化による負荷をかけ，次に動的な stability 向上を目的としたエクササイズを追加していく（図40）．徐々に努力性の高いエ

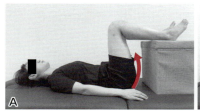
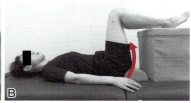

図39　呼吸エクササイズの工夫
A：ハムストリングスの収縮によって骨盤を後傾させるよう呼気のタイミングで行う．
B：骨盤を物理的に後傾位とした状態での呼吸エクササイズを行う．

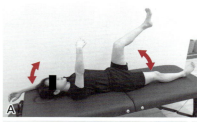
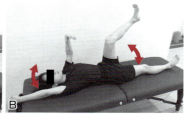
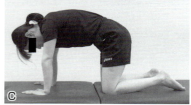
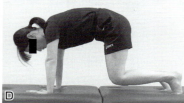

図40　腰部 stability エクササイズ
A：上下肢運動エクササイズ（対角）．逆四つ這い位より，呼気の間で対角線上にある上下肢をゆっくり床面に平行になるまで近づけ，元の肢位に戻す．
B：上下肢運動エクササイズ（同側）．逆四つ這い位より，呼気の間で同側にある上下肢をゆっくり床面に平行になるまで近づけ，元の肢位に戻す．
C：四つ這い位での呼吸エクササイズ．四つ這い位にて骨盤軽度後傾位とし，呼気で下位肋骨の下制（内旋・内方化）を意識して行う．
D：ベアポジション呼吸エクササイズ．四つ這い位からつま先支持となり両膝をわずかに離地させ，呼気で下位肋骨の下制（内旋・内方化）を意識して行う．

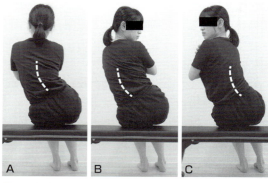

図41　座位での側方重心移動からの体幹回旋と骨盤
A：左坐骨荷重による側方重心移動．左寛骨は後傾，右寛骨は前傾するため仙骨は左回旋位となり，腰椎は左回旋，右側屈位となる．
B：左坐骨荷重位からの体幹の右回旋運動．脊柱は全体的に屈曲位となり，回旋運動が起こりにくい．
C：左坐骨荷重位からの体幹の左回旋運動．脊柱は全体的に伸展位となり，回旋運動が促通されている．

クササイズになるが，重要なのは常に呼吸を意識し，息を止めてしまうことのないよう呼気に合わせて運動を行うようにすることである．

3　骨盤アライメント調整および股関節機能による上行性運動連鎖アプローチ

　仙骨の近位は腰椎が隣接しており，腰椎は仙骨のアライメントの影響を受ける．また，仙骨の側方には寛骨が隣接しており，仙骨は寛骨のアライメントの影響を受ける．そして，寛骨は大腿骨と股関節を形成しており，互いに影響を与えている．そこで，大腿骨，寛骨，仙骨が腰椎に与える上行性運動連鎖を考慮したアプローチ方法について紹介する．

1）仙腸関節のアライメント調整

　寛骨は両側から仙骨を挟み込んでおり，寛骨の動きによって仙骨は動き，寛骨の肢位によって仙骨の肢位は調整されると考える．端座位にて，左側方重心移動を示す（**図41-A**）．左側の坐骨荷重

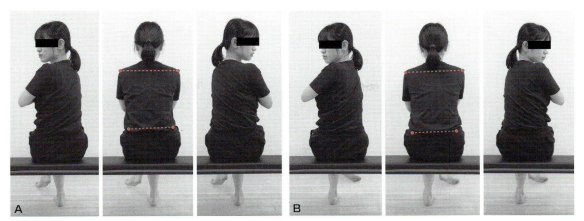

図42 脚組み座位での体幹回旋と骨盤アライメント
左右の脚組み座位を取り，やりやすさの左右差を感じる場合，骨盤アライメントの左右差がある可能性が高い．また，股関節の可動性も関与してくるため，何が原因で左右差を感じるのかを明確にし，腰部への力学的ストレスが軽減する肢位へと誘導していく．
A：右下肢脚組みパターン．右脚を左脚上に組んだ座位では，肩の高さは水平位，骨盤は右側が挙上位である．そこから体幹回旋運動を行うと，右回旋で脊柱は伸展位となり，円滑な回旋運動が認められ，肩甲骨挙上による努力性が認められない．
B：左下肢脚組みパターン．左脚を右脚上に組んだ座位では，肩の高さは右側が挙上位，骨盤も右側が挙上位である．そこから体幹回旋運動を行うと，左右とも胸椎レベルの後彎位と肩甲骨の挙上位を認め，円滑な回旋運動が起きていないことがわかる．

位となり左寛骨は後傾，右寛骨は前傾するため仙骨は左回旋位となる．結果，腰椎は左回旋，右側屈位となる．その肢位から体幹の右回旋運動を行うと脊柱は全体的に屈曲位となり，胸椎レベルでの回旋運動が起こりにくくなっている（図41-B）．また，体幹の左回旋運動を行うと脊柱は全体的に伸展位となり，胸椎での回旋運動が促通されている（図41-C）．次に，脚組み座位をとり，腰部痛や違和感，やりやすさなどの左右差を確認する．左右差を感じる場合，骨盤アライメントの左右差がある可能性が高い．

また，股関節の可動性も関与してくるため，何が原因で左右差を感じるのか，そして腰部への力学的ストレスが軽減する肢位を明確にする．評価の段階で腰部への力学的ストレスがかかりやすい肢位は把握できているため，ストレスが軽減するアライメントへの運動により調整を行う．図42に一例を示す．右脚を左脚上に組んだ座位では，肩の高さは水平位，骨盤は右側が挙上位である．そこから体幹回旋運動を行うと，右回旋で脊柱は伸展位となり，円滑な回旋運動が認められ，肩甲骨挙上による努力性が認められない（図42-A）．

また，左脚を右脚上に組んだ座位では，肩の高さは右側が挙上位，骨盤も右側が挙上位である．そこから体幹回旋運動を行うと，左右とも胸椎レベルの後彎位と肩甲骨の挙上位（過緊張）を認め，円滑な回旋運動が起きていないことがわかる（図42-B）．脚を組むことで股関節が屈曲位となり寛骨は後傾・インフレアし，仙骨は相対的に前傾し寛骨のインフレア側に回旋する．よって，右下肢を組めば右方向への回旋が得やすくなる．これらの特性を腰部への力学的ストレスの評価およびアライメント調整に活用できる．

2）股関節運動による骨盤帯のアライメント調整アプローチ

股関節運動に伴い，寛骨-仙骨-腰椎へとその運動は波及する．股関節屈伸中間位での内旋運動は寛骨を前方回旋させ，外旋運動は後方回旋させる（図43-A）．また，股関節屈曲位での内旋＋伸展運動は寛骨を前方回旋＋前傾させ，外旋＋屈曲運動は後方回旋＋後傾させる（図43-B）．これらの特性を利用して軽運動を行うことで寛骨および仙骨のアライメントを調整し，腰椎へも波及させる．両側性にアプローチする場合は両側同時に，一側

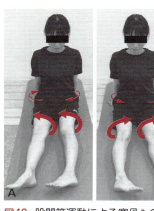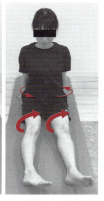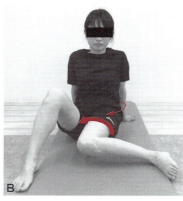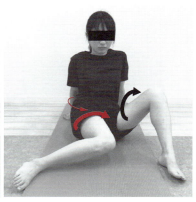

図43 股関節運動による寛骨への運動連鎖エクササイズ
A：股関節の回旋運動と寛骨の前後回旋運動．股関節軽度屈曲位での内外旋運動により，寛骨の前方回旋および後方回旋を促通する．
B：股関節内旋＋伸展運動による寛骨前方回旋＋前傾運動．股関節屈曲位からの内旋＋伸展運動により，寛骨の前方回旋＋前傾運動を促通する．固定側の下肢が外旋・外転しないよう保持しておくことで一側をねらったエクササイズとなる．

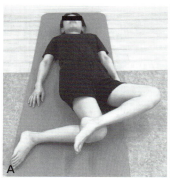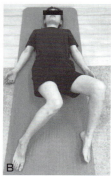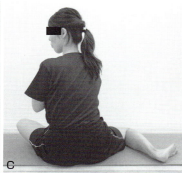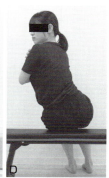

図44 股関節運動による骨盤アライメント調整エクササイズ
A：右股関節の内旋・伸展位保持．股関節屈曲・外転位より内旋・伸展方向に伸張を加えるよう対側下肢で誘導する．
B：股関節両側回旋位での呼吸エクササイズ．骨盤を水平位に保ちつつ，股関節肢位の左右差を作り，寛骨・仙骨の位置関係を整えた状態での呼吸にて，腰部のstabilityを向上させる．
C：side sitting での体幹回旋エクササイズ．side sitting にて股関節を屈曲・外転・外旋位と伸展・外転・内旋位とし，さらに体幹の回旋運動を行う．
D：端座位での側方体重移動＋体幹回旋エクササイズ．股関節運動からの骨盤アライメントが整った後に側方重心移動＋体幹回旋運動による動的姿勢制御エクササイズを行う．

のみの場合は片側のみの運動を行う．一側に対する評価およびアプローチをする場合，骨盤帯の固定を自動にて意識させ，対側下肢の動きを抑制する．しかし，図43-B の右図のように対側下肢の動きが出現した場合，それは代償運動でありいずれかに可動域制限などがあることが予測される．股関節の可動性が問題で，仙腸関節や腰椎部へ力学的ストレスをかけていることが多いため，股関節の個別の可動域測定とその制限因子を明確にしておくとよい．

次にいくつかのエクササイズを示す．まず，股関節の最終可動域付近における肢位（伸張位）を取り，寛骨のアライメントを誘導し持続的に保持する（図44-A）．また，骨盤が床から浮かないよう水平位を保持しつつ，左右異なる股関節肢位を作り，寛骨・仙骨の位置関係を整える．その状態で下位肋骨の内方化を意識した呼吸エクササイズを行い，同時に腰部のstabilityを高める（図44-

図45 筋収縮による骨盤アライメント調整エクササイズ

A：寛骨後傾調整．腹臥位にて仙骨を圧迫固定し，膝伸展位より屈曲30°程度までの膝屈曲運動にて大腿後面筋の収縮を促す．
B：寛骨前傾調整．腹臥位にて仙骨を圧迫固定し，膝軽度屈曲位より，伸展0°程度までの膝伸展運動にて大腿前面筋の収縮を促す．
C：骨盤帯アライメント調整エクササイズ（端座位）．端座位にて膝関節屈曲90°，足関節中間位とし両大腿部の内側でボールを挟む．ボールを潰して内転筋を収縮させつつ，大腿部を平行移動させるよう前方移動と後方移動を行う．大腿部の前方移動にて寛骨前方回旋＋前傾位，膝関節屈曲，足関節背屈へ，後方移動にて寛骨後方回旋＋後傾位，膝関節伸展，足関節底屈を促通できる．

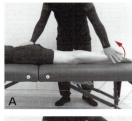
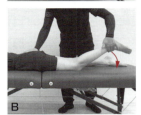
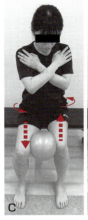
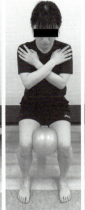
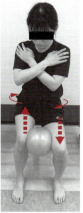

B）．side sitting では，一側股関節を屈曲・外転・外旋位，対側股関節を伸展・外転・内旋位とし，それに伴い寛骨および仙骨アライメントが変化する．同時に体幹抗重力位での呼吸エクササイズを行う．さらに体幹の回旋運動を呼気に合わせてゆっくりと行う（図44-C）．股関節運動からの骨盤アライメントが整い，腰部 stability が高まった後に，端座位での側方重心移動＋体幹回旋運動による動的姿勢制御エクササイズを行う（図44-D）．

3）筋収縮による骨盤アライメント調整アプローチ

矢状面上の運動である寛骨の前後傾を筋収縮にて誘導する．腹臥位にて仙骨を圧迫固定し，膝伸展位より屈曲30°程度までの膝屈曲運動にて大腿後面筋の収縮を促す（図45-A）．大腿後面筋はハムストリングスを主とする2関節筋で，収縮により坐骨を下方に牽引することで寛骨を後傾させる．同様に，膝軽度屈曲位より，伸展0°程度までの膝伸展運動にて大腿前面筋の収縮を促す（図45-B）．大腿前面筋は大腿直筋を主とする2関節筋で，収縮により上・下前腸骨棘を下方に牽引することで寛骨を前傾させる．立位および背臥位で寛骨のアライメントを確認し，寛骨の前傾および後傾位を調整する必要があるかを判断したうえで実施する．また，筋緊張が高い影響で寛骨アライメントが変位している場合は，まずは股関節前面筋および後面筋のストレッチを実施し，寛骨のアライメント変化と歩行などの動的アライメント，腰部痛の変化を確認する．介入後の反応が良好であったら，そのアライメントでの呼吸を意識した腰部 stability エクササイズにて体幹部の安定性を高めていく．股・膝関節に関与する2関節筋の筋緊張が高い原因として，体幹部の stability が低下している場合が多い．そのため，2関節筋の筋緊張が高い要因，また筋収縮が得られない要因を，全身アライメントや運動機能評価から明確にする必要がある．また，端座位での方法として，膝関節屈曲90°，足関節中間位とし両大腿部の内側でボールを挟む．ボールを潰して内転筋を収縮させつつ，大腿部を平行移動させるよう前方移動と後方移動を行う（図45-C）．大腿部の前方移動にて寛骨前方回旋＋前傾位，膝関節屈曲，足関節背屈へ，後方移動にて寛骨後方回旋＋後傾位，膝関節伸展，足関節底屈を促通できる．

おわりに

腰部への力学的ストレスの軽減を目的とした運動連鎖を考慮した評価法とアプローチ方法について解説した．運動連鎖アプローチについては決まった方法はなく，個々の身体特性や症状に合わせた方法を創意工夫することが大切であり，評価と治療アプローチは表裏一体である．また，理学療法アプローチにおける方法論は運動連鎖アプローチ以外にさまざまなものがあるが，より効果的な方法を選択するには，アライメント評価を前提とした運動機能評価が最も重要と考える．腰部痛の病態や組織学的問題など局所の状態を把握したうえで，力学的ストレスが何であるのかを全身機能から推察し，仮説・検証作業を行うことが必要である．局所のみに目を向けず，姿勢や動作を運動連鎖やバイオメカニクスより観察・分析するなかで，「問題の本質」を明確にし，より効果的な理学療法を提供できる理学療法士であれるよう日々研鑽していきたい．

文献

1）Vialle R et al：Radiographic analysis of the sagittal alignment and balance of spine in asymptomatic subjects. J Bone Joint Surg Am 87：260-267, 2005

2）Solomonow M：Sensory-motor control of ligaments and associated neuromuscular disorders. J Electromyogr Kinesiol 16：549-567, 2006

3）Sharma M et al：Role of ligaments and facets in lumbar spinal stability. Spine 20：887-900, 1995

4）入谷　誠：入谷式足底板 基礎編，運動と医学の出版社，神奈川，84-110，2011

5）橋本雅至ほか：足部・足関節のスポーツ障害 理学療法による overuse 障害への対応．臨スポーツ医 31：674-684，2014

6）Lee D：The Pelvic Girdle：an Approach to the examination and treatment of the lumbo-pelvic-hip region, 2nd ed, Churcill Livingstone, London, 57-60, 1999

7）石塚達也：インナーユニット（主に横隔膜）．胸郭運動システムの再建法，第2版，柿崎藤泰（編），ヒューマン・プレス，神奈川，72-82，2017

産業医学の立場から腰痛対策を実践する

杉本 拓也，大久保 衞

産業医学・スポーツ医学からみた腰痛対策のための着眼点

▶ ダイナミック運動療法を用いた産業医学での取り組みを理解する．

▶ 「外来」という限られた時間内でダイナミック運動療法を実践する．

　40数年間の腰部障害に対するダイナミック運動療法で実践してきた評価とエクササイズの根拠となるデータを示した．企業やスポーツ選手の腰痛対策として有用なものと考える．

I ダイナミック運動療法のさまざまな評価やエクササイズの根拠となる成績

1 ダイナミック運動療法とは？

　1960年代後半，某清涼飲料水メーカーの商品運搬従事者の腰痛は深刻な問題であった．その企業から対策を相談された市川らは1970年代より，某清涼飲料水メーカーのセールスマン（中重量物取扱い従事者）の腰部障害者に対して合宿所に入所のうえで集中的な運動療法（以下，集中的ダイナミック運動療法）を行ってきた．集中的ダイナミック運動療法は，体幹，四肢の筋力強化のみならず，心肺機能向上を企図した全身運動を加えた総合的なプログラムが特徴であり，最終目標は職場復帰である[1]．

　また1980年から整形外科のクリニックを開設し外来においても可能な限りダイナミック運動療法を中心とした運動療法を実践してきた．それは，運動器官の外傷，障害に対して一般的治療にとど

まらず，職場やスポーツへの完全復帰と再発防止をねらった，患部を含めた全面的な運動機能の回復と向上を目指す運動療法である．

2 KW テストとは？

　ダイナミック運動療法では，体幹筋力の評価として脊柱機能検査（クラウス・ウェーバーテスト変法，大阪市大方式，以下 KW テストという）を用いて評価を行っている．

　KW テストは腹筋瞬発力2種目，腹筋持久力3種目および背筋持久力2種目の計7種目の40点満点で構成される脊柱機能検査である（図1）．アスリートや中重量物運搬従事者では重量を付加する．

　近年，体幹筋をローカルマッスルとグローバルマッスルに大別し評価ならびに強化することが一

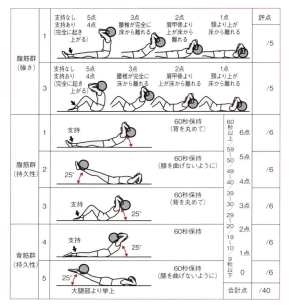

図1 Kraus-Weber テスト変法，大阪市大方式（KWテスト）

KWテストは腹筋瞬発力2種目，腹筋持久力3種目および背筋持久力2種目の計7種目の40点満点で構成される脊柱機能検査である．●：付加重量

般的になってきているが，筆者ら[2]はワイヤ電極を用いて，KWテストの持久力検査と体幹筋強化に有効とされている exercise 数種目に対し内腹斜筋の筋活動を調査した．内腹斜筋の同定はエコーを用いてワイヤ電極を刺入して行った（図2）．

その結果，腹筋持久力検査2種類とサイドブリッジ，腕立て伏せにおいて内腹斜筋の筋活動が高く，ローカルマッスルも関与していることが確認された（図3）．

さらにKWテストは自重負荷で満点を取得すると重量負荷を用いる．そこで，自重負荷と重量負荷を行った場合の腹横筋の筋活動に関しても調査を行い，自重負荷に比べて重量負荷した際に腹横筋の筋活動が高くなることが確認された[3]（図4）．

以上のことからKWテストを臨床における体幹筋群の評価として用いることは有用であること

が改めて確認できた．

しかしながら，KWテストは統計処理を行う際に困難な場合がある．具体的には負荷なしの40点（満点）と1 kg負荷の38点では，どちらが優れているのか？ 臨床の場面では負荷なしで満点がとれた次の段階が1 kg負荷であるため，1 kg負荷の38点のほうが優れていると判断できる．しかしながら統計処理を行う場合，1 kg負荷した分の数値をどのように反映させるかが困難であり，この点は筆者らの今後の課題であると考えている．

3 ダイナミック運動療法の臨床成績

1）集中的ダイナミック運動療法

合宿所で実施する集中的ダイナミック運動療法は午前と午後で実施された．午前はスイミングかランニングやファルトレクトレーニングである．これは，全身持久力向上を目的としたものである．また，腰痛が強い場合には全身のリラクゼーションを目的とした水中プログラムのみを行った．

午後からは屋内でのウエイト・トレーニングやサーキット・トレーニングで構成された種目を行い筋力や筋持久力，パワーの向上を目標として実施した（図5）．

その結果，2001年まで総計723名の入所者が平均約3カ月のトレーニング療法でほぼ全員の職場復帰が果たされた[1]．

2）外来での成績

外来においてもKWテストによる体幹機能の評価を行い，運動強度やスポーツ復帰時期の決定に運用している．時期の異なる2つの臨床研究（尾原ら1991，Okuboら2006）でそれぞれ同様に外来でのダイナミック運動療法の実施で，同様の期間約2カ月，KWテストを平均約3 kg負荷で満点を取得しスポーツ復帰を達成していた[4,5]．

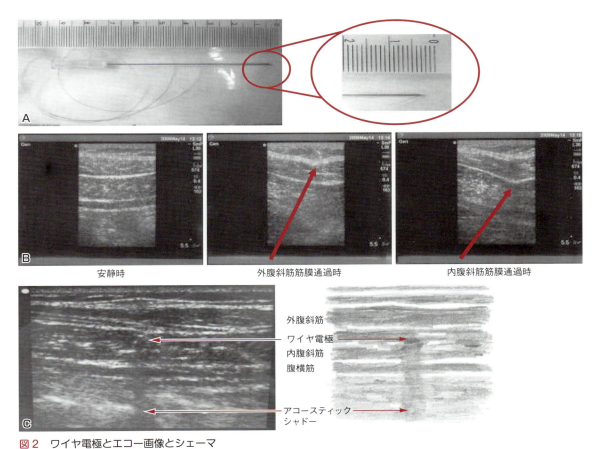

図2 ワイヤ電極とエコー画像とシェーマ
A：ワイヤ電極，B：ワイヤ電極刺入時のエコー画像，C：エコー画像とシェーマ

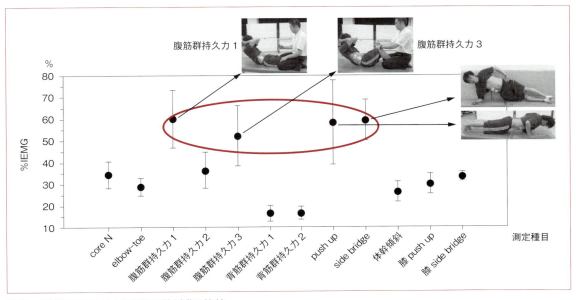

図3 各種目における内腹斜筋の筋活動の比較

産業医学の立場から腰痛対策を実践する 159

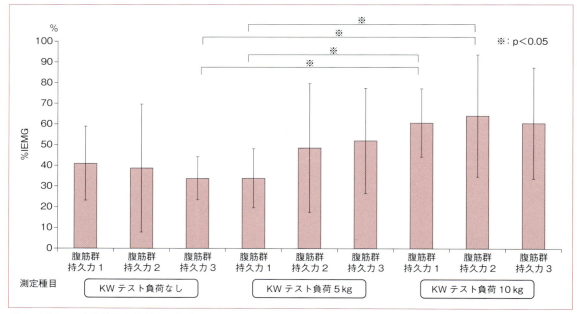

図4 KWテスト腹筋持久力検査の負荷なし，5kg負荷，10kg負荷における腹横筋の筋活動

	MON	TUE	WED	THU	FRI	SAT	SUN
AM	シャトルラン Jog A：7〜11 km B：5.5〜7 km C：1〜4 km D：歩行〜スロージョグ	水中トレーニング ランクにより 2,000〜 3,000 m の水泳	シャトルラン Jog A：7〜11 km B：5.5〜7 km C：1〜4 km D：歩行〜スロージョグ	ファルトレクトレーニング	水中トレーニング ランクにより 2,000〜 3,000 m の水泳	自主トレ	休養
PM	診察 サーキットトレーニング 柔軟体操	脊柱機能検査 ウエイトトレーニング 柔軟体操	サーキットトレーニング 柔軟体操	ゲームトレーニング （ソフトボール，卓球，etc）	診察 ウエイトトレーニング 柔軟体操	自主トレ	休養

図5 集中的ダイナミック運動療法の1週間メニュー
集中的ダイナミック運動療法は午前と午後で実施した．午前は全身持久力，午後は筋力や筋持久力，パワーの向上を目標として実施した．

4 産業医学的成果：労災件数の推移と経済効果

某清涼飲料水メーカーにおける腰痛予防対策とその結果について大久保らの報告[1]では，1982年から2001年までの調査期間に，ダイナミック運動療法を実施した腰痛対策で労災件数は，1982年当時21件であったが，1987年より激減し，1995年以降0件と推移した（図6）．腰痛アンケートにより仕事に支障があると答えた腰部

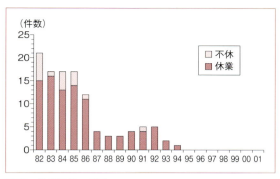

図6　労災件数の推移
1982年当時21件であったが，1987年より激減し，1995年以後0件と推移した．　　　　　　　　（文献1）より引用）

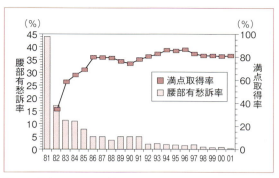

図7　腰痛アンケート結果とKWテスト満点取得率の推移
腰部有愁訴者数は予防対策導入前の1981年には44.6%であったが，1999年以後1%以下となった．KWテストの満点取得率は腰痛対策1年目が35.4%であったが，1986年以後は80%台半ばを推移していた．　　　（文献1）より引用）

有愁訴者数は予防対策導入前の1981年には44.6％であったが，翌年17.4％に減少し，1986年以降は5％前後を推移し，1999年以後1％以下となった（図7）．特筆すべき点は，調査開始以来対象者の平均年齢が14.5歳加齢したにもかかわらずKWテストの満点取得率は腰痛対策1年目が35.4％であったが，1986年以後は80％台半ばを推移していることであった（図7）．すなわち従事者の脊柱機能の向上が腰痛の愁訴を減少させた一因と考えられる．その他職場環境の整備，従事者に対する腰痛教育など企業の協力下で行った総合的な腰痛対策の導入が要因であると考えられる．

これらの結果もたらされた経済効果，すなわち1982年当初の腰痛による休業日数がその後20年続いていると仮定した場合，試算（休業による損失費用から腰痛対策費を引いた額）によれば，

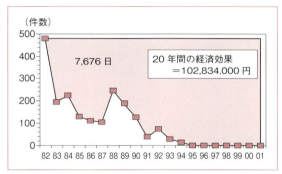

図8　費用効果
1982年当初の腰痛による休業日数がその後20年続いていると仮定した場合，試算によれば，約1億円の経済効果を得たことになる．　　　　　　　　　　　　（文献1）より引用）

約1億円の経済効果を得たことになる（図8）．

以上の結果から，職場体操だけでも一定の効果があり，腰痛対策の重要な方策の一つであることが明らかになった．

II　当科の外来での取り組み

1　腰痛評価

医師の診断にもとづき病期を急性期（立位，体動困難，可能であっても脊柱機能の著しく低下している時期），亜急性期（立位，歩行可能，日常生活にも困難な動作ありの時期），および慢性期・回復期（日常動作ほぼ可能，スポーツ動作不十分，

病期 ＼ 治療内容	安静	投薬 注射	ブロック 硬膜外注射	理学療法 温熱・牽引	装具療法	運動療法 腰痛体操	ダイナミック運動療法
急性期	◎	◎	◎	◎	○	×	×
亜急性期	○	○	○	◎	△	◎	○
慢性期 回復期	×	?	○ ?	○	△	○	◎

- 急性期　：立位，体動困難，可能であっても脊柱機能の著しい低下
- 亜急性期：立位，歩行可能，日常生活にも困難な動作あり
- 慢性期 回復期：日常生活ほぼ可能，スポーツ動作不十分，脊柱機能の体力要素不十分

◎最適　○適　△やや適　×不可　？疑わしい

図 9　病期分類

医師の診断により急性期，亜急性期および慢性期・回復期に分類される．

腰　　用

平成　　年　　月　　日

フリガナ　　　　　　　　　男

氏　名　　　　　　　　　　女　　生年月日　T・S・H　　年　　月　　日（　　歳）

Ⅰ. 下記の日常生活の動作についてお聞きします．下の領域で数字を記入してください．

1. 正常にできる
2. 回数，持続時間，速さ，かたちなどが普通と違うなんとかできる
3. できない

※していない項目には斜め斜線を記入してください．

Ⅱ. 痛みの度合いを下の要領でスケールに自分自身の感覚で印をつけてください．

<スケール例>　痛みなし　　非常に痛い

1. 膝を伸ばして仰向けで寝る	
2. 朝，寝床から立ち上がる	
3. 朝，顔を洗う	
4. 立ってズボン，靴下を着脱する	
5. 和式トイレで用便する	
6. いすに座る	
7. 立っている	
8. 歩く	
9. 階段の昇り降り	
10. 重い物を持ち上げて運ぶ	

	痛みなし　　　　非常に痛い
1. 膝を伸ばして仰向けで寝る	
2. 仰向けで寝ている位置から起きあがる	
3. 前かがみに身体をまげる	
4. 腰を伸ばして身体を反らす	
5. しゃがみこみ動作	
6. いすに座る動作	
7. 立っている動作	
8. 歩く動作	
9. 階段の昇り降り動作	
10. 重いものを中腰で持ち上げて運ぶ動作	

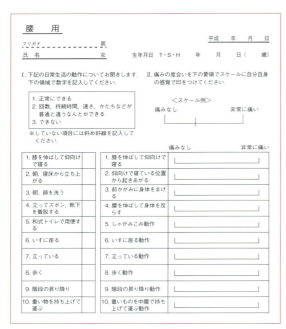

図10　当科独自のアンケート用紙

1980 年より ADL 評価を点数評価しその動作の疼痛を VAS で評価している．

脊柱機能の体力要素不十分な時期）の 3 期に分類される（図 9）．急性期は運動療法は一般的には禁忌であり，原則として亜急性期ならびに慢性期・回復期の時点から開始する[6]．ただし臥位でのドローインなど痛みを伴わない場合は急性期にも行う．特に痛みを中心とする臨床症状は 1980 年より外来において独自の ADL と疼痛に対するアンケート問診表を visual analogue scale（VAS）を用いて評価してきた[7]（図10）．それらをもとに患者からの問診で受傷機転や疼痛発生肢位を聴取し，アライメント評価，下肢伸展挙上（straight leg raising：SLR），踵殿間距離（heel buttock distance：HBD）および指床間距離（finger floor distance：FFD）を用い腰痛発生の要因と推測される身体特徴を評価する．また体幹筋力の評価と強化は腰痛において重要であり，当科では，脊柱機能検査（Kraus-Weber テスト変法，大阪市大方式，以下 KW テスト）を用いて評価を行っている．

2 KW テストによる体幹筋力の評価

KW テストの腹筋持久力 3 種目および背筋持久力 2 種目は最大 60 秒保持としているが，高齢者に対しては医師の指示により最大 20 秒から 30 秒保持で実施することもある．なお，本テストであるが，職場などで集団で行う場合は 2 人 1 組となり互いに記録する．持久力はタイムキーパーの合図で開始しパートナーが判定する．

| 支持なしで完全に起き上がる 5点 | 支持ありで完全に起き上がる 4点 | 支持ありで腰椎が床から離れる 3点 | 支持ありで肩甲骨より上が床から離れる 2点 | 支持ありで頸より上が床から離れる 1点 |

腹筋群瞬発力1

 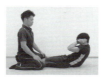 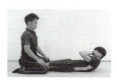 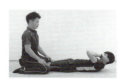

腹筋群瞬発力3

  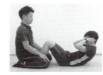 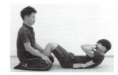 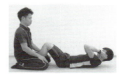

図11 KWテスト：腹筋群瞬発力1と3
支持なしで起き上がれない場合は支持して行う.

腹筋群持久力1　　　腹筋群持久力2　　　腹筋群持久力3

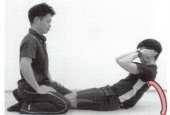 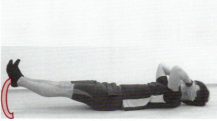 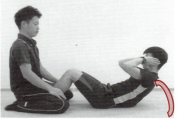

25°の位置で保持する　　25°の位置で保持する　　25°の位置で保持する

図12 KWテスト腹筋群持久力1，2および3
点数の付け方：各種目60秒保持できれば6点，59～50秒保持の場合5点，49～40秒保持の場合4点，39～30秒保持の場合3点，29～20秒保持の場合2点，19～10秒保持の場合1点，9～0秒保持の場合0点

1）KWテスト（腹筋群瞬発力1）

背臥位からの起き上がりテスト．起き上がれない場合は足部を支持し実施する．支持なしで起き上がれた場合は5点，支持ありで起き上がれた場合は4点，支持ありで起き上がれないが腰椎まで床から離れた場合は3点，肩甲骨までが2点，頸部までが1点と点数を付ける（図11）．

2）KWテスト（腹筋群瞬発力3）

股関節60°，膝関節90°屈曲位で背臥位となる．点数の付け方は上述のKWテスト腹筋瞬発力1と同様とする（図11）．

3）KWテスト（腹筋群持久力1）

長座位の状態からスタートの合図で上体を倒し，床から25°の位置で保持する．最大保持を60秒とし6点，59～50秒の保持を5点，49～40秒を4点，39～30秒を3点，29～20秒を2点，19～10秒を1点，9～0秒を0点とする．試技中は腹部をのぞき込み体幹をできる限り屈曲させて行う（図12）．

4）KWテスト（腹筋持久力2）

背臥位の状態から下肢を床から25°挙上しその状態を保持する．点数は腹筋群持久力1と同様である．試技中骨盤が前傾，腰椎の伸展が起こらないように注意する（図12）．

5）KWテスト（腹筋持久力3）

股関節60°，膝関節90°屈曲位の端座位から

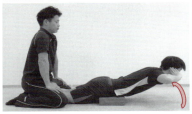
背筋群持久力 4
25°の位置で保持する

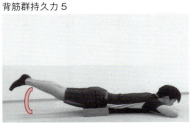
背筋群持久力 5
25°の位置で保持する

図13 KWテスト背筋群持久力 4, 5
点数の付け方は図12を参照

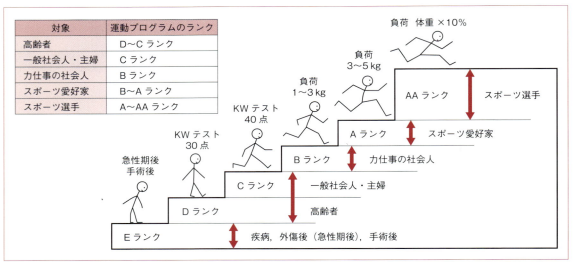

図14 ダイナミック運動療法のランク設定規準（市川原図）
ランクは原則としてKWテストの結果に応じて実施している．Eランクは腰痛体操であり腰背部下肢筋の柔軟性獲得を目的としている．D～Aランクは体幹下肢筋力増強トレーニングで，Dランクは脊柱機能回復，Cランクは脊柱機能向上，BおよびAランクは筋力の養成，強化を目的としている．

上体を床から25°の位置まで倒し保持する．点数は腹筋群持久力1と同様である．試技中は腹部をのぞき込み体幹をできる限り屈曲させて行う（図12）．

6) KWテスト（背筋持久力 4）

腹臥位の状態からスタートの合図で上体を床から25°の位置まで挙上しその位置を保持する．点数は腹筋群持久力1と同様である．試技中は過度に腰椎が伸展しないように注意する（図13）．

7) KWテスト（背筋持久力 5）

腹臥位の状態からスタートの合図で下肢を床から25°の位置まで挙上しその位置を保持する．点数は腹筋群持久力1と同様である（図13）．

3 ダイナミック運動療法のランク設定

ダイナミック運動療法はEランクからAまでのランクがあり，そのランクは原則としてKWテストの結果に応じて実施している．Eランクは腰痛体操であり腰背部下肢筋の柔軟性獲得を目的としている．D～Aランクは体幹下肢筋力増強トレーニングで，Dランクは脊柱機能回復，Cランクは脊柱機能向上，BおよびAランクは筋力の養成・強化を目的としている．Eランクは全員実施し，KWテストの結果で40点未満のものはDランクから，それ以外のものはCランクから開始する[8]（図14）．

	初発	2週間	初診	13日	23日	38日	71日	96日	107日	113日	120日
			E, Dランク			E, Cランク					
ADL（点）			21		17					10	
疼痛（点）			51.7		10.2					0	
体重（kg）			77.8	76.4	76.6	74.2	68.7	67.9	67.3		66.8
SLR（Rt./Lt.°）			30/70		60/80						80/80
FFD（cm）			−15.5	−18.8	−2.8	7.8	10.5	11.8	11		10.5
KW（負荷）			なし	なし	なし	なし	1 kg	2 kg	3 kg		4 kg
（点数）			19	29	38	40	40	40	40		40
トレーニングメニュー			Eランク10回 Dランク5～15回　10～30回　Cランク10～20回 脚エルゴ開始　　　　　トレッドミル開始 ウエイトトレーニング　　　　スーパーサーキット・トレーニング開始								

図15　外来でのダイナミック運動療法を用いた代表的症例の経過

　また，外来でも可能な限り全身持久力の向上を目的としたサーキット・トレーニングやトレッドミルを用いたランニング，自転車エルゴメータなどを実施している．

4　重労働復帰やスポーツ復帰の判定

　KW テストを自重での実施で満点を達成（40点）するとそれ以後は重量付加を行う．男性は 1 kg，女性は 0.5 kg の重量を加える．筆者らの経験則からゴール設定は男性スポーツ選手が体重の10％（女性スポーツ選手は体重の 5 ％），男性重労働者は 5 ％負荷をゴールとしている[4, 5]．

5　症　例

　ダイナミック運動療法を実施し職場復帰した代表的な症例を紹介する（図15）．

　M 氏 34 歳，男性で診断名は L4/5 間の腰椎椎間板ヘルニアであった．職業は建築関係であった．初診時の SLR は 30°/70°（Rt./Lt.），FFD −15.5 cm であった．開始当初は疼痛が強く体幹トレーニングは D ランクから開始し，その負荷も 5 回程度から始めた．トランクカールにおいては，床からの実施が困難なため，アブドミナルボードを利用し負荷と回数を漸進的に増やしていった（図16）．また，全身持久力向上の目的で脚エルゴメータやマシンを用いた上半身トレーニングも実施した．開始から約 1 カ月後には SLR は 70°/70°（Rt./Lt.），FFD 6.5 cm となり KW テストも自重負荷で 40 点を達成した．その後ダイナミック運動療法（D ランクから C ランクへ変更し，脚エルゴメータを用いたインターバルトレーニングおよびスーパーサーキット含む）を実施しリハビリテーション開始後 4 カ月で KW テストを体重の 5 ％負荷で達成し職場復帰を果たした．MRI 検査での画像所見も改善がみられた（図17）．

産業医学の立場から腰痛対策を実践する　165

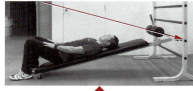
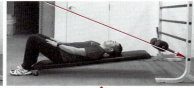
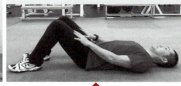
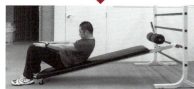
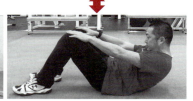

図16 外来でのダイナミック運動療法を用いた代表的症例の経過

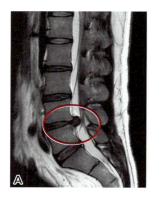
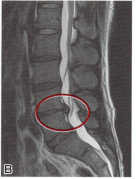

図17 外来でのダイナミック運動療法を用いた代表的症例のMRI画像
A：ダイナミック運動療法介入前，B：介入後

クリニカル・テクニック
患者教育としての作業姿勢指導

ここで，筆者らの着眼点として中重量物従事者の作業姿勢とADLおよびトレーニング中の姿勢について紹介する．

1．持ち上げ作業姿勢

重量物を持ち上げる際はできるだけ対象物に近づき，体幹は中間位のまま，下肢すなわち股関節，膝関節を屈曲させて持ち上げる．その際に腹腔内圧を高めることで腰背部の負担をさらに減少することが可能である．

持ち上げる重量物自体に関しては，一度に持ち上げる重さを軽くするために小分け分割する．また床から少しでも高い位置から持ち上げられる場合はそのほうが望ましい（図18）．

2．運搬作業姿勢

重量物を運搬する際は身体にできるだけ密着させる．また，台車などが使用できる場合には積極的に使用することが望ましい．持ち上げ作業同様に小分けにできるようであれば小分けにすることも重要である（図19）．

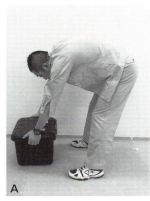 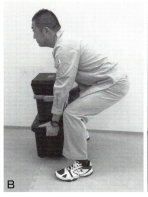 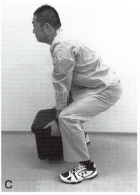 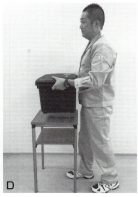

図18　重量物持ち上げ姿勢

A，B：重量物持ち上げに望ましくない姿勢．Aは重量物が身体から遠く体幹を屈曲しているため脊柱起立筋群が活動しにくく椎間板に負担がかかる．Bは持ち上げ姿勢はよいが一度に沢山の物を持ち上げるために重量が増す．

C，D：重量物持ち上げに適した姿勢．Cは重量物が身体に近い位置にあり，体幹とともに股関節膝関節を用いて持ち上げが可能である．Dは台の上からの持ち上げ作業のため腰背部への負担はさらに軽減する．

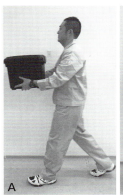 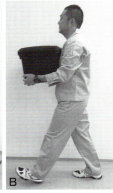 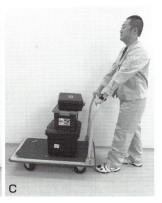

図19　重量物運搬姿勢

A：重量物運搬に望ましくない姿勢．重量物が身体から遠く腰背部や上肢への負担がかかる．

B，C：重量物運搬に望ましい姿勢．Bは身体に密着させておりAに比べて腰背部への負担が軽減する．Cは台車を用いるため腰背部の負担が大幅に軽減する．

3. 仕分け作業時の姿勢

　床での仕分け作業を行う場合は，片膝を地面に接地させて行うことが重要である．中腰姿勢は腰背部への負担が大きいため，できる限り回避する．また作業周りは整理整頓し，作業しやすい環境を整える．作業台など設置できる場合は積極的に用いる．また，長時間の仕分け作業の際は，作業台に身体をもたれさせたり，片足を小さな台の上に乗せることが望ましい（図20）．

4. 重量物を保持しながらの方向転換

　重量物を保持した状態で腰部を捻転するような方向転換は椎間板に負担がかかる動作である．身体全体の向きを変えることが重要である（図21）．

5. ADLやトレーニング中での姿勢

　ADLでは洗顔時，体幹屈曲をさせる際に膝関節，股関節を軽度屈曲させるとよい．また，靴を結ぶ動作においても中腰姿勢で行うのではなく，片膝をつく，もしくは端座位で動作を行うと腰部への負担軽減となる（図22）．

　トレーニング中によく見かける動作としては重りとなるプレートの付け替え時や，バーベルを持ち上げる際に体幹前屈で行う症例がある．作業時のみならずトレーニング中においても物を持ち上げる動作のときは股関節，膝関節を曲げて行うように指導することが重要である（図23）．

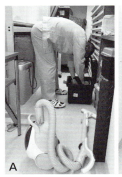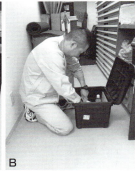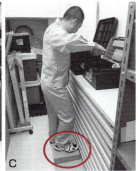

図20 仕分け作業姿勢
A：仕分け作業に望ましくない姿勢．前かがみとなり腰背部へ負担がかかる．また作業環境も狭く作業が困難である．
B，C：仕分け作業に望ましい姿勢．Bは片膝をつき姿勢が安定している．Cは長時間の仕分け作業の場合には仕分け台で行う．交互に片足を台に乗せると下肢の緊張が緩和し腰部への負担が軽減する．

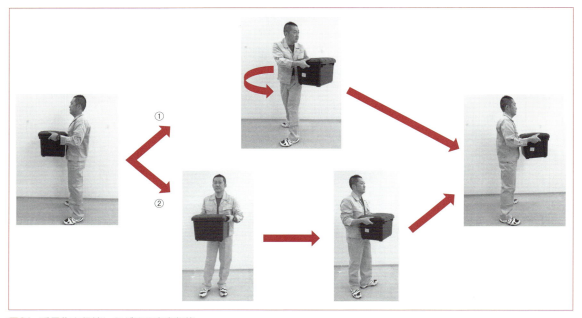

図21 重量物を保持しながらの方向転換
重量物を持ちながらの方向転換は①のように体幹の捻転で行うと椎間板や椎間関節に負担がかかるため，②のように体幹をひねらず身体全体で方向を変えることが望ましい．

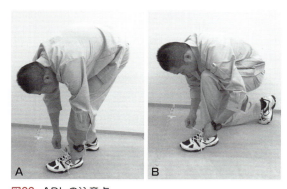

図22 ADLの注意点
靴ひもを結ぶ際はAのように前かがみになるのではなく，Bのように片膝をつく．

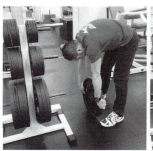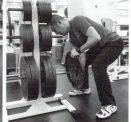

図23 トレーニング中の注意点
プレート（重り）の付け外しの際も体幹と股関節膝関節を使うように指導する．

Ⅲ 理学療法プログラムの実際

1 腰痛体操

1）E ランク；目安回数：5～10 回（図 24）

腰背部，下肢筋の動的ストレッチであり疼痛や事前の評価にもとづき各症例に必要なメニューを選択する．

① 上向き脚上げ A
【目的】ハムストリングスのストレッチ
【肢位】背臥位
【方法】膝関節伸展位のまま股関節の屈曲伸展行う．反動を使わないようにゆっくりと行う．

② 上向き脚上げ B
【目的】ハムストリングスのストレッチ
【肢位】背臥位（片側の股関節と膝関節を屈曲位とする）
【方法】反対側の膝関節伸展位のまま股関節の屈曲伸展を繰り返す．上向き脚上げ A を実施した際に腰椎が伸展位となり疼痛が起こるようであれば上向き脚上げ B を選択する．

③ 上向き脚上げ C
【目的】ハムストリングスのストレッチ
【肢位】背臥位
【方法】股関節を 90°屈曲の肢位で大腿後面を両手で把持する．その肢位から膝関節の屈曲伸展を繰り返す．上向き脚上げ A，B を実施し腰痛が起こる場合やハムストリングス停止部付近の伸張を目的として実施する．

④ 上向き脚上げ D
【目的】ハムストリングスのストレッチ
【肢位】背臥位（片側の股関節と膝関節を屈曲位とする）
【方法】対側の股関節を 90°屈曲の肢位で大腿後面を両手で把持する．その肢位から膝関節の屈曲伸展を繰り返す．上向き脚上げ A，B および C を実施し腰痛が起こる場合やハムストリングス停止部付近の伸張を目的として実施する．

⑤ 膝立て腰ひねり A
【目的】腰方形筋，脊柱起立筋群のストレッチ
【肢位】背臥位
【方法】背臥位で両手を頭部の下に置き，股関節屈曲 60°，膝関節屈曲 90°とする．両下肢を揃えた状態で左右交互に倒す．その際，上肢が床から離れないように注意する．

⑥ 膝立て腰ひねり B
【目的】腰方形筋，脊柱起立筋群のストレッチ
【肢位】背臥位
【方法】背臥位で両手を頭部の下に置き，股関節屈曲 60°，膝関節屈曲 90°とする．両下肢を揃えた状態で左右交互に倒す．その際，上肢が床から離れないように注意する．

⑦ 両膝抱え
【目的】脊柱起立筋群のストレッチ
【肢位】背臥位
【方法】両股関節膝関節屈曲位で下腿近位部を把持する．その肢位から下肢を引きつけ骨盤を後傾させる．

⑧ ネコ
【目的】骨盤の前後傾の可動性改善
【肢位】四つ這い
【方法】骨盤を前後傾させる．

⑨ 腰前後
【目的】腰背部の伸張，腹部の伸張
【肢位】正座で股関節を屈曲させる．両手は上に伸ばす．
【方法】股関節膝関節を最大限屈曲し骨盤を後傾させ，その肢位から手を前にやや滑らし肘伸展位で体幹を伸展させる．

⑩ 斜前屈 A
【目的】腰方形筋，内転筋群ストレッチ
【肢位】座位
【方法】開脚した下肢に沿って左右交互に体幹を

産業医学の立場から腰痛対策を実践する **169**

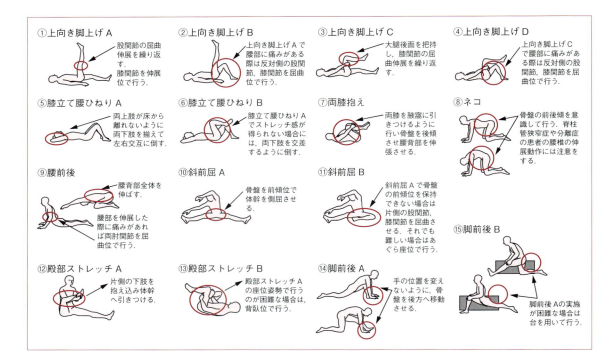

図24 ダイナミック運動療法 E ランク

側屈させる.

⑪ 斜前屈 B
【目的】腰方形筋,内転筋群ストレッチ
【肢位】座位
【方法】左側の下肢を屈曲位として右下肢は伸展位とする.右下肢に沿って体幹を右側屈させる.10回実施したら反対側も同様に行う.斜前屈 A が困難な場合に斜前屈 B を用いる.

⑫ 殿部ストレッチ A
【目的】殿筋群ストレッチ
【肢位】座位
【方法】片側の股関節屈曲外旋位,膝関節屈曲位で膝関節と下腿遠位を抱え体幹に引きつける.

⑬ 殿部ストレッチ B
【目的】殿筋群ストレッチ
【肢位】背臥位
【方法】左の大腿に右足部を掛ける.左大腿後面を把持し体幹へ引きつける.殿部ストレッチ A が困難な場合に殿部ストレッチ B を用いる.

⑭ 脚前後 A
【目的】ハムストリングス,腸腰筋ストレッチ
【肢位】座位
【方法】両下肢を前後に開脚する.前方にある足部の横に両手を置き,その手の位置は動かさずに骨盤を後方へ引く.

⑮ 脚前後 B
【目的】ハムストリングス,腸腰筋ストレッチ
【肢位】座位
【方法】脚前後 A が困難な場合に台を用いて脚前後 B を行う.

2 体幹筋力トレーニング

体幹筋力トレーニングは D ランクから A ランクまであるが,本稿では外来で指導することの多い D,C ランクについて記載する.

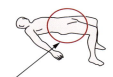 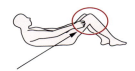
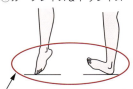 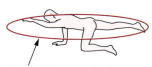 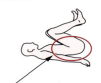

①ヒップアップ
腰背部が過伸展しないように注意する．20回が楽にできるようであればシングルヒップアップへ移行する．

②トランクカール
指尖を膝関節の位置で2～3秒保持する．膝関節の位置まで体幹を屈曲させられない場合はできる範囲での高い位置で保持する．

③スクワット
腰椎が過伸展しないように注意する．自重から開始し40～50回程度楽にできるようになれば，2～3 kgの重りを両手に把持し実施する．

④カーフレイズ＆トウレイズ
両足から始め20～30回楽にできるようであれば，傾斜，段差などで実施する．

⑤四つ這い手足交互上げ
腰椎が過伸展しないように注意する．上肢は頭側に，下肢は尾側に引っ張られるように実施する．

⑥両膝引きつけ
両膝関節屈曲位で両下肢を胸に引きつける．下肢を戻す際にその重みで腰椎が過伸展しないように注意する．

図25 ダイナミック運動療法 D ランク

1）D ランク；目安回数：10～20 回，2～3 セット（図 25）

① ヒップアップ
【目的】殿筋群，脊柱起立筋群の強化
【開始肢位】両股関節膝関節屈曲位での背臥位
【運動方法】膝関節を伸展させ殿部を離床させる．腰椎が過伸展しないように注意する．肩峰，上前腸骨棘，膝関節が一直線となる位置で 2 秒保持し開始肢位に戻す．

② トランクカール
【目的】腹筋群の強化
【開始肢位】両股関節膝関節屈曲位での背臥位で両手は大腿部上に置く．
【運動方法】腹横筋を収縮させ腹部を引っ込める．その状態を保持したまま両手が膝の位置にくるまで体幹を屈曲させる．2～3 秒保持し開始肢位に戻す．

③ スクワット
【目的】殿筋群，下肢筋の強化
【開始肢位】立位で両手を左右の耳の後ろに当てる．

【運動方法】足を肩幅に開き上体をやや前傾し股関節膝関節を屈曲させる．大腿部が床と平行になるまで下ろし開始肢位に戻す．重量は用いず自重で行う．腰痛患者に必要な重量物を持ち上げる際に必要とされる下肢筋力を増強する目的で実施する．

④ カーフレイズ＆トウレイズ
【目的】下腿筋の強化
【開始肢位】立位
【運動方法】足関節の屈曲（底屈）徒手筋力テスト（manual muscle test：MMT）の要領で踵を離床させる．開始肢位の立位まで戻しその後つま先を上げる．ヘルニアの症状による下腿の筋萎縮防止の目的で実施する．

⑤ 四つ這い手足交互上げ
【目的】腹筋群，背筋群の強化
【開始肢位】四つ這い
【運動方法】腹部をへこませた状態で対側の上下肢を挙上させ 2 秒保持する．開始肢位まで戻した後，反対側の対側の上下肢を挙上させ 2 秒保持する．

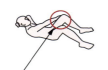 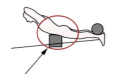 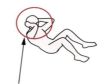
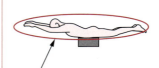 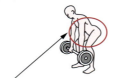

図26 ダイナミック運動療法 C ランク

⑥ **両膝引きつけ**
【目的】腹筋群の強化
【開始肢位】両股関節膝関節屈曲位での背臥位
【運動方法】腹部をへこませながら両下肢を屈曲させ，骨盤を後傾させながら軽度持ち上げる．開始肢位に戻す際に腰椎が過伸展しないように注意する．

2）C ランク；回数：10〜20 回，2〜3 セット（図26）

① **ツイストトランクカール**
【目的】腹筋群の強化
【開始肢位】両股関節膝関節屈曲位での背臥位
【運動方法】体幹を回旋させながら屈曲させる．左回旋させる際は右手が左膝関節の外側に触れる位置まで体幹を屈曲させ2〜3秒保持する．その後開始肢位まで戻し反対側も同様に実施する．

② **バックエクステンション**
【目的】背筋群の強化
【開始肢位】シットアップベンチ上での腹臥位
【運動方法】足を台に固定し体幹を伸展させる．膝関節，上前腸骨棘，肩峰，頭部が一直線になるまで伸展させる．過伸展しないように注意する．

③ **シットアップ**
【目的】腹筋群の強化
【開始肢位】股関節膝関節屈曲位での背臥位
【運動方法】腹部をへこませ腰部を床に押しつけ，臍をのぞき込むように体幹を屈曲させる．開始肢位に戻す際も遠心性収縮を意識させゆっくりと戻す．

④ **踏み台昇降**
【目的】下肢筋群の強化
【開始肢位】立位
【運動方法】30〜40 cm の高さの台を昇降する．姿勢鏡などの前で行い実施の際に体幹が崩れないように意識しながら実施する．段差昇降は ADL 上でも起こりうる動作のため患者にもその旨を伝えて行わせる．

⑤ **全身反らし**
【目的】背筋群の強化
【開始肢位】腹臥位（腹部の下に 5 cm ほどの台を

敷く）

【運動方法】両上肢と両下肢を少し浮かせて 2〜3 秒保持する．体幹が過伸展しないように注意する．

⑥ デッドリフト

【目的】殿筋群，下肢筋，腰背部の強化

【開始肢位】立位で両手バーベルを把持する．

【運動方法】下肢，体幹を連動させて屈曲させ体幹が床と平行になるまで下ろし開始肢位に戻す．腰痛患者に必要な物を持ち上げる体幹筋群，下肢筋力増強を目的として実施する．

⑦ クランチャー

【目的】腹筋群の強化

【開始肢位】両股関節膝関節を 90°屈曲し下腿を台に乗せた背臥位

【運動方法】腹部をへこませ腰部を床に押しつけ体幹を屈曲させる．2〜3 秒保持する．

3 サーキット・トレーニング

筋力，筋持久力，全身持久力など全面的な基礎体力を養成するトレーニングである．さまざまなトレーニング種目を休息を取らずに行う．また，筋力トレーニングの種目間にランニングや自転車エルゴメータを行う場合もあり，この方法をスーパーサーキットと呼んでいる．強度は年齢，性別により異なるが最高心拍数の 50〜80％に設定する．実施する種目はスポーツや作業内容を考慮しプログラムを構成する．実施時間は 10〜30 分でできる種目数，回数で設定する．

4 職場体操

始業前の職場体操は腰痛対策として必要不可欠

である．その内容はウォーミングアップとして静的，動的ストレッチを行い，その後上下肢体幹のスーパーサーキット・トレーニングを行い，腹圧の上昇，下肢体幹の筋活動賦活化を高めることを目的としている．

当科が腰痛対策を実施した企業で実際に行っている職場体操は導入直後は 5 分間のプログラムであったが，徐々に変遷を経て 1992 年以降 15 分間の構成となっている．8 種類のスタティック＆ダイナミック（静的，動的）ストレッチを行い（図27），その後スーパーサーキット・トレーニングA（図28）またはB（図29）の種目を実施している[6]．

おわりに

40 数年間の腰部障害に対するダイナミック運動療法の実践とその検討より腰痛対策は以下のように要約できる．

①臨床評価とともに体力評価（KW テスト）は必須である．

②運動のプログラムは，体幹だけでなく可能な限り全身持久力の向上をねらった種目を加えることが望ましい．

外来レベル，職場レベルでの適用は現実的な条件を考慮するがこれらの原則を忘れないことが大切である．

執筆協力者

大槻伸吾・辻信宏・田中一成・田路秀一・柳田育久・土井龍雄・若森真樹

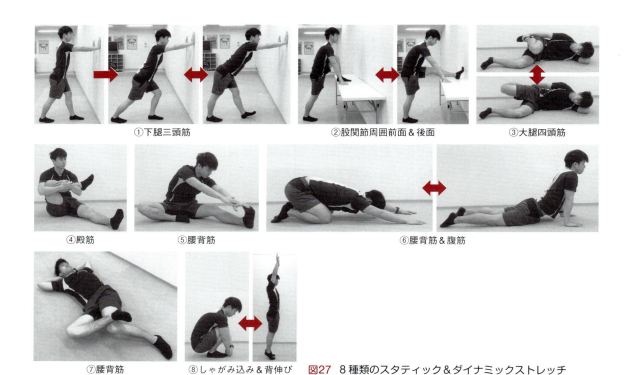

図27 8種類のスタティック＆ダイナミックストレッチ

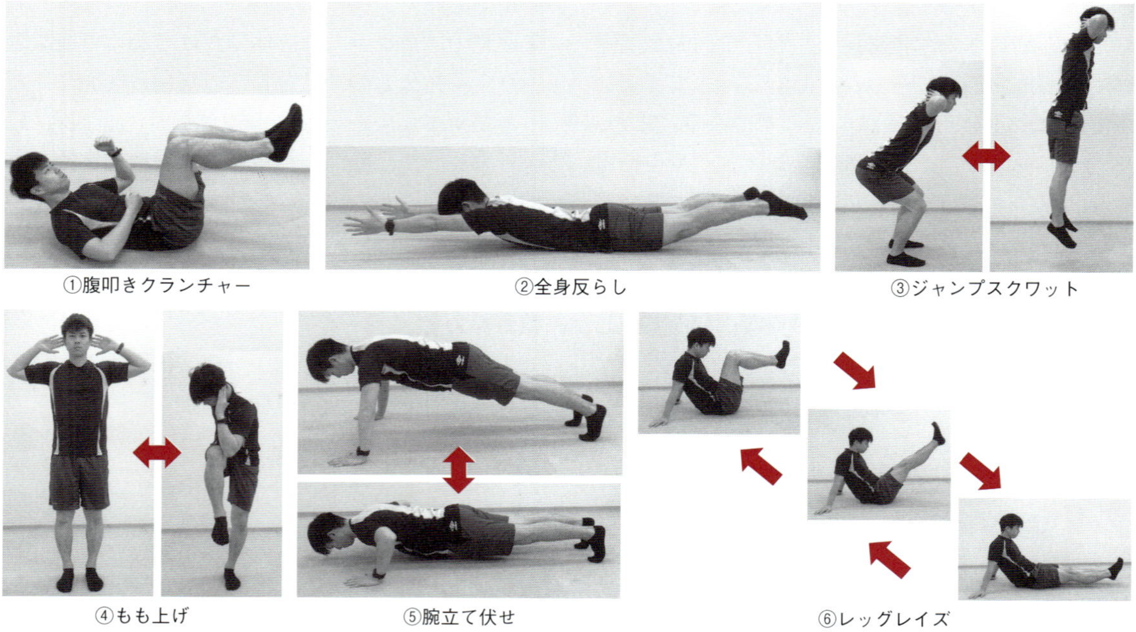

図28 スーパーサーキット・トレーニングA

174 実践と結果に基づく理学療法手技

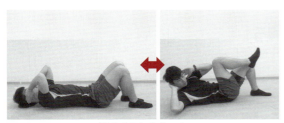
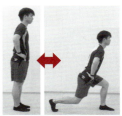

①ツイストCシット　　②ツイストバックハイパー　　③レッグランジ

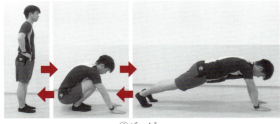
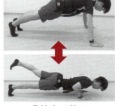
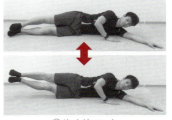

④バーピー　　⑤腕立て伏せ　　⑥サイドベント

図29 スーパーサーキット・トレーニングB

文献

1）大久保 衞ほか：企業フィットネスの取り組み事例：企業の腰痛予防対策の方策，その結果と背景．臨スポーツ医 20：541-548, 2003
2）杉本拓也ほか：クラウス・ウェーバー変法と体幹深部筋エクササイズにおける内腹斜筋の筋活動量について．関西臨スポーツ医研会誌 19：53-56, 2009
3）杉本拓也ほか：クラウス・ウェーバーテスト変法と体幹深部筋エクササイズにおける腹横筋の筋活動量について．関西臨スポーツ医研会誌 22：25-27, 2012
4）尾原善和ほか：スポーツへの復帰条件．臨スポーツ医 8：481-488, 1991
5）Okubo M et al：What is criteria of return to play for athletes with low back pain?. J Rehabil Med Suppl 51：158, 2011
6）市川宣恭ほか：腰部障害のリハビリテーション―ダイナミック運動療法について―．季刊関節外科 臨時増刊号 1：173-185, 1984
7）大久保 衞ほか：腰椎椎間板ヘルニアに対する運動療法の効果判定に関する検討―集中的ダイナミック運動療法の臨床成績から―．臨スポーツ医 10：791-798, 1993
8）市川宣恭：スポーツリハビリテーションの基本．スポーツリハビリテーションプログラム，市川宣恭（編），文光堂，東京，3-22, 1991

和文索引

あ行

アウターマッスル　107, 124
アウターユニット　127
アスレチックポジション　67
圧痛点　6
アライメント　137
――異常　17, 22, 26
安全性　34
異常可動性　18
位置異常　76
インナーマッスル　28
インナーユニット　116, 124, 127, 148
ウイングストレッチ　106
ウィンドラス機構　146
運動連鎖　47, 135, 143, 145
運搬作業姿勢　166
エクササイズ　151
円背　114
横隔膜　116
凹背　114
オーバーユース　130

か行

下位胸郭　151
回旋運動　101, 141, 149
外腹斜筋　10
外肋間筋　9
下位肋骨　151
カウンターウエイト　67, 69
カウンターニューテーション　77
下後鋸筋　24
下行性運動連鎖　138, 141
荷重支持　39, 48
可動域制限　61
可動セグメント　88
簡易性　31
寛骨　135, 152
――アライメント　155
関節の不安定性　25

器質的疾患　17
機能改善　89
機能的脚長差　136
脚長差　136, 146
脚長補正　137
胸郭　2, 23, 134, 149
――アライメント　149
胸骨下角　5
胸椎　141
――回旋運動　101
――屈曲姿勢　22
胸腰筋膜　4, 5, 77
胸腰椎移行部　22
棘筋　7
棘突起　133
距骨下関節　139
筋筋膜性腰痛　29
筋システム　54
筋力強化　91
――トレーニング　88
クリニカルリーズニング　71
グローバルマッスル　28
経済効果　161
頸椎　141
血圧上昇　35
肩甲骨　133
コア　87
コアスタビリティ　28
――トレーニング　29
コアマッスル　107
後縦靱帯　18
構造的脚長差　136
後足部　139, 144
――回外誘導パッド　147
――回内誘導パッド　147
広背筋　8
好発部位　18, 19, 22
股関節　153
――運動　153
――屈曲可動域　103
――屈筋群　120

――伸展可動域　103
呼気　152
呼吸エクササイズ　151
骨盤　153
――回旋トルク　36
――帯　132
――底筋群　116
コルセット　81

さ行

座位　142
再現性　31
最大筋力　30
最長筋　6
サイドプランク　126
再発予防　26, 79
サーキット・トレーニング　173
サブグループ化　71
自在曲線定規　97
視診　133
姿勢　130
姿勢制御　138
――戦略　60
若年アスリート　37
重心動揺　36
集中的ダイナミック運動療法　157, 158
重量物を保持しながらの方向転換　167
術後装具　81
除圧固定術　81
除圧術　81
上行性運動連鎖　138, 139
踵骨傾斜角　139
上半身重心　22
――位置　131
――線　132
触診　133
職場体操　173
仕分け作業時の姿勢　167
シングルホップ　110

シングルレッグバランス　110
神経性疼痛　96
身体アライメント　131
身体的アンバランス　91
スウェイバック姿勢　19, 20
スクワット　127
ストレッチポール　124
ストレートアームプランク　125
スポーツ現場　95
スポーツコルセット　82
スローイングランジ　109
静的トレーニング　37
生理的前彎　85
脊柱　2, 153
──機能検査　162
──起立筋群　6, 119
──所見　72
──の安定化機構　99
脊柱-骨盤アライメント　114
接地障害　83
セルフ・エクササイズ　84, 92
前鋸筋　9
仙骨　135, 152
戦士のポーズ　121
前足部　146
剪断ストレス　139
仙腸関節　4, 23, 152
前彎後彎姿勢　19, 20
側臥位　32
足関節底背屈運動　84
足趾アライメント　147
側方重心移動　155

た行

第1列　144
体幹回旋運動　142, 155
体幹荷重支持機能テスト　50
体幹機能　107
──評価　51
体幹筋エクササイズ　87
体幹筋機能　28
体幹筋力トレーニング　170
──Cランク　172
──Dランク　171
体幹後屈運動　25

体幹伸筋強化　88
体幹前屈運動　24
体幹の安定性　29
体幹の筋持久力　30
体幹の筋力　30
代償動作　33
体前屈運動　142
大腿筋膜張筋　14, 121
大腿四頭筋運動　84
大腿直筋　15, 121, 155
大腿二頭筋　12
大腿方形筋　15, 103
大殿筋　12, 122, 127
──下部線維　13
──上部線維　13
ダイナミック運動療法　157
タイムキーパー　38
大腰筋　11, 18, 99
ダッシュ・アジリティ　91
多裂筋　7, 19, 21, 115, 116, 119,
　127
端座位　43
タンデム歩行　53
チェストグリッピング　23
中殿筋　13
──後部線維　13
──前部線維　13
腸脛靱帯　14, 121
腸骨筋　11
腸腰筋　11, 99, 115, 118, 121, 127
腸肋筋　6
椎間関節　2, 22, 114, 134
──性腰痛　75
椎間板　4, 17, 114
──性腰痛　72
突き上げ現象　143
底背屈位誘導パッド　147
デッドバグ　127
テーピング　110, 139
──評価　144
動作時痛　72
疼痛除去テスト　72
疼痛性側彎姿勢　18
疼痛性抑制反射　87
動的安定性　39, 42

動的姿勢制御エクササイズ　155
動的トレーニング　37
頭部　132
トレーニング　107
ドローイン　87, 91, 124
──・エクササイズ　87

な行

内転筋　155
内腹斜筋　10
内方化運動　151
ナビゲーション手術　91
軟性コルセット　82
ニューテーション　77
ニュートラルゾーン　42, 58, 59,
　60, 69

は行

バイオメカニクス　26
発育期　95
バックブリッジ　126
バードドッグ　117, 124
ハムストリングス　118, 123, 127,
　155
バルサルバ効果　35
膝立ち　142
非特異的腰痛　22, 113, 130
ヒールロッカーメカニズム　62
疲労の持ち越し　38
疲労部位　32
不安定性　18
腹横筋　10, 116, 117, 124
腹臥位　34
腹腔内圧　22, 149
腹式呼吸　27, 151
腹直筋　9
腹部引き込み運動　87
腹筋群　119
プランク　125, 127
ブリッジ・エクササイズ　87
プローンツイスト　106
扁平足　142
縫工筋　14
歩行　143
補高　147

索引　177

母趾球荷重　146
母趾頭荷重　146
ホールドリラックス　87

ま行

前屈み　117
マーチング　126
マッサージ　149
慢性腰痛　113
メカニカルストレス　17, 22, 26,
　47
モーターコントロール　74
持ち上げ作業姿勢　166
モビライゼーション　69
問診　72

や行

腰椎圧迫骨折　20, 21

腰椎アライメント　97, 136
腰椎屈曲型障害　114
腰椎後方除圧固定術　82
腰椎後方除圧術　82
腰椎後彎座位　85
腰椎骨盤リズム　25, 58, 66, 67,
　118, 119
腰椎伸展型障害　114
腰椎前彎　34, 114
腰椎椎間板ヘルニア　17
腰椎分離症　95
腰痛症　22
腰痛体操　169
――Eランク　169
腰痛の発生メカニズム　30
腰痛予防対策　160
腰部屈曲型障害　119
腰部脊柱管狭窄症　19

腰部多裂筋　8
腰方形筋　12, 119, 120
横アーチパッド　147

ら行

ランク別　34
ランジ動作　128
力学的ストレス　131, 144
離床　84
梨状筋　15, 103
立位　45
リラクゼーションエクササイズ
　74
リリース　27
ローカルマッスル　58, 59, 60, 70
肋椎関節　134
肋骨アライメント　133

数字・欧文索引

ADL やトレーニング中での姿勢　167
bridge 活動　36
calf pumping　84
core stability test　31
Deep Lunge Sequence　101
drow-in　35
Duchenne 跛行　83
Ely テスト　122
FFD　98
FNS-T　97
Front Bridge　31
──test　39
──の測定方法　34
global 筋　87

IAP　4
Jacoby 線　5
Kemp 手技　97
KW テスト　162
──（背筋持久力 4）　164
──（背筋持久力 5）　164
──（腹筋群持久力 1）　163
──（腹筋群瞬発力 1）　163
──（腹筋群瞬発力 3）　163
──（腹筋持久力 2）　163
──（腹筋持久力 3）　163
leg-heel alignment　139
local 筋　88
mobility　39
patella setting　84

Side Bridge　31
──test　39
──の測定方法　32
──変法　33
SLR　85
SLR-T　97
stability　39
Thomas 肢位　121
Timed up and go test　51
Trendelenburg 徴候　83
TRT　50
trunk righting test　50
T 字バランス　109
Valleax の圧痛点　97

```
　　　　┌─────┐
　　　　│検印省略│
　　　　└─────┘
```

教科書にはない敏腕 PT のテクニック
臨床実践 体幹の理学療法
定価（本体 4,500円 ＋ 税）

2019年8月23日　第1版　第1刷発行

監修者　松尾　善美
編　者　橋本　雅至

発行者　浅井　麻紀
発行所　株式会社 文 光 堂
　　　　〒113-0033　東京都文京区本郷7-2-7
　　　　TEL （03）3813-5478（営業）
　　　　　　 （03）3813-5411（編集）

ⓒ松尾善美・橋本雅至, 2019　　　　　　　　印刷・製本：広研印刷

ISBN978-4-8306-4577-8　　　　　　　Printed in Japan

・本書の複製権，翻訳権・翻案権，上映権，譲渡権，公衆送信権（送信可能化権
　を含む），二次的著作物の利用に関する原著作者の権利は，株式会社文光堂が
　保有します.
・本書を無断で複製する行為（コピー，スキャン，デジタルデータ化など）は，
　私的使用のための複製など著作権法上の限られた例外を除き禁じられています.
　大学，病院，企業などにおいて，業務上使用する目的で上記の行為を行うことは，
　使用範囲が内部に限られるものであっても私的使用には該当せず，違法です.
　また私的使用に該当する場合であっても，代行業者等の第三者に依頼して上記
　の行為を行うことは違法となります.
・JCOPY 〈出版者著作権管理機構　委託出版物〉
　本書を複製される場合は，そのつど事前に出版者著作権管理機構（電話 03-
　5244-5088, FAX 03-5244-5089, e-mail：info@jcopy.or.jp）の許諾を得てください.